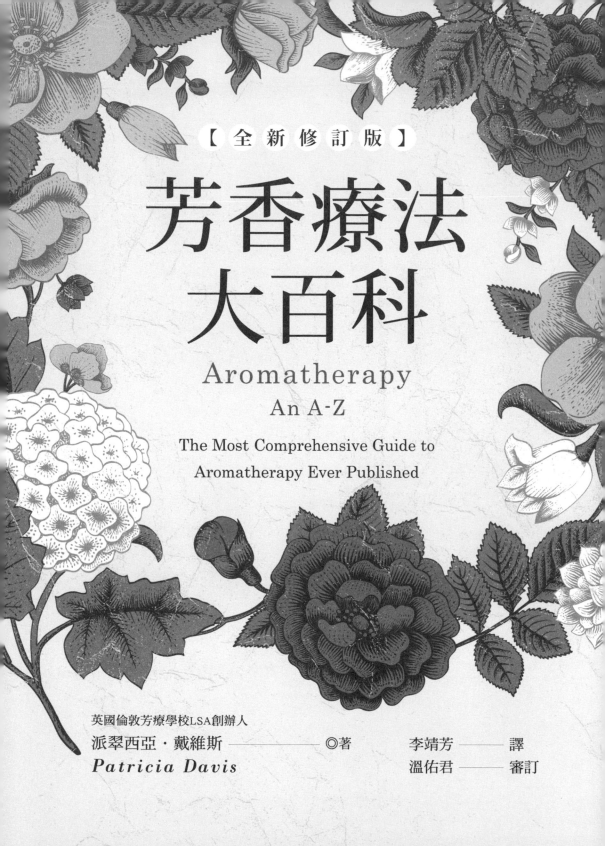

【全新修訂版】

芳香療法
大百科

Aromatherapy
An A-Z

The Most Comprehensive Guide to
Aromatherapy Ever Published

英國倫敦芳療學校LSA創辦人

派翠西亞・戴維斯 ————◎著

Patricia Davis

李靖芳 ———— 譯

溫佑君 ———— 審訂

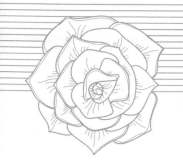

審訂者序

在英語世界的芳療書籍中，有三本書是芳療師書架上必不可少的，其中之一便是本書。如果把這三本書並列齊觀，我們不但可以縱觀芳香療法在英國的發展，也能夠更準確地評斷這本書的價值。

在 1977 年在英國首先面世的《芳香療法的藝術》（The Art of Aromatherapy），是西方二次大戰後嬰兒潮批判科技文明、回歸自然的先聲，也是讓芳香療法在英國一炮而紅的傳世之作。我還記得在 1997 年國際芳香會議上，該書作者羅伯·提瑟蘭（Robert Tisserand）在一場講座中秀出他在七〇年代初組團演唱時，髮如披頭四、身若瘦皮猴的留影，使得滿座平素對他抑之彌高的芳療後進們驚笑連連。一名披頭搖滾的青年，搖身一變成為英國芳香療法之父，足見芳香療法的流行，實乃呼應著西方社會對現代文明的批判式反省。

十一年後，派翠西亞·戴維斯寫出了本書

《芳香療法大百科》彷彿為八〇年代的「藥草復興」與「感官復甦」運動作下總結。經過一個世代的撞擊與沈澱，本書不僅幫助讀者在用油前擴大知識的廣度，更引領讀者在用油後強化覺知的深度。我們從派翠西亞對用油安全與精油心靈療效的詳加著墨，就可充分掌握到這兩個特點。另外，由於巧妙地選用了按字母排序的辭典體裁（英文書名就叫 *Aromatherapy An A-Z*），不但查閱方便（對英語讀者而言；對中文讀者而言，本書依類別歸屬，並按原文書字母排序，使讀者能依不同的需求，尋找相關的訊息），派翠西亞也得以選錄一些較為抽象或較具哲學意涵的主題，如「靈氣」、「陰陽」、「占星學」、「瑜伽」等等，而不會顯得突兀駁雜。

進入九〇年代後，由於芳香療法在英國已儼然形成一種「政治正確」的風尚，芳香作者的職責不再是振聾發聵或是啟蒙陶冶，而是提供更全面與更多樣的用油指南。於是，瓦勒莉・安・沃伍德的《芳香療法配方寶典》（The Fragrant Pharmacy by Valerie Ann Worwood）便應運而生了。這類書籍的實用性高、趣味性強，不僅是專業人員極佳的參考工具，一般讀者也能輕鬆領會。此書的持續暢銷，可算是芳香發展邁入圓熟期的里程碑。

如此看來，本書在眾多芳療書籍中，的確堪稱居於承先啟後的地位。但這本書能夠在全球售出超過二十萬冊，至今仍是各類芳療著作最常引用的資料來源之一，當然不會只是因為富含歷史意義而已。除了上述的辭典體裁極占優勢以外，作者派翠西亞・戴維斯的動人筆觸恐怕更是關鍵所在。大部分的芳療專書讀起來不是像園藝指南加食譜，就是像醫藥方面的教科書，鮮少有作品像本書一樣耐人尋味，可供人反覆咀嚼的。這倒不是因為派翠西亞特具文采，主要的原因還是在於她的眼界不凡，所以能帶領

讀者透過精油重新認識自身與周遭的世界。

　　而讀者若是先了解派翠西亞‧戴維斯其人其事，也就不難理解為什麼這本書會如此與眾不同。派翠西亞‧戴維斯與羅伯‧提瑟蘭同為英國芳香療法界的先驅，兩人與芳香療法結緣，也都是由一海之隔的法蘭西千里牽線。羅伯‧提瑟蘭有法國血統，所以他能從法語的芳療文獻中汲取養分，他的母親屬於英國最早接受歐陸芳療訓練的一批美容師，師從摩利夫人的嫡傳弟子米西琳‧艾爾。派翠西亞‧戴維斯則是在巴黎學芭蕾的時候開始接觸芳香療法，也在巴黎帶大四個孩子並豐富自己的芳療學養。她來成為國際芳香療法師聯盟 IFA 的發起人之一，也創辦了倫敦芳香療法學校 LSA，啟發了無數像我一樣的芳療初學者。其實，這本被奉為圭臬的書，原本就是為了她的學生們寫的，所以讀者可以發現很多「身為一個芳療師」、「一個具有整體治療觀念的芳療師」應如何如何的描述。由於是寫給那些選定芳香療法作為一生志業的學生看的，所以作者的筆調自然多了為師者的諄諄善誘，以及傳道、授業、解惑的熱情與使命感。如此「筆尖常帶情感」的風格，即使是不解芳療為何物的讀者，讀來也會為之動容的。

　　循著這樣的基調，派翠西亞在書中大量運用她自己的臨床經驗來介紹各種精油的用法，不僅增強讀者用油的信心，也使讀者與這些陌生的藥草拉近了距離。此外，派翠西亞的藝術氣息（早年曾為芭蕾伶娜，近年退隱鄉間專事繪畫）與人道關懷（如關注愛滋病、病癮等議題），使她筆下的芳香療法多了幾分人文色彩，而不只是另一種頭痛醫頭、腳痛醫腳的「奇技淫巧」。我在倫敦芳香療法學校修業期間，派翠西亞已退隱不復視事，但其他老師還是深受這種「人文的芳香療法」之襲染，所以我對書中某些論點也就特別感受，例如在「手」的專論中，派翠西亞開宗明義便指出：

「如果沒有手，就不會出現芳香療法了。」她的意思是，一個芳療師只有具備了同情的理解，雙手才會產生療癒力（healing power），也只有這樣的手才能活化精油，為患者帶來溫暖與生機。換句話說，她最看重的還是人對自我的覺察以及民胞物與的情懷。派翠西亞這句簡潔有力的感言，恰可與摩利夫人的名言互相輝映：「不管醫生用什麼來幫助我們，是精油、蜂王漿、活細胞、還是普魯卡因，唯有人的意志才是最有力的健康之鑰……」。派翠西亞在「苦惱、悲傷」單元裡，更明白地斷言：「有時在芳香療法的書籍中，可以看到某些精油可以消除苦惱的敘述，但我認為，芳療師充滿愛心的照顧，要比精油的功效重要得多。」只有採用這種態度，我們才不會為物所役，精油也才能發揮最大的功效。

雖然本書是我最為欣賞的英語芳療專書，也是芳香療法界眾所推崇的權威之作，但它還是有些資料方面的瑕疵，使我不能「為賢者諱」。書中的訛誤多半都與精油的化學結構有關，這也是普遍存在於英語系芳療專書的問題。有關精油成分及其屬性的研究，可說是一個日新月異的領域，但英語系的芳療作者一般對此涉獵較淺，引用的資料又比較陳舊，遂不免陷入以訛傳訛的窘境中。比如「雪松」這一條目的最後，派翠西亞警告讀者不可在懷孕期間使用之，但並未提供任何解釋。原因是，雪松精油裡含有20%的大西洋酮，而酮類向來都被視為嬰兒與孕婦的禁忌。這些英語作者不了解的是，酮類有單萜烯酮與倍半萜烯酮的分別，前者固然具神經毒性，確實不宜用於嬰兒與孕婦，但倍半萜烯酮卻毫無毒性，完全不必有所顧忌。有關雪松的安全性問題，就連大名鼎鼎的法國醫生潘威爾也犯了錯誤，將它列為嬰兒與孕婦的禁忌用油，可見隔行如隔山，任何人都有智慮未及之處。有鑑於此，一些德國的生物化學家甚至打算出一本專書來糾舉這些英語芳療書籍中的謬誤。受限於篇幅與序言的主旨，我也無法在此一

一羅列書中值得商議之處，只有請讀者在閱讀到精油的成分與毒性時，應有心理準備接受其他的意見，並與不同的專業人士多作討論。

　　審訂本書並為之作序，對我而言也是一件別具歷史意義的工作。我在倫敦芳香療法學校接受芳香療法的啟蒙教育，而後又在法國醫師與德國生化學者的個別訓練課程中不斷拓展視野，受後者影響的程度似乎遠遠大過初學的經驗。然而，真正讓我感受到芳療之美的，仍是「派翠西亞流」的芳療觀照。對派翠西亞而言，芳香療法是走向更具覺知力的生活方式之一條徑路，你可以選擇其他的徑路，只不過這是景致最秀麗的一條。相信本書也能為每一位嚮往覺知生活的讀者鋪路。

溫佑君　2000 年 9 月

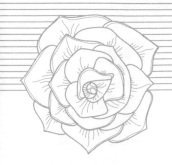

作者序

實在令我感到驚訝，轉瞬間距離這本書初版問世的時間——1988 年，已經十年（距離我完稿的時間，也有十一年）了，部分書中的資訊，已經和現在的知識產生某些差距；因此，我非常高興有這個機會能重新修訂本書，修改不符合現狀的部分，同時回應讀者的意見。

現在和以前最大的差異在於：芳療師可以運用的精油種類，比以前多了很多，一般人也比較容易買到有機栽培技術下生產的精油。相反的，市面上出現了許多劣質的精油，誇大扭曲精油療效的廣告也很常見，我們必須非常謹慎小心，才不會落入商人的陷阱。

有越來越多的人發現芳香療法的優點，並且利用芳香療法來維持身心的健康。隨著許多現代新疾病的出現，醫學界一直在發展新的治療法，在傳統的藥物治療之外，再添加芳香療法的治病方式，也已經成為醫療新趨勢。芳香療法的廣泛流行，為很多人帶來好處，但也產生某些危險，

因為許多未經訓練的人是完全盲目地亂用精油。安全，一向是我最關心的問題，因此我希望這本全新增訂版，可以提供一些資訊，協業治療師和一般讀者安全地使用精油。

在這段時間中，很多事情都有了變化，我也很高興再次有這樣的機會，能夠對本書的內容做一些增加及修改，主要的修改在一九九五年出版的擴充版時便已完成，但我仍非常高興有這樣的機會來增加一、兩種精油的解脫，以及修改一些隱含在其中的錯誤（我認錯），並且做一些修改。

此外，更讓我感到興奮的，是看到這本書改版後精美的新封面，以及在新版中增加的圖示，而這些圖示都有助於提供讀者更多的資訊。

派翠西亞·戴維斯　1998 年 9 月

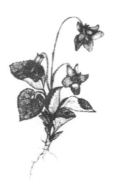

紫羅蘭

目錄

審訂者序　3

作者序　9

芳香療法導論　21

第 1 章　精油、植物油、純露、
　　　　浸泡油　33

（按英文字母序排列）

1-1　歐白芷（*Angelica*）

1-2　洋茴香（*Aniseed*）

1-3　山金車（*Arnica*）

1-4　羅勒（*Basil*）

1-5　安息香（*Benzoin*）

1-6　佛手柑（*Bergamot*）

1-7　樺木（*Birch*）

1-8　樺木芽（*Birch Bud*）

1-9　白千層（*Cajeput*）

1-10　洋甘菊（*Camomiles*）

1-11　豆蔻（*Cardamon / Cardamom*）

1-12　胡蘿蔔（*Carrot*）

1-13　雪松（Cedarwood）

1-14　芹菜（*Celery*）

1-15　肉桂（*Cinnamon*）

1-16　香茅（*Citronella*）

1-17 快樂鼠尾草（*Clary Sage*）

1-18 丁香（*Clove*）

1-19 聚合草（*COmfrey*）

1-20 芫荽（*Coriander*）

1-21 小茴香（*Cumin*）

1-22 絲柏（*Cypress*）

1-23 南非鉤麻（*Devil's Claw*）

1-24 紫錐花（*Echinacea*）

1-25 欖香脂（*Elemi*）

1-26 尤加利（*Eucalyptus*）

1-27 月見草油（*Evening Primrose Oil*）

1-28 茴香（*Fennel*）

1-29 乳香（*Frankincense*）

1-30 白松香（*Galbanum*）

1-31 大蒜（*Garlic*）

1-32 天竺葵（*Geranium*）

1-33 薑（*Ginger*）

1-34 葡萄柚（*Grapefruit*）

1-35 永久花（*Helichrysum*）

1-36 芳樟（*Ho-Leaf / Ho-Wood*）

1-37 牛膝草（*Hyssop*）

1-38 土木香（*Inula*）

1-39 茉莉（*Jasmine*）

1-40 杜松（*Juniper*）

1-41 醒目薰衣草（*Lavandin*）

1-42 薰衣草（*Luvender*）

1-43 頭狀薰衣草（*Lavender, Stoechas*）

1-44 檸檬（*Lemon*）

1-45 檸檬香茅（*Lemongrass*）

1-46 山雞椒（*Litsea Cubeba / May Chang*）

1-47 桔（*Mandarin*）

1-48 松紅梅／麥蘆卡（*Manuka*）

1-49 金盞菊（*Marigold*）

1-50 馬鬱蘭（*Marjoram*）

1-51 繡線菊（*Meadowsweet*）

1-52 香蜂草（*Melissa*）

1-53 金合歡（*Mimosa*）

1-54 艾草（*Mugwort*）

1-55 沒藥（*Myrrh*）

1-56 香桃木（*Myrtle*）

1-57 橙花（*Neroli*）

1-58 綠花白千層（*Niaouli*）

1-59 肉豆蔻（*Nutmeg*）

1-60　橙（Orange）

1-61　橙花純露（Orange-Flower Water）

1-62　野馬鬱蘭（Oregano）

1-63　玫瑰草（Palmarosa）

1-64　歐芹（Parsley）

1-65　廣藿香（Patchouli）

1-66　黑胡椒（Pepper, Black）

1-67　薄荷（Peppermint）

1-68　苦橙葉（Petitgrain）

1-69　玉桂子（Pimento）

1-70　松樹（Pine）

1-71　羅文莎葉（Ravensara）

1-72　玫瑰（Rose）

1-73　玫瑰籽油（Rosehip）

1-74　迷迭香（Rosemary）

1-75　玫瑰純露（Rose Water）

1-76　花梨木（Rosewood）

1-77　鼠尾草（Sage）

1-78　檀香（Sandalwood）

1-79　穗花薰衣草（Spike Lavender）

1-80　甘松（Spikenard）

1-81　聖約翰草（St. John's Wort）

1-82　萬壽菊（Tagetes）

1-83　側柏（Thyja）

1-84　百里香（Thyme）

1-85　茶樹（Ti-Tree / Tea-Tree）

1-86　檸檬馬鞭草（Verbena）

1-87　岩蘭草（Vetivert）

1-88　紫羅蘭葉（Violet Leaf）

1-89　依蘭（Ylang-Ylang）

第 2 章　疾病與症狀　171

（按英文字母序排列）

2-1　膿瘡（Abscesses）

2-2　痤瘡（Acne 俗稱粉刺、面皰）

2-3　成癮（Addiction）

2-4　老化的皮膚（Ageing Skin）

2-5　愛滋病（A. I. D. S.）

2-6　酒精中毒（Alcoholism）

2-7　過敏（Allergy）

2-8　脫髮症（Alopecia）

2-9　神經性厭食症（Anorexia Nervosa）

2-10　焦慮（Anxiety）

2-11　關節炎（Arthritis）

2-12 氣喘（*Asthma*）

2-13 香港腳（*Athlete's Foot*）

2-14 背痛（*Backache*）

2-15 禿頭（*Baldness*）

2-16 出血（*Bleeding*）

2-17 水泡（*Blisters*）

2-18 疔癤（*Boils*）

2-19 支氣管炎（*Bronchitis*）

2-20 瘀青（*Bruise*）

2-21 貪食症（*Bulimia*）

2-22 燒傷（*Burns*）

2-23 癌症（*Cancer*）

2-24 念珠菌（*Candida*）

2-25 鼻喉黏膜炎（*Catarrh*）

2-26 蜂窩組織炎（*Cellulitis / Cellulite*）

2-27 水痘（*Chickenpox*）

2-28 分娩（*Childbirth*）

2-29 感冒（*Colds*）

2-30 便秘（*Constipation*）

2-31 接觸型傳染病（*Contagious Disease*）

2-32 康復療養期（*Convalescence*）

2-33 咳嗽（*Coughs*）

2-34 皮膚裂傷（*Cracked Skin*）

2-35 囊狀纖維化（*Cystic Fibrosis*）

2-36 膀胱炎（*Cystitis*）

2-37 缺水性皮膚（*Dehydrated Skin*）

2-38 沮喪（*Depression*）

2-39 皮膚炎（*Dermatitis*）

2-40 腹瀉（*Diarrhoea*）

2-41 乾性皮膚（*Dry Skin*）

2-42 溼疹（*Eczema*）

2-43 流行病（*Epidemics*）

2-44 癲癇症（*Epilepsy*）

2-45 眼睛疾病（*Eyes*）

2-46 昏厥（*Fainting*）

2-47 疲倦（*Fatigue*）

2-48 足部（*Feet*）

2-49 發燒（*Fever*）

2-50 胃腸脹氣（*Flatulence*）

2-51 性冷感症（*Frigidity*）

2-52 膽結石（*Gallstones*）

2-53 齒齦炎（*GIngivitis*）

2-54 痛風（*Gout*）

2-55　苦惱、悲傷（*Grief*）

2-56　痔瘡（*Haemorrhoids*）

2-57　頭髮（*Hair*）

2-58　手（*Hands*）

2-59　花粉熱（*Hay Fever*）

2-60　頭痛（*Headaches*）

2-61　心臟（*Heart*）

2-62　疱疹（*Herpes*）

2-63　愛滋病毒（*H.I.V.*人類免疫不全症病毒）

2-64　高血壓（*Hypertension / High Blood Pressure*）

2-65　低血壓（*Hypotension / Low Blood Pressure*）

2-66　歇斯底里症（*Hysteria*）

2-67　免疫系統（*Immune System*）

2-68　陽萎（*Impotence*）

2-69　消化不良（*Indigestion*）

2-70　傳染性疾病（*Infectious Illnesses*）

2-71　發炎（*Inflammation*）

2-72　流行性感冒（*Influenza*）

2-73　受傷（*Injuries*）

2-74　失眠（*Insomnia*）

2-75　發癢（*Itching*）

2-76　黃疸（*Jaundice*）

2-77　嫉妒（*Jealousy*）

2-78　腎臟（*Kidneys*）

2-79　喉頭炎（*Laryngitis*）

2-80　白帶（*Leucorrhoea*）

2-81　蝨子（*Lice*）

2-82　肝臟（*Liver*）

2-83　失去食欲（*Loss of Appetite*）

2-84　肺臟（*Lungs*）

2-85　淋巴液／淋巴系統（*Lymph / Lymphatic System*）

2-86　病毒感染後疲倦症（*M. E.*）

2-87　麻疹（*Measles*）

2-88　更年期（*Menopause*）

2-89　月經（*Menstruation*）

2-90　心理倦怠（*Mental Fatigue*）

2-91　偏頭痛（*Migranine*）

2-92　口腔潰瘍（*Mouth Ulcers*）

2-93　肌肉（*Muscles*）

2-94　腎臟炎（*Nephritis*）

2-95　神經（*Nerv*）

2-96　神經系統（*The Nervous System*）

2-97　神經痛（*Neuralgia*）

2-98　鼻子（*Nose*）

2-99　流鼻血（*Nosebleeds*）

2-100　肥胖（*Obesity*）

2-101　水腫（*Oedema*）

2-102　油性皮膚（*Oily Skin*）

2-103　耳炎（*Otitis*）

2-104　心悸（*Palpitaions*）

2-105　瘟疫（*Plague*）

2-106　肺炎（*Pneumonia*）

2-107　懷孕（*Pregnancy*）

2-108　經前症候群（*Pre-Menstrual Tension*）

2-109　搔癢（*Pruritis*）

2-110　牛皮癬（*Psoriasis*）

2-111　心身症（*Psychosomatic Illness*）

2-112　腎盂炎（*Pyelitis*）

2-113　齒槽膿漏（*Pyorrhoea*）

2-114　膿性扁桃腺炎（*Quinsy*）

2-115　放射線（*Radiation*）

2-116　回春（*Rejuvenation*）

2-117　放鬆（*Relaxation*）

2-118　反覆性拉傷（*Repetitive Strain Injury, R. S. I.*）

2-119　呼吸系統（*Respiratory System*）

2-120　風溼症（*Rheumatism*）

2-121　金錢癬（*Ringworm*）

2-122　疥癬（*Scabies*）

2-123　猩紅熱（*Scarlet Fever*）

2-124　坐骨神經痛（*Sciatica*）

2-125　季節性情緒失調症（*Seasonal Affective Disorder, S. A. D.*）

2-126　皮脂（*Sebum*）

2-127　敏感性皮膚（*Sensitive Skin*）

2-128　震驚、休克（*Shock*）

2-129　鼻竇炎（*Sinusitis*）

2-130　皮膚（*Skin*）

2-131　喉嚨痛（*Sore Throat*）

2-132　痙攣（*Spasm*）

2-133　扭傷（*Sprains*）

2-134　不孕症（*Sterility*）

2-135　胃臟（*Stomach*）

2-136 壓力（*Stress*）

2-137 妊娠紋（*Stretchmark*）

2-138 曬傷（*Sunburn*）

2-139 心跳過快（*Tachycardia*）

2-140 長牙（*Teething*）

2-141 腱鞘炎（*Tenosynovitis*）

2-142 微血管擴張（*Thread Veins*）

2-143 鵝口瘡（*Thrush*）

2-144 扁桃腺炎（*Tonsillitis*）

2-145 牙痛（*Toothache*）

2-146 尿道炎（*Urethritis*）

2-147 尿酸（*Uric Acid*）

2-148 泌尿管（*Urinary Tract*）

2-149 蕁麻疹（*Urticaria*）

2-150 陰道炎（*Vaginitis*）

2-151 靜脈曲張（*Varicose Veins*）

2-152 腳底肉疣（*Verrucas*）

2-153 病毒感染（*Viral Infections*）

2-154 嘔吐（*Vomiting*）

2-155 疣（*Warts*）

2-156 趾頭疽（*Whitlow*）

2-157 百日咳（*Whooping Cough*）

2-158 傷口（*Wounds*）

2-159 皺紋（*Wrinkles*）

2-160 乾皮病（*Xeroderma*）

2-161 帶狀疱疹（*Zona*）

第 3 章　精油相關名詞　349

（按英文字母序排列）

3-1 原精（*Absolute*）

3-2 薰燈（*Burner*）

3-3 基礎油（*Carrier Oil*）

3-4 化學類型（*Chemotype*）

3-5 凝香體（*Concrete*）

3-6 香豆素（*Coumarins*）

3-7 稀釋（*Dilutions*）

3-8 蒸餾（*Distillation*）

3-9 脂吸法（*Enfleurage*）

3-10 精質（*Essences*）

3-11 精油（*Essential Oils*）

3-12 壓榨法（*Expression*）

3-13 萃取法（*Extraction*）

3-14 危險精油（*Hazardous Oils*）

3-15 純露（*Hydrolat / Hydrosol*）

3-16 浸泡油（*Infused Oils*）

3-17 浸軟（*Maceration*）

3-18　人工合成的自然油（*Nature-Identical Oil*）

3-19　濾蒸（*Percolation*）

3-20　光敏性（*Photosensitisation*）

3-21　品質（*Quality*）

3-22　用量（*Quantities*）

3-23　鎮定精油（*Sedative Oils*）

3-24　刺激皮膚（*Skin Irritation*）

3-25　皮膚敏感（*Skin Sensitisation*）

3-26　合成油（*Synthetic Oils*）

3-27　毒性（*Toxicity*）

3-28　揮發性（*Volatility*）

第 4 章　化學成分及荷爾蒙　377

（按英文字母序排列）

4-1　酸（*Acid*）

4-2　醇類（*Alcohols*）

4-3　醛類（*Aldehydes*）

4-4　酯類（*Esters*）

4-5　γ-亞麻油酸（*Gamma Linoleic Acid*）

4-6　組織胺（*Histamine*）

4-7　荷爾蒙（*Hormones*）

4-8　酮類（*Ketone*）

4-9　單萜烯類（*Monoterpenes*）

4-10　動情激素（*Oestrogens*）

4-11　酚類（*Phenols*）

4-12　苯甲醚（*Phenyl Methyl Ethers*）

4-13　倍半萜烯類（*Sesquiterpenes*）

4-14　萜烯類（*Terpenes*）

4-15　鋅（*Zinc*）

第 5 章　精油運用法及其他療法　389

（按英文字母序排列）

5-1　針灸療法（*Acupuncture*）

5-2　對抗療法（*Allopathy*）

5-3　抗生素（*Antibiotics*）

5-4　抗憂鬱劑（*Antidepressants*）

5-5　解毒劑（*Antidote*）

5-6　催情劑（*Aphrodisiacs*）

5-7　阿育吠陀（*Ayurvedic Medicine*）

5-8 巴赫花精療法（ach Flower Re-medies）

5-9 抑菌劑（Bacteriostatics）

5-10 泡澡（Baths）

5-11 兒童與芳香療法（Children and Aromatherapy）

5-12 貼敷（COmpress）

5-13 乳霜（Creams）

5-14 除臭劑（Deodorants）

5-15 殺菌劑（Disinfectants）

5-16 分散劑（Dispersants）

5-17 利尿劑（Diuretics）

5-18 灌洗（douches）

5-19 古龍水（Eau de Cologne）

5-20 足浴（Footbaths）

5-21 藥草醫學（Herbal Medicine）

5-22 整體醫學（Holistic Medicine）

5-23 順勢療法（Homoeopathy）

5-24 蜂蜜（Honey）

5-25 吸入法（Inhalations）

5-26 內服精油（Internal Medication）

5-27 乳液（Lotions）

5-28 按摩（Massage）

5-29 自然療法（Naturopathy）

5-30 整骨療法（Osteopathy）

5-31 香水（Perfume）

5-32 植物激素（Phytohormone）

5-33 植物療法（Phytotherapy）

5-34 反射療法（Reflexology）

5-35 指壓（Shiatsu）

5-36 護膚（SKincare）

5-37 噴灑（Sprays）

5-38 振奮劑（Stimulants）

5-39 調節體溫（Temperature）

5-40 補藥、強壯劑（Tonic）

5-41 鎮定劑（Tranquillisers）

5-42 獸醫用精油（Veterinary Uses）

5-43 區域治療（Zone Therapy）

第 6 章　相關名詞解釋　437

（按英文字母序排列）

6-1 摻混劣品（Adulteration）

6-2 噴霧產生器（Aerosol Generators）

6-3　噴霧器（*Air spray*）

6-4　酒精（*Alcohol*）

6-5　食欲（*Appetite*）

6-6　占星學（*Astrology*）

6-7　彩光（*Aura*）

6-8　阿比西納（*Avicenna*）

6-9　嬰兒（*Babies*）

6-10　愛德華‧巴赫醫師（*Dr. Edward Bach*）

6-11　尼可拉斯‧卡爾培波（*Culpeper, Nicholas*）

6-12　蜜蠟（*Beeswax*）

6-13　血壓（*Blood Pressure*）

6-14　哺乳（*Breast feeding*）

6-15　循環（*Circulation*）

6-16　占卜（*Dowsing*）

6-17　蓋林（*Galen*）

6-18　約翰‧吉拉德（*John Gerard*）

6-19　人蔘（*Ginseng*）

6-20　藥草茶（*Herb Teas*）

6-21　希波克拉底（*Hippocrates*）

6-22　匈牙利水（*Hungary Water*）

6-23　角質素（*Keratin*）

6-24　佩‧漢力克‧林（*Per Henrick, Ling*）

6-25　冥想（*Meditation*）

6-26　記憶（*Memory*）

6-27　牛奶（*Milk*）

6-28　心智（*The Mind*）

6-29　情緒（*Moods*）

6-30　營養（*Nutrition*）

6-31　嗅覺（*Smell, Sense of*）

6-32　伏特加酒（*Vodka*）

6-33　X光（*X-rays*）

6-34　陰／陽（*Yin / Yang*）

6-35　瑜伽（*Yoga*）

6-36　優格（*Yoghurt*）

附錄　483

▲附錄 A　危險的精油

▲附錄 B　精油的主要特性

▲附錄 C　藥方和調製法

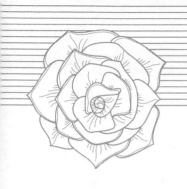

芳香療法導論

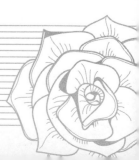

芳香療法可說是一種整體治療法，考量到人類的身體、理智和心靈深處的需求，以及生活形態、膳食內容和人際關係等等方面。亦是一門使用植物油治療疾病的藝術科學。

雖然"aromatherapy"（芳香療法）這個英文字，直到廿世紀才出現（最早提出芳香療法的是一位法國人，或許「芳香療法」應該寫成áromathérapié），用以描述利用植物精油來治病的療法，但是芳香療法依循的原理本身卻有非常久遠的歷史。

芳香療法的前身——藥草療法，可說是人類歷史上最古老的治病方法。在蒸餾萃取精油的技術出現前，幾千年以來，人們一直將這些會產生精油的香料植物當作重要的藥材。考古學家發現：在早期人類竹方墓園或居住地區，都可以找到許多藥用植物的遺跡，利用變成化石的花粉，就可以分辨出植物的種類。當時的人們對這些藥用植物的療效，必定有某種程度的認識，雖然他們可能只是偶然地發現這些植物的效用。

早期的人類可能會意外地發現，某些他們當作食物的葉片、漿果或樹根，病患吃了之後竟然覺得比較舒服；或者他們發現這些葉片、漿果或樹根的汁液，可以促進傷口的癒合；他們也可能觀察到生病的動物，會選取某些特殊的植物來吃。這些發現，對當時完全依賴四周環境資源維生的人類來說，是非常寶貴的知識。因此，一旦有了這類的新發現，大家就口耳相傳，慢慢地整個部落的人都具有這種知識。

也或許有人發現燃燒某些灌木的小枝條或樹幹，會發出煙和香氣，讓人們昏昏欲睡、快樂、興奮或有某種「神秘」的感覺。如果所有圍在火堆旁的人都有同樣的感覺，而再次燃燒同種灌木的枝條時，又出現相同的情況，人們就會認為這種灌木具有「魔力」，會產生特殊的功用。

利用「煙」來治病，可說是最早出現的醫療方式之一，又由於早期的人類社會中，醫療和宗教總是密切地結合在一起，因此在原始的宗教活動

中，也可以看到特殊點火起煙的儀式。當古代的人們把芳香植物當作祭禮獻給他們的天神時，可說是獻上他們最大的誠心，把他們最珍貴的東西——芳香植物，奉獻給天神。目前，東西方的主要宗教，仍然持續使用神聖或神奇的煙，即保留了薰香（燒香）的儀徑。時至本世紀，使用芳香植物進行煙薰消毒法，甚至已經成為標準的醫院消毒程序，最明顯的例子是，法國的醫院，過去一直都在病房中燃燒百里香和迷迭香，作為消毒的方式。

但諷刺的是，在科學研究證實百里香和迷迭香具有強力殺菌功能的同時，法國的醫院竟然停止使用百里香和迷迭香來消毒病房。不過，世界上其他落後的地區，煙薰消毒法仍是標準的醫院消毒程序。

西元前三千年，埃及人就利用芳香植物作為藥材和化妝品，甚至用來保存屍體。基於公共和個人使用的目的，埃及人儲存許多香料。遇到重大慶典時，他們會點燃薰香，把香料塗抹在跳舞女奴的手上，讓香氣隨著女奴的舞蹈，散布在空氣中。從多本古籍的描述中（最早的記載約是西元前2890年），我們知道了數種埃及人使用的藥材以及使用方法。他們將內服藥製成藥丸、藥粉、栓劑、藥餅和藥湯，外用藥製成油膏和藥糊等。他們使用的藥材十分廣泛，包括樹木、花草、動物和礦物，連植物的灰燼和煙也是藥材之一。洋茴香、蓖麻油、雪松、芫荽、小茴香、大蒜、葡萄和西瓜等等，都是當時埃及人常用的藥材。

早期的埃及人是否具有提煉精油的技術，一直是個爭論的焦點。埃及的古籍中，沒有任何萃取精油方法的記錄，墓穴裡也沒有發現適合儲存精油的容器。研究人員進而發現，大量裝盛油膏和化妝品的罐子以及油瓶都存放在金字塔中，而少部分瓶罐中的內容物還保存得很好。瓶罐中的內容物，大部分是油膏和黏稠的藥糊，而且還能夠由氣味中分辨出乳香和安息香等香料。有些泥板上記載著雪松油和絲柏油進口的記錄，證明當時已經

有國際油品的貿易，但這些都是簡單的浸泡油（使精油及其他藥用成分溶入植物油內，然後瀝去原植物）。不過，從牆壁塗料的證據顯示：最晚在西元前三世紀以前，埃及人就已經有簡單的蒸餾技術。

在埃及的東方，兩河（幼發拉底河和底格里斯河）流域的美索不達米亞平原上，巴比倫的醫師已經把藥物的製法和處方，記錄在泥板上，而早期刻在泥板上的文字，都是蘇美人的楔形文字。巴比倫的泥板記錄和埃及古籍記錄最大的差異在於：巴比倫人沒有記錄藥物的使用劑量（藥物的使用劑量在當時可能是一項普通常識），反而很詳細地記錄治療時機——通常是在清晨，尚未吃早餐之前。有個巴比倫的國王，命令他的臣民種植一花園的藥用植物，當時種植的植物有：蘋果、溫梓樹、胡瓜、南瓜、大蒜、洋蔥、番紅花、茴香、百里香、芥末、藏茴香、芫荽、玫瑰、杜松和沒藥。也就是說，現在我們所使用的藥用植物和芳香療法用植物，當時的巴比倫人就已經應用在他們的藥材了。

古希臘人學習到很多埃及的藥物學知識，並以埃及人的成就為基礎，繼續深入研究，產生許多新發現。例如，希臘人注意到某些花的氣味會刺激而振奮精神，而某些花的味道會讓人放鬆而昏昏欲睡。他們利用橄欖油（希臘在過去和現在產量都很高的一種農產品）來吸收花瓣或藥草的氣味，再將這些具有香味的油，當作藥物或化妝品。希臘的士兵隨身攜帶著沒藥製成的油膏上戰場，用來治療他們的創傷。至今仍被尊為「醫學之父」的希波克拉底（Hippocrates），在他的著作中提到許多藥用植物，包括大量的天然麻醉劑－鴉片、顛茄和曼陀羅花，和食用植物如大黃、溫梓等等。他曾寫道：「讓你的藥物成為食物，讓你的食物成為藥物。」希波克拉底不僅是個藥草學家，更具備了洞察力、謙遜和奉獻等醫師的特質。希波克拉底的格言仍然警惕著醫學院的學生，雖然他們學了很多醫藥方法，但世上的醫藥學仍是一片渾沌，亟待人們更深入的研究。

羅馬人從希臘聘請許多醫師，擔任軍醫或御醫等職務。馬克斯・奧瑞里歐斯的御醫——蓋林（Galen），曾在一所羅馬競技學校擔任醫師的職務。根據記載，在蓋林任職期間，沒有一位格鬥競技者因格鬥受傷而死亡。或許這並不值得驚訝，因為蓋林知道非常多的藥草製劑，善加利用這些藥草就可以挽救人命。蓋林寫下了許多植物藥學的理論，並依照植物的

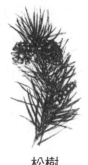

松樹

醫藥功能，將植物分門別類，就是現在所謂的「蓋林分類法」。蓋林還發明了最早的「冷霜」，它是現在所有藥膏的原始形態。另一位希臘人——狄歐斯科里德（Dioscorides），是尼祿時代的羅馬軍醫，他收集許多地中海沿岸國家的藥用植物，並且在西元78年，完成五本鉅著《藥材醫學》，記載他所收集到的藥用植物知識和使用方法。

　　起初，希波克拉底、蓋林、狄歐斯科里德和其他醫師的著作，有部分翻譯成阿拉伯文，而在羅馬帝國敗亡之後，部分存活的羅馬醫師，帶著這些不朽的典籍和自身精湛的醫學知識逃到君士坦丁堡，在君士坦丁堡將大量的希臘羅馬醫學典籍翻譯成阿拉伯文。著名的亞歷山大醫學圖書館也收錄許多經典著作，經由這些文化交流，古希臘羅馬建立的醫學知識，便廣泛地傳播到阿拉伯世界。阿拉伯歷史上第一位偉大的阿拉伯醫師是阿布・巴兒・穆罕莫德・印畢・沙卡歷亞・歐—瑞奇（西元 865～925），他寫了超過二十四本醫學的書籍，詳細記載藥草的收集方式和製作程序。

　　但阿拉伯歷史上最偉大的醫師，必定是阿布・阿里・歐—蘇山・印畢・亞奔・阿拉・印畢・蘇納（西元 980～1037），也就是西方人說的阿比西納。他專精理則學、幾何學、形而上學、哲學、天文學和當時所有的自然科學，當然包括醫學，事實上，他可以說是標準的「現代文藝復興人」（現代文藝復興人——興趣廣泛，而且樣樣精通的現代人）。他是個

天才兒童，十八歲時就以精湛的醫術聞名。他留下了許多珍貴的典籍，記錄了八百種以上的植物，以及它們對人體的效用。目前，有些他使用地區俗名稱呼的植物，我們還無法辨認出來。而在已經完成辨識的植物中，我們發現了洋甘菊、薰衣草、玫瑰和其他現代芳香療法常用的植物。他也提到全水果膳食、脊椎調整術和許多醫學知識的細節。

不過，在芳香療法的歷史上，阿比西納最人的貢獻是發明了蒸餾精油的技術，比較正確的說法是他改良了蒸餾精油的技術，而非發明這項技術。考古學家在早些時代的遺跡中，找到了簡單初步蒸餾技術出現的證據，而阿比西納可能為這個裝置，添加了冷卻圈環，改良舊有的技術。

羅馬帝國滅亡後，到第十世紀之間的歐洲歷史（就是所謂的黑暗時代，缺乏有條理的歷史記錄），我們都不甚了解，不過可以確定當時已經有使用藥草的習慣，延續到現在成為民間的藥草偏方。我們已經知道，十二世紀時所稱「阿拉伯香水」就是精油，聞名全歐洲。參與十字軍東征的騎士，不但把香水帶回歐洲，也把蒸餾萃取精油的技術帶回來。由於這些具有香氣、會產生膠狀物質的東方植物，歐洲十分缺乏，因此歐洲人嘗試在歐洲內陸，栽種一些原產於地中海沿岸地區具有香味的灌木，並以這些灌木及歐洲原產的薰衣草、迷迭香和百里香作為原料，生產精油。

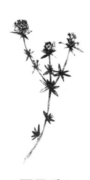

百里香

中世紀的文獻，記載了製作薰衣草純露和浸泡油的多種方法。印刷術發明之後，很快的這些製作方法被印製在「藥草學」的書中。十六世紀時，任何一個識字的人都可以按照書中的製作程序，製造浸泡油、純露、藥汁、浸液和其他的藥草製劑。當時的家庭主婦都會製作這些藥草製劑，來治療家人的疾病；或是製成香包、薰衣草袋和其他的藥草包，用以增加家中的香氣或防止害蟲蛀蝕，而更複雜的藥草醫療法，必

須向藥劑師購買。藥劑師通常都有幢大房子，內有一間蒸餾室，可以自己生產和販賣珍貴的精油（當時稱為「化學油」）。在瘟疫流行的地區，人們將花瓣和藥草撒在路上，用腳踩踏，擠出花草內含的油汁；公共場所內也掛上香包和一束束的芳香花草，作為「護城符」，避免流行病擴大蔓延。這些舉動經常被歷史學家視為迷信而忽略不談，但現在我們已經知道，當時人們所使用的植物，大多數都是強力的消毒劑、殺菌劑，有些甚至可以殺死病毒；還有些植物是很好的殺蟲劑或防蟲劑，可以防止跳蚤、蝨子和蒼蠅孳生，傳染疾病。

英國的傑拉德（Gerard）、班克斯（Banckes）和卡爾培波（Culpeper），德國的布朗佛（Brunfels）、方奇（Fuchs）和波克（Bock），西班牙的尼古拉斯‧莫納迪斯（Nicolas Monardes），這幾個人各自編纂了幾本當時赫赫有名的藥草學。而將新大陸（美洲）上的植物列入藥草學中的，則有法國的夏樂第‧勒庫斯（Charles de l'Ecluse）和義大利的皮耶特洛‧馬地歐里兩人。馬地歐里的藥草學，是根據狄歐斯科里德的著作再修訂的，當時翻譯成好幾種歐洲語言，賣出三萬二千本，成為十六世紀最暢銷的書籍。

中世紀和都鐸王朝的醫師、藥劑師甚至一般民眾，都運用各種植物製成的藥劑來治療大小疾病，但到了十七世紀，一門新科學—實驗化學的出現，引發了化學物質在藥學上的應用。卡爾培波以激烈的言辭，公開指責那些讓病患服用水銀類等有毒物質的醫師，只可惜當時的人完全忽略卡爾培波的先見之明，僅把卡爾培波視為一個「緊抓古老藥草療法的頑固老學究」，或是「忌妒其他成功醫師社會地位的小人」。某些危險有毒的藥物會引起副作用，對現代人來說，已經是家喻戶曉的常識，因此當時對運用化學物質治病的方式持保留態度的醫師，反而是比較進化的醫師呢！十七世紀歐洲爆發「燒死女巫」的風朝，正好和早期化學療法出現的時間相

同，這可說是當時化學藥物取代古老秘方的趨勢，和宗教強烈排擠異端邪說的浪潮結合，而形成的瘋狂除魔掃巫行動！

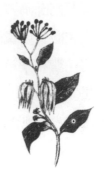

依蘭

當然，不是所有的化學物質都有害，現在我們已經知道當時的重要礦物質中，部分（例如硒）和身體的健康、心理的安適，有著非常密切的關係。化學家佛萊局克‧霍夫曼（Friedrich Hoffman, 1660～1742）針對精油的特性做了許多研究，同時他也針對不同種類溫泉的天然礦物水做了深入探討。這些專門的研究，使得這方面的知識越來越艱深難懂，漸漸脫離一般人的生活，進入學術領域。

十八和十九世紀，化學家們持續研究藥用植物中的有效成分，分離出咖啡因、奎寧、嗎啡和阿托品等有效物質，這些分離純化的研究成果，促使化學家們將幾種有效的單一物質合成新的藥物，不再依賴天然的混合物來治病。不過，人們仍然持續使用精油，本世紀之前，許多精油的使用方法還完整地保留在藥典中，只是人們使用的精油種類縮減很多，只剩下常用的幾種（例如：薰衣草、沒藥和薄荷等）。合成的藥物，尤其是煤焦油的衍生產物，逐漸取代天然的精油，特別是在本世紀的後半，這種情況尤其嚴重，也造成了現在時常可見的種種災難。

在此，將焦點移至遠東地區，特別是印度和中國。運用植物藥材治病，可以說是這兩個東方古國綿延千年不絕的傳統之一，和歐洲世界極為不同，西方人是重新發現他們「遺失」的傳統知識。

印度人對植物的利用，反映出他們對自然界生生不息、持續不斷變化的宗教觀和哲學觀。印度最古老的宗教典籍——西元前兩千年的《吠陀經》，記載了藥方以及對植物的祈禱文：「藥草啊！你們是如此的長壽，甚至在天神誕生之前，你們就已經繁衍於世上，我希望了解你們所有的秘

密……來吧！智慧的藥草，請為我治癒這個病患吧！」印度的藥物，全部是用植物製成的，充分反映出印度主要宗教的素食精神。印度的阿育王（西元前三世紀）組織和管理藥用植物的種植方法，使得人們在藥用植物生長成熟的過程中，必須投注相當大的精力，並且還要注意：「只有純潔至善的男人，才能採收藥物……並且事先不得進食。藥材必須種植在遠離人群的地方，栽種在肥沃、排水良好的土地上；同時必須遠離寺廟或其他神聖的地區，也不可以種在墓地附近……」印度的藥材因而成為亞洲著名的高貴藥材，甚至在西方的藥方中，也可以找到印度藥材的蹤影。印度藥材的蓬勃發展，奠定了傳統印度醫學（阿輸吠陀醫學）的基礎。印度藥材的種類有：安息香、藏茴香、豆蔻、丁香、薑、胡椒和檀香、大麻、海狸香油、芝麻油、蘆薈和甘蔗。現代的芳香療法中，還保留著使用前七種植物的精油。

中國也擁有使用植物藥材的悠久歷史，這些藥材可作為附加藥劑、補藥或針灸療法。同樣的，許多藥物的特色、使用方法，也都已經發展好幾千年了。《皇帝內經》是最早的一部藥典，在西元前兩千年之前就已經出現了。中國藥學經典中，最偉大的就是《本草綱目》，書中記載了兩千多種藥材（大多為植物），以及八千一百六十多種不同的藥方。這些藥學典籍顯示當時中國人利用藥草的程度，可說是遠遠勝過其他國家的傳統醫學。許多中國人使用的藥草，西方人也有使用，例如雛菊、龍膽、甘草、胡桃、桃子、車前草、大黃等。中國茶可以治療感冒、頭痛和腹瀉。西元前一千年，中國人就已經使用鴉片來治療痢疾，直到十六世紀明朝禁酒之後，中國人才出現吸食鴉片的風氣。

讓我們再回到現代歐洲，我們可以發現有工業界

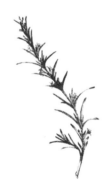

迷迭香

支持的合成藥物研發，正蓬勃旺盛地發展，芭芭拉‧葛莉絲（Barbara Griggs）指出：植物不能申請專利，因此研發植物藥劑的獲利得低，工業界不願投資。同時，人們也重新檢視傳統醫學，用更完整、更天然的方式使用植物藥材。

在這個潮流中，人們也開始對精油的特性和功用產生興趣。1920年代，在家族企業的香水公司擔任化學人員的雷內‧摩利斯‧蓋特佛塞（René-Maurice Gattefossé），對精油醫療效用發生興趣。他發現添加精油的產品，保存期限比添加化學藥劑的產品還長，也就是說，精油的殺菌防腐效果比化學藥劑還好。在一次實驗室爆炸的意外中，他的雙手受到嚴重灼傷，而他選擇使用薰衣草油來治療。薰衣草油的神奇功效，使他對這些精油的療效產生濃厚的興趣，因此他針對精油的醫藥用途，做了許多實驗。1928年，他首次在科學論文中提出「芳香療法」一詞，並在1937年出版了一本名為《芳香療法》的專書。

其他的法國醫師、科學家和作家，也跟著投入芳香療法的研究，其中最有名的是尚‧瓦涅（Jean Valnet）醫師，他在任職軍醫期間，運用精油治療士兵嚴重燒傷和其他創傷。隨後，他利用精油和其他的植物藥材，治療精神病院的患者，獲得了極大的成功，儘管醫院的工作人員都以懷疑的態度來看待這個成果。他所著的《芳香療法》（譯為《芳香療法之臨床應用》），成為正統芳香療法的「聖經」。之後藉著瑪格麗特‧摩利（Marguerite Maury）、費比斯‧巴度（Fabrice Bardeau）和馬索‧伯納特（Marcel Bernadet）等人的實驗和論著，讓我們對芳香療法，又有了更深入的認識。

近年，英國政府才將芳香療法視為一門正式學科；但在此之前，芳香療法早就在民間廣泛流傳，大家也將芳香療法視為一種整體治療法。芳香療法治療師的訓練標準非常嚴格，而醫院中使用芳香療法的機會也越來

多，不過，大多數的治療師，都是從事整體治療方面的醫療工作。

　　一個受過適當訓練的芳療師，只懂得使用精油是不夠的，他必須設法幫助患者達到心智、生理和精神三方面的平衡。精油和藥物不同，精油是一種很精緻、微妙的東西，每種精油都有許多不同的特質，一般的合成藥物，或甚至從植物中萃取出來的活性物質，僅只能治療某種特定的症狀而已。精油的主要作用就是「平衡」：讓身體從不平衡的生病狀態，改變為健康的理想平衡，有些芳療師還應用到東方的陰、陽概念一兩種呈現動態平衡的相反能量。當人的身體和心靈，所有的能量都維持在平衡的狀態，這個人就會擁有健康。

　　人體缺乏平衡會引發很多問題，像是極端的體溫─發燒或體溫過低；血壓過高或過低；荷爾蒙的分泌失調……等等諸如此類的症狀。

　　心智和精神缺乏平衡，也會出現病態，如同憂鬱、歇斯底里、情緒急速改變（最極端的例子是躁鬱症）等。藉著精油溫和地調整心智，再加上治療師的細心照料，提供一個完全整體、溫和的照顧，和傳統服用冷冰冰的精神異常藥物治療相比，效果當然好很多。

　　芳香療法的另一個重要特色，就是精油的廣泛使用，方法眾多。利用精油進行按摩治療，不但可以發揮精油的療效，還能藉著治療師和患者之間的接觸改善病情，這可說是最重要的部分。

　　運用精油進行芳香浴是僅次於按摩治療的重要療法。水本身就具有許多療效，想想我們在辛勤工作一整天之後泡在熱水中的感覺，就可以明白水的功效。如果在水中添加精油，水和精油會相互增加彼此的效能。芳香浴是最容易進行的芳香治療步驟，即使在服用西藥的情況之下，仍可合併使用，而不受干擾或影響它的功效。

玫瑰

　　依照各種不同的生理情況，精油可以熱敷、冷敷或混合冷霜、化妝水和乳液來保養皮膚，或者用來治療溼疹、面皰和促進健康，進而維持美麗、紅潤的氣色。

　　皮膚可以很輕易地吸收精油，而且不論是按摩、芳香浴或塗抹皮膚，我們都會藉由呼吸而吸入一定分量的精油所揮發的精華。精油的香氣會對心智產生微妙而深遠的影響，進而間接影響我們的身體。此外，藉由皮脂所吸收的精油，也會由肺部的微血管進入血液，直接對身體產生影響。

　　自己進行芳香療法時，要特別小心謹慎，切忌粗心大意，如果能夠正確的使用，精油是很安全的。但某些精油的危險性比較高，任何人使用時都要特別注意，即使是少量或者毒性很低，長期累積使用下，也會傷害人體，更何況某些精油的毒性的確很強。醫學期刊中就曾經刊登幾則死於精油中毒的案例，我撰寫本書的主要目的之一，就是希望提醒大家精油的使用安全，讓更多人能避免精油使用不當的危險，而享受精油帶來的健康與樂趣。

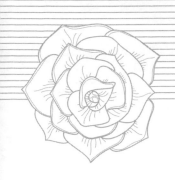

第 1 章
精油、植物油、純露、浸泡油

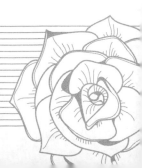

1-1 歐白芷 Angelica

Angelica archangelica / A. officinalis

歐白芷是典型的繖形科植物，一般都有六英呎以上的高度，花季來臨時，在植株頂端開著微微綠白色的繖形花。整株植物都有濃烈的香氣，花的部分則有蜂蜜般的味道。它的原產地是北歐，其他的歐陸地區，則採用人工培育法栽植。

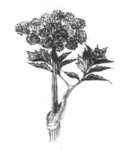

歐白芷

歐白芷的根或種子，都可以蒸餾方式提煉出精油。剛萃取出的精油，是無色透明的，慢慢才會變成黃棕色。歐白芷油的香氣很濃，也很好聞，因此有許多甜性烈酒和開胃酒，包括著名的夏特勒和伯內丁甜酒等等，都用歐白芷調味。歐白芷精油的主要成分是水茴香烯，占了精油整體 70% 的比例；另外還有歐白芷素、佛手柑烯以及其他的酸類等等。從根部和種子所提煉的精油，在成分比例上有些許差異。

自古以來，人們就知道歐白芷具有醫療功效，由於它的神奇療效，人們還給它一個「聖靈根」的封號。從巴拉賽爾士到吉拉德，每個醫師都認為歐白芷可以避免人們罹患瘟疫。事實上，是因為歐白芷具有增強免疫系統的功能，所以可用它來對抗各類的傳染病。以往會讓療養中的病人、貧血的患者或虛弱的病人服用歐白芷來補充精神和體力，因此我認為，在中世紀的英國，歐白芷是一種名貴的藥材。

歐白芷是消化系統的最佳滋補；我們從甜烈酒中添加了歐白芷來增進人們飲用甜酒時的入口性就可以看得出來，同時它還可以刺激食欲，費比斯·巴度在《芳香療法的醫學用途》一書中便提到，歐白芷可以治療厭食

症。此外，歐白芷還特別適用於治療由壓力所引起的消化問題。

從普通的感冒到支氣管炎等各種呼吸道的感染，甚至令人不耐煩的乾咳，歐白芷都可以治療。它還有潤滑皮膚的功用，因此有許多市面上的護膚用品，都添加了歐白芷。

歐白芷還有解毒和利尿的重要功能。它可以促進淋巴排毒和所有的排泄器官（肝臟、腎臟、皮膚）排除廢物，因此它非常適合風溼病、關節炎、體液滯留以及蜂窩組織炎的患者用來塗搽和按摩。它的氣味很好，若使用其他味道不大好的精油時，可以搭配一些歐白芷油來改善氣味。

歐白芷的種類很多，全球至少有三十種以上，光是在中國至少就有十種，每種都有不同的醫療功能，其中以一種名叫「當歸」的白芷，用來替代治療更年期毛病時所使用的人工荷爾蒙，尤其受到西方世界的歡迎。

切記：歐白芷根的精油和佛手柑類似，對光線很敏感。因此陽光會照射到的部位，不要塗搽這類的精油。

1-2 洋茴香 Aniseed

Pimpinella anisum

洋茴香的精油含有劇毒，所以很少使用。洋茴香的成分中，90%以上是茴香腦，如果用量太高或重複使用期間過長時，它會減慢人體的血液循環速度、損傷人類的大腦，產生昏昏欲睡的感覺，還可能使人上癮（十九世紀的法國，許多人飲用洋茴香製成的苦艾酒後，都染上了酒癮）。它的毒具有累積性，還可能使某些人因長期使用而罹患皮膚炎。

理論上，洋茴香可以鎮定消化系統、減輕月經疼痛、刺激乳腺分泌、治療心臟和肺臟疾病等。不過治療時，若你能選擇其他具有相同療效的精油，應是比較安全且合適的作法。

1-3 山金車 Arnica

Arnica montana

　　這是另一種含有劇毒的精油，我們不應在芳香療法中使用。不過，其他幾種山金車的萃取液，卻有相當的醫療效果。

　　山金車所製成的浸泡油，可以治療瘀青和扭傷，特別適合調養運動後肌肉痠痛或拉傷等，也有些人用山金車浸泡油來治療尿布疹。使用時一定要特別注意，如果皮膚上有傷口，就絕對不能搽山金車類的藥品。另外，市面上也有出售山金車藥水，功用和山金車浸泡油相同，可以在患者的生理或皮腺狀況不適合接觸油性物質時使用。

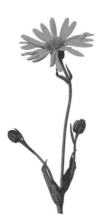

山金車

　　順勢療法中，比較常用到山金車來治療休克、瘀青和扭傷，但不管是內服或外用，用量都很少。山金車製成的藥膏，是藥草醫療箱中不可或缺的基本配備。記住：一定要將山金車草和精油分開儲存，而且別忘了所有味道強烈的物質，都會破壞順勢治療的功效（參見「順勢療法」（5-23））。

1-4 羅勒 Basil

Ociymum basilicum

　　羅勒的英文名字，是從希臘字「國王」（basileum）演變成的，可能是當時人們認為羅勒很珍貴，足以堪稱為植物之王，也或許羅勒油是國王所塗搽的聖油（基督教的儀式之一，塗搽聖油可以淨身）成分之一。約

翰‧巴金森爵士在他所寫的藥草學中提到：「羅勒的味道如此之好，非常適合用在國王的宮殿。」在現代的希臘，羅勒仍然是非常有價值的植物：它是佳餚中常用的藥草，人們為它取了些親密的暱名，像「山之欣喜」、「男孩之欣喜」等，甚至在希臘教堂中，牧師的腳邊就可以發現一盆盆的羅勒！

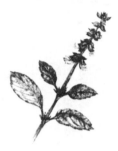

羅勒

地中海區的羅勒繁衍得非常茂盛，特別是在山丘的向陽坡，各種高度、葉片顏色等特徵不同的羅勒，欣欣向榮地生長著。有些羅勒的葉片顏色比較深，有些比較淺；有些葉片上有毛，有些葉片長得細窄或平直；它們的香味也不同，有些類似茴香和龍艾。但芳香療法中所使用的羅勒，有淺粉紅色的花、橢圓形而有細毛的葉片，香氣有些類似百里香，但比較強烈而辛辣。除了歐洲和地中海國家之外，亞洲也是羅勒的原產地之一，而印度傳統醫學，使用羅勒的歷史也不短。

羅勒精油帶有微微的黃色，主要具有活性的成分是：甲基對苯烯基酚（40～50%）、芫荽油醇、桉油酚、丁香酚、松油萜和樟腦。

古時候，人們利用羅勒來治療胸腔感染、消化系統問題以及黃疸，有些藥草學家還認為羅勒具有壯陽、促進性欲的功效。十六世紀時，人們常將羅勒研磨成粉末，當作鼻烟草吸入身體，以治療頭痛、偏頭痛或感冒等疾病，現代改用吸入羅勒精油的方式，比較優雅、開化，同時具有相同的治療功效。羅勒對於淨化思緒的效果，僅次於迷迭香，因此精神疲倦時，不妨試試羅勒精油。羅勒可以提振精神，早期的藥草學家還說羅勒可以「排除心中的憂鬱」呢！

羅勒精油可以治療各種呼吸道感染，如支氣管炎、咳嗽和許多發燒的情形。它也可以緩和痙攣：用羅勒精油在胃部輕輕按摩，可以緩和消化系統的不適；在腹部用羅勒精油輕輕按摩，也可以減輕月經時的腹痛或增加

月經流量。

　　按摩時，很少單獨使用羅勒精油，大多會混合其他精油。羅勒和薰衣草的複方精油，特別適合治療肌肉疲勞、緊張或勞動過度。運動員、舞蹈家和其他利用肌肉從事劇烈活動的人，都很適合用羅勒和薰衣草的複方精油進行按摩。

　　羅勒精油，還有其他較不為人知的優點：減輕婦女胸部的漲乳感，也可以當作良好的漱口藥水（特別是口腔潰瘍或齒齦感染時）。

　　羅勒是種具有激勵和調節性的精油，如果使用過量，反而會出現不良效果。例如，利用羅勒進行泡澡，會使皮膚緊繃，還可能會刺激過敏性皮膚。如果稀釋後再使用，就可以促進皮膚健康、充滿光澤。

1-5 安息香 Benzoin

Styrax benzoin

　　提煉生長在泰國和鄰近小島等處的青山安息香等植物，就可以得到安息香。嚴格來說，源自於這樣的方式所得到的安息香在定義上還不能稱得上是精油，因為純的安息香屬於樹脂，使用前必須先在熱水中加熱、融化。一般我們在精油商店所買的安息香，都已先將安息香樹脂溶在乙基甘醇中，以使用植物產品的自然療法觀點來說，這種產物已經失去天然本性。最好是能買到溶在甲醇中的安息香，或乾脆買固體的樹脂安息香，要用時再融化它。

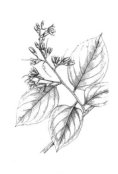

安息香

　　安息香樹脂，是紅棕色的顆粒狀樹脂，古老的藥草誌稱它為「班傑明膠」。安息香經常作為百花香料的防揮發劑，但最為人知的形式，應該是「修道士的

香脂」和安息香酊劑。純的安息香樹脂中，具有活性的成分是安息香酸、苯甲醯基二羥苯、沙膠丁醇和香草素（這是讓安息香出現冰淇淋氣味的主要成分）。

和沒藥、乳香相同，數千年來安息香一直是薰香的成分之一，可以清除靈魂的罪惡，具有撫慰和興奮的效果。安息香非常的溫暖，對著涼、流行性感冒、咳嗽和喉嚨痛等病症非常有幫助。不過，大多數人只了解安息香可以做成「修道士的香脂」，用於治療喉嚨痛和聲音沙啞。安息香同時具有安撫和興奮的功能，因此它可以促進物質在體內運行：藉以清除膿液、促進循環、排除氣體或增加排尿。對於紓緩胃部絞痛和治療尿道感染，也非常有效。

安息香可以治療許多種皮膚創傷，像皮膚乾裂、手部凍裂和凍傷等。以前，芭蕾舞者經常使用修道士香脂，來治療腳趾裂傷並避免傷勢擴大。遇到從事園丁、伐木工和建築工人等戶外工作的患者，我會在他們的護手霜中加入安息香，來保護、治療他們的雙手，通常還會添加檸檬或薰衣草，以遮蓋香草素的味道。

許多的精油都會引發類似的生理特性—溫暖、安撫和激勵。利用安息香，可以幫助感到悲傷、孤獨、憂鬱或焦慮的患者。如果混合玫瑰和安息香，效果會更好，利用這種複方精油按摩，曾經幫助我度過多次難關，你也能同樣受惠。或許，以前人說安息香可以祛除「罪惡」，不一定是指真正的罪惡，而是指讓我們忘記不好的過去吧！

1-6 佛手柑 Bergamot

Citrus bergamia

佛手柑的原產地，是北義大利的柏加摩鎮，佛手柑的名字便是起源自

其地名柏加摩（Bergamo）鎮。幾百年來，義大利的民間醫學，就經常使用佛手柑樹的果實（長像有點像迷你橘子）入藥，但在義大利以外的國家，人們連佛手柑樹都沒見過，更別說拿果實來做藥了。一直到近代，義大利以外的國家，才開始出現佛手柑的蹤影。

只要輕輕擠壓佛手柑的外皮，就可以得到佛手柑精油，雖然人們試過各種機器壓榨的方法，但最好的精油仍是人工搾取的。佛手柑精油有著新鮮的柑橘味，非常好聞，幾乎每個人都喜歡。精油中具有活性的成分是：芫荽酯、檸檬烯和芫荽油醇，精油則是呈現迷人的綠色。

佛手柑精油的三大功用是：治療尿道感染、治療憂鬱和焦慮及保護皮膚。

佛手柑精油對尿道和外生殖器官的親和力很強，是最適合治療膀胱炎和尿道炎的精油之一（混合洋甘菊、檀香和茶樹精油）。許多膀胱炎患者，早期只是罹患尿道炎，但病菌沿著尿道向上蔓延，最後感染了膀胱。如果在罹患尿道炎的初期，使用佛手柑精油，就可以避免病菌擴大感染。佛手柑精油可以加入洗澡水中，也可以做成局部清潔液（稀釋成 1%或 0.5%）。用佛手柑精油做成的局部清潔液，可以減輕外生殖器官發癢和減少分泌物，但必須先確定分泌物出現的原因，才可以使用。如果這些方法，無法減輕膀胱炎的症狀，特別是患者出現發燒的症狀時，應該立刻就醫，不可延誤。對泌尿系統來說，佛手柑精油是很有效的抗感染劑，非常適用於治療和預防重複罹患膀胱炎。

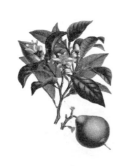

許多重複感染膀胱炎的患者，都很容易緊張、焦慮或憂鬱，形成惡性循環——壓力導致免疫力降低，造成感染，而一旦出現病症，又會引發憂鬱。雖然洋甘菊和茶樹也可以增強免疫力，治療病菌感染，但效

佛手柑

果沒有佛手柑來得好，因為佛手柑可以破壞這個惡性循環，在治療生理病症的同時，也紓解患者精神上的緊張和憂鬱，徹底治療膀胱炎。

所有精油中，佛手柑精油可以同時治療生理和心理症狀，可說是最有價值的精油之一。藥書上亦提及：「佛手柑可以振奮精神，將佛手柑的功能表達得完整。」我自己的經驗，也是一次又一次地證實這個說法。許多人對「振奮」和「興奮」產生混淆，在此做個說明：佛手柑不是興奮的精油，它可以振奮精神，並且讓精神放鬆。

對所有緊張、焦慮和憂鬱的人來說，使用佛手柑油（不論是單獨使用或混合其他精油）的最佳時機，就是在按摩的時候，治療師和患者之間的皮膚接觸，非常適合減輕緊張的情緒。此外，將佛手柑精油加入每天的洗澡水中，或當作空氣芳香劑和個人香水，也非常有效。它的味道很好，男女皆宜，可以和任何一種花香精油混合，增加變化性。薰衣草加佛手柑，天竺葵加佛手柑，或是這三種精油混合，可說是氣味最迷人的組合。某些味道太甜的精油，也可添加一些佛手柑，來沖淡氣味。

瓦涅醫師（Dr. Jean Valnet）提到：佛手柑可以刺激食欲。若是這個功能再加上佛手柑強力的抗憂鬱效果，便暗示著佛手柑可以治療神經性厭食症。不過，我曾經利用佛手柑治療貪食症，根據這個經驗，我認為佛手柑不是「刺激」食欲，而是「調整」食欲。佛手柑精油可能直接影響大腦中的食欲控制中樞，或是藉由減輕患者的壓力，進而間接改變厭食或貪食的行為，讓患者恢復正常的飲食習慣。這種治療不是短期就能見效，必須要治療師的細心關照。以及患者想改變現狀的決心，兩者相互配合長期治療，才會出現成效。

具有抑菌效果的佛手柑精油，氣味真的很好聞，因此它總是我治療面皰、油性皮膚和所有皮膚感染問題的第一選擇。它也可以用在臉部按摩，或加在乳霜、化妝水或香露水中使用。在疔癤上以佛手柑精油熱敷，可以

避免感染、幫助癒合，此外，生長疔癤的患者，要特別注意飲食和其他排毒的治療。

發燒時，可以用佛手柑來降溫；佛手柑也是格雷伯爵茶和古龍水的成分之一，具有清新振奮的效果；它也是很好的除臭劑，很適合作為個人香水或在房間、大樓使用；它也是很好的驅蟲劑，市場上已經出現了許多這類用途的產品。要保持良好的驅蟲效果就必須經常施用，如果再混合薰衣草或其他精油，效果會更好。

佛手柑也可以治療呼吸道和消化道的疾病，但能治療這方面問題的精油很多，因此我比較傾向利用佛手柑來治療特殊的疾病。

佛手柑能夠抑制某一類特殊的病毒，特別是引發口唇疱疹的第一型單純疱疹病毒。大多數的人是終生攜帶這種病毒，但只有在人的免疫力降低，或是有其他感染（如感冒）時，才會出現口唇疱疹。佛手柑精油單獨使用，或再混合尤加利精油，都是極好的殺病毒劑，疱疹剛冒出來時，就可以直接在長出疱疹的地方輕柔地塗敷純精油，或較為理想以微量酒精稀釋。佛手柑精油也可以減輕帶狀疱疹病毒所帶來的疼痛，由於帶狀疱疹病毒和水痘的病毒同型，因此我也曾用佛手柑精油來減輕兒童罹患水痘所產生的不適感覺，並促進患者康復。

佛手柑對陽光敏感，也就是說它會增加皮膚對陽光的反應，讓皮膚出現灼傷的感覺。以前人們常常將佛手柑塗在皮膚上，再到陽光下曝曬，以加快膚色曬黑的過程，但幾年前就沒有人這麼做了，因為這可能會增加皮膚癌的危險。特別是現在大氣的臭氧層變薄，更提高了罹患皮膚癌的危險。在陽光普照的日子，如果想利用佛手柑精油稀釋到 2%以下，濃度低於 2%的佛手柑精油，對光線沒有敏感反應。絕對不要在沒有衣服遮蓋的皮膚上，塗搽純的佛手柑精油，以免出現嚴重的灼傷。

切記：佛手柑精油對光線的敏感反應會持續好幾天。因此如果在洗澡

水中加入未經稀釋的精油，這些精油會在水面形成一層薄膜，大量黏附在皮膚上，但只要先用其他的基礎油稀釋，就可以避免皮膚黏附過多、過濃的精油。

1-7 樺木 Birch

Betula lenta, and B. alleghaniensis

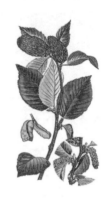

樺木

黑樺木（Betula lenta）和黃樺木（B. alleghaniensis）的原產地都是北美洲，這兩種樺木所提煉的精油，主成分都是水楊酸甲酯。水楊酸甲酯最早是從柳樹上分離出來，人們最熟知的大概是水楊酸甲酯合成的阿斯匹靈─從這兒，各位應該可以猜到樺樹精油的功用了：它可以止痛、抗發炎和退燒，可說是傳統藥草中的阿斯匹靈。樺木精油還具有利尿和清血的作用，也可以當作紅皮劑（讓局部皮膚生熱）。雖然樺木精油中，水楊酸甲酯的成分占了98%，另外的2%也很重要，芳香療法和藥草醫學相同，精油中含量很低的成分，也有重要的功用，通常用於當作緩衝劑，可以避免主成分所引發的副作用。樺木油的味道非常嗆鼻，會讓人想起以前用的跌打藥水。

使用樺木精油要特別小心，就像使用阿斯匹靈一樣，但在芳香療法中，它還有幾項其他的功用，而且我發現某些症狀，只有樺木精油能夠發揮功效。樺木精油可以治療各類的肌肉疼痛，它不但是良好的止痛劑，也是溫和的紅皮劑。它也能幫助風溼症和關節炎患者，排除引發疼痛的毒素，減輕疼痛和症狀。

在治療蜂窩組織炎時，我發現在用過迷迭香、天竺葵、黑胡椒和杜松

等精油後，療效仍不顯著時，樺木反而顯得一枝獨秀。樺木精油可以排除體內毒素，且它的利尿作用可以減輕水腫。

在處理腱鞘炎這類的發炎問題時，樺木油通常是我的第一選擇，而不是壓在箱底、藏而不用的秘訣。長時間進行重複的工作，導致工作部位的肌腱使用過度，就可能引發肌腱發炎，其中又以腳踝和腕關節的肌腱炎最為常見。肌腱的外圍，包裹著一層光滑的薄膜，這層薄膜也易感染發炎。腱鞘炎會引發劇烈的疼痛，而且必須花費很長的時間才能治癒。樺木精油可以減輕疼痛，又可以抑制發炎，是最佳選擇。

切記：樺木精油必須存放在兒童拿不到的地方；同時，懷孕時禁用。

1-8 樺木芽 Birch Bud

Betula alba / Betula pubescens

樺木芽取自白樺木，是原產於北歐的銀樺木（Sliver Birch），和前面所提及的北美樺木精油不同。白樺木精油的某些用途和黑、黃樺木相同，但主要功用是用來治療慢性皮膚病。

白樺木的精油是用蒸汽蒸餾樺木葉芽所得，精油呈淺黃色，有木頭的香味，主要成分是白樺醇。乾性蒸餾白樺樹皮可以得到樺木焦，再用蒸汽蒸餾樺木焦，就可以得到帶有煙味和皮革味的樺木焦油。

最晚從中世紀開始，北歐（白樺木的原產地）人就會利用白樺油來清血、製成利尿劑和治療皮膚問題。十二世紀初期聖希爾德嘉德修道院的院長指出：樺木可以治療潰瘍，但我們始終不清楚，這些早期作者所說的樺木，究竟是樺木精油、樺木汁還是樺木葉浸液。

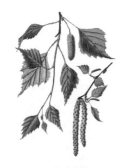

樺木芽

樺木芽油可以治療皮膚炎、慢性溼疹、疔癬和潰瘍，還可以治療牛皮癬。牛皮癬是種很難治的皮膚病，除了樺木芽油以外，可能還要再添加其他的精油，才會更有效。有時，樺木芽油也會加入洗髮精或以酒精為基劑的藥水中，用以治療頭皮屑。

樺木芽油是很好的利尿劑，可以治療蜂窩組織炎和各類水腫，也能排除風溼病和關節炎患者體內累積的尿酸。香水業、香皂製造業等也常用到樺木焦油，同時它還是所有「Russian leather」皮革型香水的基調。使用任何一種樺木油前，都必須很清楚地知道自己使用的是何種，雖然不同來源的樺木油，有某些相同的功能，但大部分的功能和成分都不相同。

1-9 白千層 Cajeput

Melaleuca leucodendron

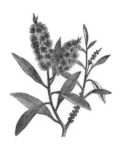

白千層的英文名字是從馬來西亞文"caju-puti"而來，意指白色的樹（白千層的樹皮是白色的）。屬於白千層屬，和尤加利、丁香、香桃木一樣屬於桃金孃科。這一科植物最明顯的特徵是：都能對抗感染，甚至預防感染。

白千層

白千層精油，是利用蒸汽蒸餾法從白千層的葉子和嫩芽中提煉出來的，精油是黃綠色，和其他白千層屬植物的精油顏色完全不同。精油中具有活性的成分有：桉油醇（45～65%）、松油醇、松油萜和其他的醛類。它具有濃厚的樟腦藥味，味道有些刺鼻。

白千層的氣味，可以治療感冒和其他的呼吸道感染，是專治感冒的藥劑之一。感冒患者的鼻腔經常分泌大量黏膜，而吸入白千層精油的蒸汽，

可以清除鼻腔、抑制黏膜內細菌的滋生，避免引發黏膜炎或鼻竇炎。同時白千層的精油還具有止痛的效果，可以減輕感冒所引發的頭痛或喉嚨痛。

　　白千層精油會刺激皮膚，必須稀釋後才能使用，但是不能直接接觸黏膜組織。雖然還是可以在皮膚上塗搽白千層精油，但使用其他白千層屬植物的精油，像綠花白千層或茶樹等，完全不會刺激皮膚，會比較安全。

　　切記：白千層精油會刺激皮膚。它是一種非常強力的興奮劑，除非先用具鎮定效果的精油中和作用，否則不適合在睡前吸聞。

　　請同時參看「綠花白千層」（1-58）和「茶樹」（1-58）。

1-10 洋甘菊 Camomiles

Anthemis nobilis（同 *Chamaemelum nobile*）

Matricaria chamomilla（同 *Chamomilla recutita*）

Anthemis mixta

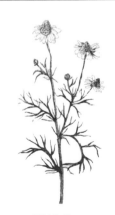

　　芳香療法中所用的洋甘菊有好幾種，其中幾種洋甘菊的原產地在英國的小島上，對大多數人來說，它們長得很相像，都有雛菊般的花朵，羽毛狀的葉子，並具有蘋果般的氣味。芳香療法中常用的有黃春菊屬的羅馬洋甘菊和母菊屬的德國洋甘菊，另外一種野生的黃春菊屬的摩洛哥洋甘菊，也很常用。這幾種洋甘菊的療效都差不多。

洋甘菊

　　藥草學和正式的藥典，都有洋甘菊的記載。洋甘菊茶（或藥草茶）是最常用的療方之一，可以治療消化不良、膀胱炎、小孩的病痛，還可以振奮精神、鬆弛緊張情緒，如果配合精油使用，可收雙管齊下之效。

不同種類的洋甘菊，成分也不同。羅馬洋甘菊精油的主要成分是酯類（甲基酪胺醚和芷酸甲基丁烯醚占了 80%以上）、異丁酯、天藍烴、洋甘菊萜及其他成分；德國洋甘菊精油的主要成分是天藍烴和小茴香烴。德國洋甘菊的植物體中，並不含天藍烴的成分，但在蒸餾的過程中，植物的數種成分及蒸汽混在一起之後，就產生了天藍烴。天藍烴的成分使洋甘菊精油呈現美麗的天藍色，同時也具備良好的抗發炎療效。

所有的洋甘菊精油都具有撫慰、鎮靜和抗發炎的療效，德國洋甘菊精油含大量的天藍烴，抗發炎的效果最好，也最適合用來治療體內或體外的發炎症狀。它可以用來熱敷疔癤、膿瘡、發炎的傷口等，也可以用來消除牙齒化膿的症狀，直到牙醫可以處理的程度。喝洋甘菊茶及用洋甘菊精油按摩或貼敷發炎部位，可以治療內部的發炎症，特別是消化系統疾病，如結腸炎、胃黏膜炎和腹瀉等，尤其是慢性腹瀉。緊張和焦慮經常是引發這些疾病的基本原因，而洋甘菊可以紓緩、鎮定不安的情緒。

洋甘菊的特性和適用範圍經常和薰衣草重複，如果必須要在洋甘菊和薰衣草間做選擇，比較明顯的分野在洋甘菊精油的止痛效果，適合隱隱作痛，而薰衣草精油則適合尖銳和穿刺性的疼痛。

洋甘菊精油還可以抑制感染，特別適用於治療或預防泌尿系統的感染。所有泌尿系統感染的問題，像膀胱炎之類的疾病，服用大量的洋甘菊茶，再配合下腹部按摩或貼敷洋甘菊精油，就可以改善病情。洗澡熱水中加幾滴洋甘菊精油，也會有幫助。如果每天服用洋甘菊茶，還可以預防膀胱或腎臟結石呢。

喝洋甘菊茶、利用洋甘菊精油進行按摩貼敷、芳香泡澡，可以治療經痛和停經後出現的問題。在改善經前症候群方面，洋甘菊精油具有利尿作用，減少體液滯留；同時，它還具有溫和的抗憂鬱作用，可以減輕經前所產生的壓力、憂鬱和易怒等情緒。

　　肌肉痠痛、關節發炎（關節炎）等症狀，也可以利用按摩洋甘菊精油來治療。對於扭傷、肌腱發炎、關節腫痛（如膝蓋黏液囊腫）等問題，利用洋甘菊精油治療的效果非常好。切記：傷口和腫脹的地方，不可以按摩，須用冷敷精油的方式，才不致使傷勢加重。

　　洋甘菊可以治療多種皮膚問題，特別是皮膚敏感、發紅或乾燥。尤其重要的是，它可以治療過敏性疾病，如溼疹、蕁麻疹、所有乾燥、脫皮、發癢的皮膚，以及出現紅斑的皮膚。在香露水、化妝水或乳霜中加入洋甘菊精油，就可以直接塗搽於患部，如果患部的面積很大，直接進行芳香泡澡會更方便。若再配合飲用大量的洋甘菊茶，效果會更好。此外，我們還要設法找出發疹的原因，究竟是生理過敏、情緒壓力還是兩者綜合影響的結果，否則只壓抑症狀而不知原因，是件非常危險的事。洋甘菊精油鎮靜情緒的功能非常好，而許多患者只有在面臨壓力時才會出現過敏反應，因此利用洋甘菊精油來治療，可以收到生理、心理雙方面的療效，比普通只抑制皮膚發疹的藥劑更好。許多自然療法的療程中，常會有「治療轉捩點」的過渡時期，也就是在皮膚的情況轉好之前，常常會出現病況似乎惡化的情形，但只要持續治療，就可安然度過。

　　洋甘菊精油也是微細血管收縮劑，可以減輕臉頰微血管擴張所造成的紅斑，不過可能要花上數月的時間才會見到成果。

　　洋甘菊精油對心理和情緒的作用，可以輔助它的生理效果。洋甘菊精油具有安撫、鎮定以及抗憂鬱的效果，特別適合減輕壓力和焦慮所引起的煩躁、敏感與神經質。利用按摩和泡澡，可以充分發揮洋甘菊精油調整情緒的功能，就算和其他精油混合，也有非常好的效果。

　　洋甘菊是最溫和的精油之一，非常適合兒童使用。將洋甘菊精油稀釋到 1%，可以塗搽在正長牙幼兒的臉頰上。此外，在孩子睡前調幾茶匙淡淡的洋甘菊茶加少許蜂蜜飲用，也有紓緩效果。

想要減輕耳痛，可以在耳朵附近按摩或熱敷洋甘菊精油。如果耳痛一直持續或經常發生，就必須尋求專業醫師的治療。

想要治療眼睛感染，可以利用洋甘菊花的浸液（注意：切勿讓眼睛接觸精油，就算是稀釋的精油也不可以）。我的做法是：將洋甘菊茶包泡在滾開的熱水中，放涼後再滴入眼睛，當作額外的眼藥水。

洋甘菊精油可以當作薰衣草精油的替代品，或者混合使用，加入熱洗澡水中可以改善失眠症，特別適合需依賴藥物才能安眠的人。最好不要連續二～三個星期都使用同種精油，比較聰明的做法是每隔一～二個星期就換一種精油。

注意：市面上常常有「藍甘菊精油」的產品，其實都是艾草類（學名：Artemisia arborescens）的精油。艾草精油含有大量的岸甘菊萜和天藍烴，和洋甘菊一樣具有很好的抗發炎功效，但它是很強的調經藥，懷孕時絕對不能使用。

1-11 豆蔻 Cardamon/Cardamom

Elettaria cardamomum

豆蔻和薑是屬於同一科的植物（薑科），同樣都是暖性精油。

印度、斯里蘭卡、中國以及某些中東地區，均出產各類的豆蔻。豆蔻的精油，多是無色或黃色，帶有甜而溫暖的香氣。它的主要成分包括：松油醇、桉油醇，還有一點檸檬烯和薑烯。

根據《吠陀藥經》的記載：豆蔻在東方醫學上使用的歷史，已經超過三千年。藉著中東的商

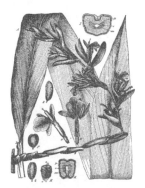

這裡的豆蔻指的是
「小豆蔻」。

務貿易交流，豆蔻被運往古埃及、希臘和羅馬，埃及人利用豆蔻製成香水和薰香。希波克拉底和狄歐斯科里德都曾提及豆蔻，而後者更申明：豆蔻可以治療坐骨神經痛、咳嗽、痙攣、腹痛和尿液停滯。在印度，豆蔻常用於幫助消化；有人把豆蔻當作食物的香料添加，有人把它當藥使用。豆蔻在印度的使用情況，正符合狄歐斯科里德的描述，許多印度人正是利用豆蔻來治療咳嗽或作為利尿劑。但更多的印度人將豆蔻視為催情壯陽劑，雖然目前沒有任何的證據，可以證實豆蔻的此項生理效益，但豆蔻具有滋補、興奮的作用，可能是以間接的方式，達到壯陽催情的效果。

　　豆蔻可以幫助消化，減輕反胃、胃灼熱和胃脹氣，還可以紓緩腹瀉，減輕伴隨腹瀉的絞痛。

　　在洗澡水中加豆蔻精油，可以提振、鼓舞精神，而混合其他精油的效果會比單獨用豆蔻精油的效果好。雖然豆蔻不會刺激皮膚，但我還是建議膚質敏感的人使用所有具辛辣味的精油時，用量一定要少而且要先稀釋。

1-12 胡蘿蔔 Carrot

Daucus carota

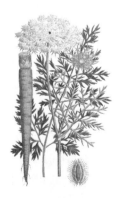

胡蘿蔔

　　至少從狄歐斯科里德的時代（西元一世紀），人們就將胡蘿蔔視為藥物，這段歷史，和人們將胡蘿蔔當作食物的歷史相去不遠。早期的希臘藥書中，有許多關於胡蘿蔔的描述，但當時對胡蘿蔔的描述和稱呼，非常的含混不清，直到狄歐斯科里德，才為現在家用胡蘿蔔留下了正確的敘述。

　　蒸餾胡蘿蔔種子，可以得到淡黃色、具有胡蘿蔔香氣的胡蘿蔔種子油，其中所含的主要成分有：胡蘿

蔔醇、細辛腦、檸檬烯和松油萜等。用溶劑萃取法萃取胡蘿蔔的根部，也可以得到精油，但芳香療法中不用這種根部的精油。另外還有一種胡蘿蔔浸泡油，非常適合乾燥、成熟的皮膚使用，也可以治療燒燙傷。

胡蘿蔔種子油對肝臟和膽囊有非常高的滋補功效，因此常被用來治療肝和膽囊的疾病。

胡蘿蔔可以治療溼疹、牛皮癬、皮膚潰瘍等病症，甚至還可以治療皮膚癌。有實驗指出：每天飲用大量的胡蘿蔔汁，或食用生的胡蘿蔔，可以溫和地治療癌症。胡蘿蔔中含有維生素 A 的前趨物，維生素 A 正具有治療和預防癌症的功效。此外，胡蘿蔔中還含有維生素 B1、B2 和 C，這些維生素不但具有防癌功能，也是最有價值的膳食纖維。

胡蘿蔔可以維護皮膚健康，而胡蘿蔔種子油加入乳霜中或用杏仁油稀釋之後使用，可以保持皮膚的光澤、彈性，甚至還能預防皺紋。胡蘿蔔種子油特別適合春天使用，可以修復冬天寒風所造成的傷害，平衡家裡或工作場所中過熱暖氣所造成的影響，還可以調整冬季飲食中不當的維生素攝取。胡蘿蔔的浸泡油也具有相同的功效。

1-13 雪松 Cedarwood

Cedrus atlanticus

有好幾類植物精油販售時都標上「雪松」之名，因此購買時一定要注意，這裡所說的雪松精油，是指從雪松屬的大西洋雪松中所提煉出的精油。這個品種和聖經中所說的黎巴嫩雪松很接近，遠古時代人們就已經知道它的醫療價值。所有古文明中的醫藥、化妝品和香水都用到雪松，埃及人還利用雪松來保存屍

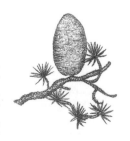

雪松

體，製成木乃伊。由於樹木中所含的精油成分很高，雪松木本身非常的香，經常作為建材或儲藏箱的原料，而它的香氣可以驅趕白蟻、螞蟻、蠹魚、蛾和其他有害昆蟲。和其他香料木相同，雪松也是薰香的原料之一，西藏人利用雪松作為薰香，同時雪松也是傳統西藏醫學的重要藥材之一。

雪松精油是黏稠而黃色的液體，具有溫暖的木頭香氣。它的化學成分包括：雪松醇、杜松萜烯和其他倍半萜烯類，以及數種萜烴類。

雪松是很有效的消毒劑，非常適合治療支氣管和尿道感染。治療膀胱炎和陰道炎的效果特別好（切記：**一定要先找出真正的病因再進行處理**）。它可以溶解黏液，因此適合治療黏膜炎的各種症狀，特別是慢性支氣管炎。

雪松也可以當作皮膚毛孔的收斂劑。由於具有消毒效果，因此雪松還可以治療青春痘，雪松精油的氣味比較男性化，所以討厭香甜精油味的男性青春痘患者，不妨試試雪松精油。男士們所用的化妝品，經常添加雪松精油，特別是它具有收斂和抗菌的功效，很適合加入刮鬍後的柔軟水中，而它的陽剛氣味，也使它有了能「壯陽」的美名。整體來說，雪松精油可以調和以及振奮神經，減少壓力和緊張，因此雪松能壯陽的說法，還是有些根據的。

注意：懷孕期間不能使用雪松精油。

1-14 芹菜 Celery

Apium graveolens

芹菜原產於南歐，現在它已成為全球可見的沙拉蔬菜，但仍然只有在印度、中國、匈牙利等地，才有種植專門生產精油的芹菜。打從遠古時代開始，人們就已經知道芹菜的食用和藥用價值。狄歐斯科里德和希波克拉

底都曾提到芹菜的利尿和清潔功用。中世紀時，人們利用芹菜熬汁來治療尿液遲滯、腎結石、尿道感染、發燒和腸管阻寒等病症。一位早期的藥草學家曾記載野生的芹菜可以排除憂鬱症患者的悲傷，而現代的藥草學家經常使用芹菜來治療風溼性關節炎所引發的憂鬱症。芹菜茶、芹菜熬汁和芹菜酊劑，也是現代藥草醫學用來治療尿道感染、腎結石等病症的良方，和古代沒有不同。

芹菜的任何一部分都可以提煉出精油，但芳香療法所用的芹菜精油，以及最有療效的部位，是從芹菜種子中蒸餾出來的。它有著很強烈卻很好聞的辛辣味，顏色從淡黃到深黃色都有，有些特殊的品種還帶點橘色精油中的活性成分包括：瑟丹內酯、芹菜腦、檸檬烯、蛇床烯等等。

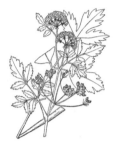

芹菜

從傳統醫學中芹菜的用途，可以大致猜到芹菜精油的功效。它可說是最有效的利尿劑，特別適合女士。早期的英國芳療師蜜契萊‧愛莎曾說：「使用芹菜……就可以順利勤跑洗手間了！」治療腎臟感染和尿液遲滯，最好的方法就是在腎臟部位熱敷芹菜精油，一變涼就立刻再敷上熱的。（在此我必須提出警告：這些病症都必須同時接受其他治療，只靠芹菜精油是不夠的）這個方法也可以治療膀胱炎，只要將熱敷的部位改成膀胱附近即可。

利用芹菜精油進行按摩，可以改善體液滯留的問題。芹菜精油的功用，不單只有轉移體液而已，它還可以排除體內淤積的毒素，因此特別適合治療蜂窩組織炎、風溼痛、關節炎和痛風等，由尿酸累積而引發的疼痛和發炎症狀。

一般來說，芹菜也有調養肝臟和消化系統的功用。以前，人們經常在飯後咀嚼芹菜種子幫助消化、哺乳的婦女，也會咀嚼芹菜種子以增加乳汁

的分泌，繖形科的植物多具這項功效。壓碎的種子，也會加入食物中調味或幫助消化，而且這個習慣，一直維持到現在呢。

　　除了上述幾個特殊功能之外，芹菜精油更重要的功能是刺激代謝，還能夠減輕疲勞和疲憊，特別是壓力所引起的疲倦。或許，它也可以用來治療病毒感染後疲倦症或慢性疲倦症。許多人認為芹菜具有壯陽催情的功能，這可能是因為芹菜精油具有的滋補和振奮功效吧。

　　芹菜也是很好的調經劑，可以治療月經失調、經血不足或缺乏等症狀。

　　注意：懷孕期間不可使用芹菜精油。

1-15 肉桂 Cinnamon

Cinnamomum zeylanicum

　　肉桂是我們在烹飪上很常用的一種香料，是由一種生長在熱帶的常綠樹的內層的樹皮曬乾後所得，肉桂樹原本生長在馬達加斯加、東南亞的部分地區，在牙買加以及非洲的部分地區也有種植。依照地域來區分，肉桂樹的種類繁多，一般而言，馬達加斯加種的肉桂樹被認為是上品。肉桂樹的精油可以在樹皮中藉由水或是蒸氣蒸餾而得，此外在葉片中也可萃取得。要區分以上兩種來源的精油是非常重要的，由樹皮中萃取出的精油，具有很強的皮膚刺激性，千萬不可搽在皮膚上；而由葉片中萃取出來的精油，雖然也具有刺激性，但並未如樹皮中的來得強，所以必須經過謹慎的處理過後，才能用在皮膚上，一般而言，就是取一小量，再加以充分稀釋。如果你看到的肉桂精油並沒有標示是出自於肉桂樹的哪一部分，千萬不要買，你必須非常明確地知道你在處理的是什麼東西。由肉桂樹皮中萃取出的精油，聞起來的味道就如同我們一般在使用的香料。而由肉桂樹葉

中萃取所用的精油，聞起來的味道就如同丁香，此外，一般而言，肉桂樹葉的精油較肉桂樹皮的精油更為便宜。

　　這兩種來源的精油之不同處，在於裡面所含的化學成分：由肉桂樹皮萃取出的精油，絕大多數的成分是肉桂醛，約占 40～70%，此外，還有丁香酚、肉桂酯及其他少量的化學成分；由肉桂樹葉萃取出的精油，則約有80%～90%的成分是丁香酚，其他還有丁香酯、苯甲酸酯、沈香醇、肉桂酯及其他少量的化學成分。

　　肉桂具有抗痙攣的效果，對於消化的問題也有很大的幫助，舉凡消化不良、胃腸痙攣、結腸炎、胃腸脹氣、噁心以及腹瀉等等，並且已運用到許多商業上的用途中。此外，肉桂對於經期的痙攣也有幫助，用溫熱的溼布敷著，也可將肉桂與鼠尾草混合著用。當經期時，感覺窒悶及疼痛時，也可作為通經劑（以達到通經的目的）；因此，在懷孕時期千萬不可使用。

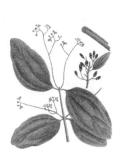

肉桂

　　傳統上將肉桂視為一種催情劑，就像其他許多讓人感到暖和的精油一樣。但是，肉桂必須非常謹慎地使用，當肉桂混合在非常小比例的按摩油之中時，它可以產生歡愉以及興奮的效果，但是千萬切記，不可將肉桂精油直接塗抹在生殖器的周圍。

　　你也許會猜想，肉桂這種讓人感到暖和的特性，可以幫助紓緩疼痛，以及驅除傷風及流行性感冒初期的風寒，還有初期發燒症狀餘留下來的衰弱症狀。它對於在任何疾病之後的恢復期都很有幫助。此外，喬·華倫還建議將肉桂在冬季時期定期提供予老年人，以增進他們的抵抗力及幫助他們預防季節性的感染。顯然地，肉桂精油不可用於內服，甚至，當使用於身體纖弱的老年人時，我們必須更加小心，肉桂精油在混合油中時所占的分量極少，通常在整體而言要低於 0.5%。然而，在食物烹調上以及其他

含有肉桂的花草茶之中，肉桂的分量會多些。

由於這種讓人感到暖和的特性，在針對循環不良、肌肉痠痛以及關節疼痛用的混合式按摩油中，都會使用到肉桂。

當然，當我們是使用燃燒器以及擴香器（噴霧器）來處理精油時，我們便可將肉桂對於皮膚的刺激性忽略不計。此外，上述的精油處理方式在冬天時，更令人感到舒服。肉桂適合和安息香、雪松、絲柏、橙以及其他柑橘類精油，還有一些香料類精油混合。

注意：肉桂具皮膚刺激性，不可在懷孕期間使用。

1-16 香茅 Citronella

Cymbopogon nardus

斯里蘭卡和其他熱帶地區，有某種具有特殊香氣的草，從這種草中可以提煉出香茅精油。香茅精油是黃棕色、具有強烈的檸檬香味。主要化學成分是：香草醛和牻牛兒醇，其他微量的成分則依據不同種類的香茅草而不同。

芳香療法中很少使用香茅，只有在本世紀初時，有人建議風溼症患者塗搽香茅精油（需先用酒精稀釋）或用它來按摩。目前，我沒有直接證據顯示香茅對風溼症；的療效，但香茅和檸檬精油非常類似，所以可能真的有效。

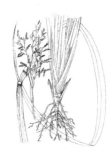

香茅

香茅最為人所熟知的功用，就是作為驅蟲劑的成分之一，如肥皂、家用殺蟲劑等驅蟲產品，都有添加香茅。有些不肖製造商也會在昂貴的精油中摻雜香茅精油，以獲取暴利。

我經常在植物盆景四周灑些香茅精油，避免我養

的貓弄壞盆景；園藝店中也販售其他相同目的的香茅製品。雖然每隔幾天就必須充新噴灑一次，但香茅精油的確可以防止小動物靠近花園。

1-17 快樂鼠尾草 Clary Sage

Salvia sclarea

芳香療法中，通常用快樂鼠尾草精油代替鼠尾草精油（學名：Salvia Officinalis），因為鼠尾草精油的療效，快樂鼠尾草幾乎都有，而鼠尾草精油中的有毒成分側柏酮（某些鼠尾草精油的側柏酮成分高達 45%），快樂鼠尾草中卻沒有。

Clary 是快樂鼠尾草的俗名，它的由來已無法考證，有人認為是從拉丁文的「淨化（clarus）」演變來的。它的拉丁文種名Ŝclareá，是源自希臘文的「堅硬（'skleria'）」，因為快樂鼠尾草的花瓣末端有個硬塊。中世紀的藥草學家稱快樂鼠尾草為「清澈之眼」，因為它可以治療各類眼疾。卡爾培波更清楚地指出：將快樂鼠尾草種子中的黏性膠質物放入眼睛中，可以清除所有入侵眼睛的異物。

快樂鼠尾草原產於義大利、敘利亞和法國南部，但事實上只要土壤夠乾燥，它就能夠生長；溼潤的土壤，反而會使它的根腐爛。快樂鼠尾草的植株高二至三英尺，穗狀的花序，從多毛的葉片上長出。它的花並不顯眼，但黃色和紫色的花苞，卻非常的耀眼。精油是由它的花和花芽提煉出來的，主要成分有：乙酸羅伽木酯、洋蘇草醇、羅伽木醇、沈香醇和芫荽酯等，精確成分依照產地的不同而有差異。

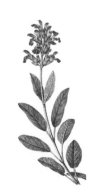

快樂鼠尾草

快樂鼠尾草精油的味道，有美妙的堅果香氣，光

憑這一點就勝過鼠尾草了。在德國，人們稱快樂鼠尾草為「麝香鼠尾草」，因為它的味道和麝香葡萄酒非常類似。以前曾有不肖的商人在劣等酒中添加快樂鼠尾草精油，使它喝起來像高級的麝香葡萄酒，結果釀成了重大的悲劇。有許多作家曾經寫下：飲用添加快樂鼠尾草的葡萄酒或啤酒，會引發非常離譜的酒醉，以及隔日誇張的宿醉症狀。一位十八世紀的作家寫道：「這些酒非常適合酒鬼，他們可以依照自己的意願，因酒中不同成分的作用而選擇醉死、醉呆或醉瘋。」

　　這些故事警告我們：**使用快樂鼠尾草精油的時候，絕對不要飲酒，這兩種物質混合起來會變成可怕的惡夢。**曾有位不夠聰明的人，不小心混用了這兩種物質，他說感覺就像吃錯藥般的恐怖。我發現單獨使用快樂鼠尾草精油，可以引發夜晚絢麗多采的夢境，不過會作彩色的夢，也可能是源自個人的快樂天性。

　　雖然快樂鼠尾草精油號稱可以引發幸福感，但不是每個人都能有這麼深刻的感受。大多數人只會覺得很放鬆，還有些昏昏欲睡的感覺，因此結束芳香療法診療後，打算開車回家的人，就不適合用快樂鼠尾草精油做按摩。相反的，在家中泡澡時，就非常適用快樂鼠尾草精油。快樂鼠尾草精油可以減輕各種壓力和緊張，同時放鬆肌肉，而治療壓力引發的肌肉緊繃更有效。

　　快樂鼠尾草精油也可以治療氣喘，除了可使痙攣的支氣管放鬆，還可以減輕氣喘患者常有的焦慮和緊張情緒。快樂鼠尾草精油的這些功效，使它也很適合治療偏頭痛——大多數的偏頭痛常積壓過度的壓力。快樂鼠尾草精油可以使人放鬆，達到撫慰、調養的效果，因此適合在康復期使用，像感冒後的虛弱恢復期或產後憂鬱期等。

　　具有溫暖、抗痙攣特性的快樂鼠尾草精油，對消化系統也非常有益，特別適合紓緩抽痛、絞痛等症狀。不論是在胃或肚子的部位進行溫和的芳

香按摩，或直接用快樂鼠尾草精油進行熱敷，都非常有效。

快樂鼠尾草精油也具有調經作用，可以改善經血不足和週期不定的問題。最好在月經週期的前半段使用，如果在後半段使用，有時會引發大量出血，所以禁忌就很明顯了：**懷孕時禁用快樂鼠尾草精油！**

快樂鼠尾草精油還有一項特殊的功用，它可以避免流汗過多。以前肺結核病流行的時候，醫師經常使用快樂鼠尾草精油來處理病人夜裡盜汗的症狀，同時增強抵抗力，幫助消滅患者體內的肺結核桿菌。或許快樂鼠尾草精油的這個功用，也可以幫助愛滋病患者呢！

快樂鼠尾草精油可以降低皮脂腺的分泌，特別是頭皮部位。油性髮質或有頭皮屑困擾的人，可以在洗完頭髮後，滴幾滴快樂鼠尾草精油在最後一次沖洗的清水中，讓頭皮浸泡一會兒。

快樂鼠尾草精油是有名的壯陽催情劑，效果非常的顯著，連性關係幾乎降到冰點的夫妻，都能重新燃起性愛的火苗。經濟或其他憂慮等外在壓力，都會引發夫妻間的緊張關係、性生活不協調，用快樂鼠尾草精油有改善兩人緊張關係的效果。

不管快樂鼠尾草精油是否具有生理上壯陽的效果，它可以有效地減輕壓力引起的病症，卻是不爭的事實。它也是芳香療法中最熟知用來減輕壓力的精油之一，它可以紓緩二十一世紀的現代人越來越多的壓力和焦慮。

1-18 丁香 Clove

Syzygium aromaticum

丁香精油是由乾燥後的棕色丁香樹中未展開的花苞萃取所得。丁香是歸類為丁子香屬的，其原產地是印尼，現在在馬達加斯加、西印度群島、菲律賓以及其他氣候相近的地方皆有生產。芳香精油可以由植物體的花

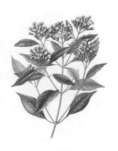

丁香

苞、葉片以及莖部萃取出，然而，僅有由花苞處萃取所得之芳香精油可以適用在芳香療法中，因為由其他部分萃取出之精油皆含有強烈之皮膚刺激性，這是由於高含量的丁香酚（一種酚類化合物）。丁香莖部的芳香精油中，丁香酚的含量在 95%以上，再加上其他一些少量的化合物；而丁香葉片的芳香精油中，丁香酚的含量在 80～88%，再加上其他一些少量的化合物。丁香酚的含量在丁香花苞的芳香精油中，低的可以只占 60%，而高的可占 90%，但是，丁香酚的比例會由水楊酸甲酯（一種酯類物質）以及β-caryophyllene的出現所平衡，彼此間相互鎮定以及調和。然而，即使是由花苞中萃取出的芳香精油也須謹慎使用，而且需要稀釋至 1%的濃度時才可塗抹在皮膚上。確知你所欲購買的精油是由植物體的花苞處萃取得是非常重要的，千萬不可購買你無法明確辨別植物體出處部位的芳香精油。

　　丁香是屬於桃金孃科的植物，因此，可說是桉樹屬植物的近親，它們皆因具有預防感染的能力而受到注目。當然，丁香也不例外，並且，丁香被使用在預防接觸傳染性的疾病上已有數千年之久，尤其是在大瘟疫期間。喬・華倫便記錄下荷蘭移民在德那區砍下所有丁香樹的事情；當時的德那區正被一波接一波的傳染病席捲，而這種事情在此之前從來沒發生過。丁香精油、丁香花苞和將丁香插入甜橙所作成的預防劑，都是當時極為有效的驅蟲劑，可以將攜帶病源的昆蟲及蛾驅離。

　　以上的事實我們不可只將之當作歷史上的研究而已，必須牢牢記住，在亞洲的一些區域，淋巴腺腫的傳染病仍在流行，而且，許多的細菌，由於產生了突變的現象，已對現代的抗菌劑以及抗生素產生了抗藥性。丁香精油仍是十分有效的抗菌劑（僅 1%的濃度，便已是酚的四倍效果），無

論是在醫院、老年人家中，以及細菌突變問題嚴重的醫療機構中，丁香精油應還是十分有用的。當然，在任何的流行病發生時期，在家中用蒸發器點燃丁香精油會是一個值得做的事。丁香精油可以和橙混合，而我通常將丁香、橙、肉桂混合在一起，就會成為我最喜歡的「冬天」芳香劑，它聞起來就像傳統的預防劑，與此同時，又可預防冬天的傳染病。

丁香精油也是很好的止痛劑，常常被用來治療牙痛，直到現在，在現代牙醫中，以及其他許多牙膏以及漱口水中，丁香仍被添加在其中當作抗菌劑。

丁香精油也會被添加在治療疥癬的藥膏中，也會添加在乳液以及酒精溶劑中，用來治療感染性的潰瘍以及外傷，尤其是那需要較長時間癒合的傷口。但是千萬要注意，當丁香精油要用在皮膚上時，一定要小心處理，因為丁香具有皮膚刺激性，所以在使用時，僅需取用小量，而且要充分加以稀釋。

丁香具有止痙攣的效果，並且，浸泡過乾燥的丁香花苞的油（非丁香精油）有助於治療腸痙攣以及腹瀉。

傳統上，丁香被用來當作生產時的抗菌劑，保護子宮進行生產過程。在現代，尚未聽說有任何人將丁香做如此地使用，但是懷孕中的婦女在接近生產時的幾天前可以每天喝幾杯浸泡過丁香花苞的純露，將會有所幫助。

注意：丁香具皮膚刺激性，僅可少量使用，並添加足夠的稀釋。

1-19 聚合草 Comfrey

Symphytum officinale

傳統醫藥中，使用聚合草來治療骨折、扭傷的歷史非常久遠；而芳香

療法中，也使用聚合草浸泡油來治療扭傷、肌肉和關節過度勞累等。我曾經使用聚合草浸泡油來按摩治療陳年的舊傷，及某些未癒合傷處所造成的疼痛和行動受限。聚合草精油含有尿囊素，可以幫助傷勢癒合，還能治療皮膚癢、皮膚乾燥和乾性溼疹。在調和按摩用油時，除了精油和基礎油之外，如果再加入具療效的浸泡油，精油所占的比例就必須減少，約用 1～2％的比例就夠了。

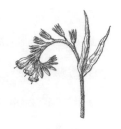

聚合草

1-20 芫荽 Coriander

Coriandrum sativum

　　芫荽是繖形科植物的一員，亞洲地區、西班牙、北美和蘇聯地區，有許多野生和人工栽種的芫荽。英國的某些地區，也有野生的芫荽，可能是附近人工栽種的芫荽繁衍的。壓碎芫荽的葉子，會發出非常難聞的氣味，古希臘人覺得這個味道和壓扁臭蟲所發出的氣味非常類似，所以他們就用希臘文的「蟲（koris）來稱呼這種植物（koris 後來演變成 coriander，變成它的英文名字）。幸好，芫荽種子的味道完全不同，它

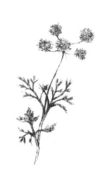

芫荽

的味道很清新、芳香而且好聞，蒸餾芫荽種子所得的精油，和新鮮種子的味道一樣好聞。芫荽精油是淺黃色或無色的液體，它的主要成分為 60～65％的沈香醇、松油烴、牻牛兒醇和微量的繖花烴、苦艾烴、水茴香萜、松油烴 II 和龍腦。

　　繖形科的其他植物也一樣（藏茴香、蒔蘿、茴香等），芫荽可以刺激並幫助消化。由於芫荽種子也具有這個功效，又有好聞的氣味，因此埃及

人使用相當多的芫荽種子，很多埃及墓園中都可以發現它的蹤影。此外，它還有刺激食欲的功能，可以用來治療神經性厭食症。

芫荽精油具有止痛效果，可以減輕神經痛和風溼痛。它還有溫暖患部的效果，可以讓患者覺得舒服些。

芫荽也有不錯的商業價值，它具有幫助消化的功用，因此可以用來製造甜露酒，例如沙特勒茲酒和本篤酒。有些品牌的琴酒，也添加了芫荽來增加味道。香水、香皂和化妝水中，經常添加芫荽。製造合成香水時，則經常添加分離芫荽精油所得到的成分。

1-21 小茴香 Cumin

Cuminum cyminum

小茴香和芫荽、蒔蘿、茴香等植物有非常親密的親緣關係，它原產於埃及，現在已經分布到地中海沿岸和亞洲地區。蒸餾小茴香的種子，就可以得到精油，新鮮的精油呈無色且透明，放久了會轉成黃色。精油有著麝香般的香氣，但帶有一絲絲的苦味，和洋茴香非常類似。它的主要成分有：小茴香醇（占35～50%不等的比例）、繖花烴、松油萜和香油腦。

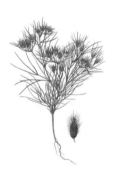

小茴香

小茴香是一種古老的藥材，埃及人和希伯來人經常在食物中添加大量的小茴香，增加食物風味並幫助消化。現在小茴香最為人知的功能，大概是當作咖哩的成分之一，不但能增加咖哩菜色的香味，還能呈現美麗的深黃色。

和其他繖形科的植物相同，小茴香也是很好的緩瀉劑，能幫助消化、促進排泄。小茴香精油具有幫助消化、激勵和振奮的效果，可以改善消化

遲滯的問題。它還具有減輕痙攣的功效：用小茴香精油在肚子上輕輕按摩，可以紓緩脹氣和腹瀉所引起的腹部絞痛。

　　小茴香精油具有溫和的激勵和振奮功能，對心臟和神經系統特別有效。此外，它可能還具有壯陽催情的功能。

　　有些人的皮膚會對小茴香精油過敏，因此使用時必須特別小心。芫荽精油的功能和小茴香非常類似，卻比較沒有過敏的顧慮，因此不妨改用芫荽精油。

1-22 絲柏 Cypress

Cupressus sempervirens

　　絲柏是著名的地中海景觀植物，我們經常可以從塞尚和梵谷的畫中看到絲柏的蹤影。絲柏似乎總和墓園分不開，追溯原因可從古埃及和羅馬時代說起：當時的人們，將絲柏視為獻給死神和地府最佳的獻禮。絲柏的種名sempervirens就是永生的意思，意指絲柏樹葉長青的特性，也有死後生命仍綿延不斷的象徵。

　　蒸餾絲柏的葉片和毬果，可得到精油，主要成分有：d 型松油萜、d 型樟烯、繖花烴、檜醇、萜烯醇和樟腦。絲柏精油的顏色，從無色到黃色都有，有很好聞的煙薰木頭香味，和松脂的味道很類似（杜松的味道更像松脂）。

　　絲柏有很好的收斂效果，凡是水腫、大小便失禁所引起的體液過多，或牙齦出血、膽囊疼痛以及經血過多等疾病，都可以用絲柏治療，還可以治療油性和多汗性的皮膚。男士用的刮鬍後潤膚水中，經常添加絲柏精油以達到抗菌、收斂的效果，而絲柏的良好氣

絲柏

味，也能增添產品的香氣。

將絲柏精油當作局部清洗液，或使用含有絲柏成分的軟膏，都對痔瘡非常有幫助，因為痔瘡是體液循環不良所引起，絲柏正有調順循環的功能。此外，絲柏還可以治療靜脈曲張，只要輕輕地將絲柏精油塗在患部即可。絕對不要按摩靜脈曲張的患部，只能將精油或乳霜，以朝頭部的方向輕輕地抹在患部。

絲柏精油有很好的抗痙攣作用，對氣管的療效特別好，因此它非常適合治療氣喘。在手帕和面紙上滴一至二滴絲柏精油，吸入它的蒸汽，就可以緩解氣喘和百日咳。在臥室放個盛水的碟子或精油薰燈，加幾滴絲柏精油，就可以預防氣喘。患有氣喘症的小孩，都會擔心夜裡氣喘突然發作，在臥室內散布可防止氣喘的精油，對他們非常有幫助。

絲柏也可以調整月經週期，它可以減輕經痛，減少不正常的出血，特別是更年期初期的異常出血症狀。

瓦涅醫師認為在某些方面，絲柏可以幫助癌症患者，但他又加了一個註解：他並沒有確實的證據來證實這個說法。這是個還需要仔細研究的議題。

絲柏精油還有一項非常受歡迎的用處——治療腳底多汗症。它具有除臭和收斂的功能，可以減少流汗和腳臭。只要用絲柏精油泡腳就可以了。

絲柏精油也具有驅蟲的效果。以前我常用絲柏精油來幫狗兒除跳蚤，又因為絲柏精油還有除臭的功能，因此也藉以除去狗兒身上的味道，特別適合在夏天使用。

1-23 南非鈎麻 Devil's Claw

Harpagophytum procumbens

三十年前我就已經聽說了南非鈎麻的植物藥草療效，內服南非鈎麻藥草，可以治療風溼症、關節炎和其他發炎症狀。後來。我興奮地發現，市面上也有販售南非鈎麻的浸泡油，當作按摩油使用，和內服藥草的療效相同。南非鈎麻浸泡油具有很強的抗發炎和止痛療效，我曾用它治療肌肉痠痛和重複拉傷等問題，效果非常好。也可以在浸泡油中添加其他的精油增加療效，但精油的濃度不能太高，約 1～2% 就足夠了，別忘了浸泡油本身就是種具有療效的液體。內服南非鈎麻藥草對某些人也有助益，在歐美大多數的健康食品店都可買到南非鈎麻產品。

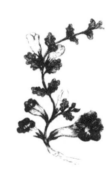

南非鈎麻

1-24 紫錐花 Echinacea

Echinacea purpurea

紫錐花具有抗病毒、殺黴菌、殺細菌和刺激免疫系統的功效，是種非常有名的藥草。通常似乎比較少看到紫錐花油，其實只要將紫錐花的根或地下莖泡在葵花油中，就可以得到浸泡油。紫錐花浸泡油的療效很好，非常適合皮膚使用，它可以治療痤瘡、皮膚乾燥、輕微的燒傷或創傷，還具有減少皺紋、妊娠紋、撫平舊傷疤痕等療效。紫錐花浸泡油的使用方法和其

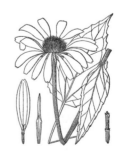

紫錐花

他的浸泡油相同，可以單獨使用，也可以添加精油混合使用，比例約為1～2%。

1-25 欖香脂 Elemi

Canarium luzonicum

　　欖香脂是原產於菲律賓和附近島嶼的熱帶樹木，但中東地區的人們數千年前就將欖香脂視為藥材。欖香脂和乳香、沒藥的品種很接近，它也會分泌樹脂，利用蒸汽蒸餾法萃取它的樹脂，就可以得到精油。

　　欖香脂精油是黃色的，味道非常好聞，和乳香有點類似，但又多了點檸檬味。它的主要成分是：欖香脂酚、欖香脂烯、松油醇、苦艾萜、檸檬烯和水茴香萜等。

　　埃及人使用欖香脂來處理屍體、製作木乃伊；古代的人就知道利用欖香脂來治療皮膚和呼吸系統的問題。幾年前，由於戰爭和乾旱的緣故，使得乳香精油的產量降低、價格上漲，我才開始注意到欖香脂。當時，我將欖香脂視為乳香的替代品，後來才發現它本身的療效。雖然欖香脂的功效和乳香雷同，但它絕不僅只是「窮人的乳香」而已。

　　欖香脂治療胸腔感染的效果很好，特別適合像慢性支氣管炎這類含痰量很高的疾病。其他像鼻喉黏膜炎、鼻竇室炎等，吸入欖香脂的蒸汽也非常有益。

　　欖香脂也是非常好的護膚油，特別適合老化的皮膚。它可以減少皺紋的產生，具有使皮膚返老還童的功效，它還有殺菌以及加速傷口癒合的功效。我經常用欖香脂來治療皮膚潰瘍、乾裂和過敏性疹子。

　　欖香脂的英文名字是從阿拉伯詞彙「上和下」

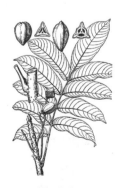

欖香脂

（「上下擺動」的略語）來的，由此意我們可以猜到欖香脂在情緒和精神方面的影響了。它具有非常好的調和功能，能讓心理、生理和靈魂協調一致。我發現不論是單獨一人或群體進行冥想，點燃欖香脂精油可以幫助獲得深層的寧靜而不覺睏倦。

　　欖香脂具有調和以及振奮精神的特性，因此可用來減輕壓力，特別適合患者已經被壓力整得精疲力竭、喘不過氣時。

　　欖香脂精油是非常安全的精油，它沒有毒性，也不會引起過敏和敏感。

1-26 尤加利 Eucalyptus

Eucalyptus globulus, E. radiate and others

　　全世界約有三百種不同的尤加利。在上百種尤加利樹中，約有十五種能生產有用的油脂，但大多數的尤加利精油都是從澳洲人鍾愛的藍膠樹（Eucalyptus globulus，藍膠尤加利）中提煉的。雖然藍膠尤加利精油的用途很廣，但以芳香治療的角度來看，另一種較不為人知的澳洲尤加利（Eucalyptus radiata）精油，卻是更好的選擇。它擁有和藍膠尤加利精油相同的療效，而且比一般尤加利精油更容易吸收，也不容易刺激皮膚。如果需要持續二～三星期使用尤加利精油，不妨選用另外一種，比較適合長期使用的尤加利精油，像薄荷尤加利（Eucalyptus dives）和具有檸檬香的檸檬尤加利（Eucalyptus citriodora）等。

　　十九世紀時，人們將尤加利以裝飾用樹材引進歐洲，但在歐洲繁殖的尤加利樹，卻出現了幾個在原產地所沒有的特徵。例如它會分泌一些化學物質，使附近土壤的土質改變，以抑制其他植物的生長。

　　成熟的尤加利葉，是長尖型的黃綠色葉子，和呈圓型、銀藍綠色的幼

小尤加利葉不同，不論是年幼或成熟的尤加利葉，都可以蒸餾出精油。尤加利精油呈淡黃色，具有非常清新的味道。藍膠尤加利精油的主要成分是：桉油醇（約占 80%）、酒精、戊醇、多種醛類、樟腦、水芹烯、松油萜和香味迷人的芳香烯。澳洲尤加利精油的主要成分是：桉油醇（約占 70%）、萜烯醇、多種醇類和單萜烯類。它的成分和白千層屬的精油非常類似，因此也是很好的免疫力刺激劑，適合經常感到疲倦、精疲力竭、容易感冒的人使用。

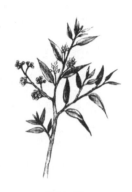

尤加利

除了可以用來製作感冒和鼻喉黏膜炎患者所用的鼻塞藥之外，尤加利還有許多其他的功用。尤加利最重要的功能就是具有非常強力的殺菌和殺病毒功效。吸入尤加利精油蒸汽，為有效治療感冒的天然療法，不但可以紓緩鼻塞，還能夠抑制感冒病毒滋生。在傳染病流行期間噴灑精油或蒸散精油，可以有效保護孩童免於流行性感冒或傳染病的侵害。北非的人們，在沼澤區或不健康的土地上種植尤加利樹，以避免瘧疾散布。尤加利樹也是很好的驅蟲劑，在尤加利樹木四周活動的人，完全不必擔心蚊蟲叮咬的問題。

瓦涅醫師曾提出尤加利樹殺菌功能的詳細資料：含 2%尤加利精油的噴霧劑，可以殺死空氣中 70%的葡萄球菌。直接使用尤加利精油的效果，比使用藥房出售的純桉油醇（尤加利精油的主要成分）還要好——這再次證明了天然成分萃取精油，比化學家鍾愛的單一化學成分療效還要好的事實。尤加利精油中的水芹烯和芳香烯，和空氣中的氧氣接觸之後，會發生化學變化，產生臭氧，細菌無法在臭氧中生存，因此呈現了尤加利精油的殺菌效果。目前對尤加利精油殺病毒的功效，還沒有十分透徹的研究，但根據臨床使用的經驗顯示，科學實驗只不過是形式罷了，不管科學研究的

結果如何，都無法否定它所具有的功效。

　　在流行病或傳染病肆虐期間，使用尤加利精油不但可以減輕患者病情，還可以保護患者周圍的其他人受到感染，瓦涅醫師認為尤加利精油可以在高燒時降低體溫，也可以避免霍亂、麻疹、瘧疾、猩紅熱和傷寒的流行，同時他建議麻疹和猩紅熱患者經常在皮膚上塗搽稀釋的尤加利精油，病床四周最好也放些浸過精油的海綿，藉以保持精油的濃度。如果要治療流行性感冒和支氣管炎，他建議將尤加利、百里香、松樹和薰衣草精油以四比二比二比一的比例混合，再吸入此複方精油的蒸汽即可。加重劑量（上述十克的複方精油加入一公升的水中），用來消毒病房。我的孫子罹患水痘時，我曾在他們的洗澡水中加入尤加利、洋甘菊和薰衣草的複方精油，房間中也噴灑些複方精油。先發病的大孫女，發燒和發癢的症狀隨即減輕了不少，而後發病的小孫子，病症則非常輕微。

　　尤加利精油也適合治療尿道感染，而它的利尿功能比其他的精油更具療效。

　　澳洲的土著民族，很早就發現尤加利的殺菌和療傷功效，只要有族人受了嚴重的外傷，他們就將尤加利葉綁在傷口上。老練的外科醫師也不排斥尤加利，相反的，他們還經常使用尤加利製成的溶液清洗手術傷口，同時在傷口上覆蓋浸了尤加利溶液的紗布。尤加利精油能治療燒燙傷，只要將浸了尤加利精油的紗布敷在傷口上，就可以幫助傷口癒合、促進新組織生長。

　　尤加利精油也可以治療敗血或充血病症，配合佛手柑精油，可以治療單純疱疹病毒所引起的口唇疱疹和生殖器疱疹，也可以治療帶狀疱疹的水疱（引發帶狀疱疹的病毒，就是引起水痘的病毒）。澳洲尤加利比較溫和、不會刺激皮膚和黏膜，因此比藍膠尤加利更適合治療這類疾病。帶狀疱疹患者的感覺神經受到病毒侵犯而發炎，因此會出現尖銳疼痛的症狀，

尤加利精油是種非常有效的局部止痛劑，可以幫助患者緩解疼痛。帶狀疱疹所引發的疼痛，經常持續到水疱消失後數星期甚至數月之久，因此，持續塗搽佛手柑和尤加利軟膏，可紓緩不適症狀。

用尤加利精油按摩，可以減輕關節炎、肌肉痠痛和纖維組織炎所引起的疼痛。可以治療這類症狀的精油非常多，而我通常只建議兩種人使用：一是不介意尤加利精油強烈氣味的患者；二是必須聞到這類藥味才能感到安心的人（對芳香療法比較陌生的人，經常懷疑甜味精油的療效，遇上這類的病患，最好使用具辛辣味的精油，因為這類患者認為氣味強烈的精油，比較有藥效）。

我曾經提過尤加利精油可以驅趕蚊子，如果將尤加利、佛手柑、薰衣草或其他能驅蟲的精油混合，就可以發揮非常好的驅蟲效果。夏天來臨時，我經常在屋內噴些尤加利精油，一來可以維持清新的空氣、避免蒼蠅侵擾，二來還能除去狗兒身上的臭味和跳蚤。

如果衣服或皮膚上不小心沾染了焦油，不妨用尤加利油清除，這可是種有效又安全的方法呢。

1-27 月見草油 Evening Primrose Oil

Oenothera biennis

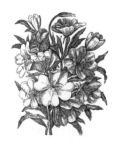

月見草

從月見草中所提煉出的油脂，雖然不是精油，但它具有多項重要的功能，因此也收錄於本書中。許多芳療師會利用月見草油治療月經問題或經前症候群、溼疹、牛皮癬等病症。

市面上多以膠囊形式出售月見草油，事實上，月見草油也可以直接塗搽在皮膚上，治療皮膚過敏的問

題，只要用按摩基礎油或任何乳霜、潤膚液，調出 10%的月見草油濃度即可。

　　月見草油的療效，源自於它含有大量的γ-亞麻油酸（GLA）。想知道更多關於γ-亞麻油酸的訊息，請直接參看「γ-亞麻油酸」（4-5）。

1-28 茴香 Fennel

Foeniculum vulgare

　　茴香的英文名字是從拉丁文「乾草」這個字來的，因為以前人們經常將茴香當作動物吃的乾草料。茴香是繖形科植物的一分子，和洋茴香、藏茴香、芫荽一樣，它有著非常好聞的洋茴香味，不過，洋茴香精油是種含有毒性的精油，而茴香精油卻很安全，這使得茴香的實用價值大為增加。茴香是種歐洲常見的野生植物，分布範圍極廣，從地中海沿岸（茴香的原產地）到部分的俄國土地，都可以看到它的蹤跡。海邊是它的最佳生長地。

　　壓碎茴香種子後再蒸餾就可以得到茴香精油，它的成分包括了：茴香腦、小茴香油、馬鬱蘭酚、樟烯和水茴香萜。

　　茴香的某些特性，讓以前的人經常認為茴香具有不可思議的神奇效果，例如他們認為茴香可以抵禦妖術，只要將茴香掛在門上，就可以免除凶神邪魔的侵害。同時，人們也認為蛇只要爬附在茴香上就可以增強目光，因此認為茴香可以增進人類的視力。許多藥草學家認為茴香是種萬能解毒劑，可以治療毒蛇咬傷、誤食有毒植物或毒蕈所引起的中毒症狀，而現在，我們已經證實茴香精油具有非常好的抗毒功效。在二十世紀的今天，茴

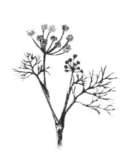

茴香

香最重要的功能就是治療酒精中毒，在治療酒精中毒和幫助患者重拾自信心，茴香扮演了非常重要的角色。此外，茴香還可以幫助痛風、風溼症等病患排除體內廢物，降低關節發炎的機會。

就像其他的繖形科植物一樣，茴香在幫助消化、減少脹氣方面有很好的效果，它能迅速緩解噁心、反胃、脹氣、消化不良、腹絞痛和打嗝等症狀。治療這些病症的最佳方法，就是飲用茴香茶，它可以紓緩、撫順腸管平滑肌，特別適合治療結腸炎。有時候，它還能增進腸管蠕動（蠕動就是腸管肌肉韻律性的收縮，促使被消化的食糜通過腸管），治療便秘。

茴香還有一種和消化有關的特殊功用：它可以降低食欲。羅馬士兵行軍時，經常帶著茴香的種子，一旦需要急行軍而無法停軍吃飯時，他們就咀嚼茴香種子來止飢。基督教徒也常在齋戒日咀嚼茴香種子來降低食欲。卡爾培波和其他的藥草師，總是建議「身上脂肪很多」的人服用茴香，這大概是大多數人發現它可以降低食欲的主要原因。

茴香也有很好的利尿效果，可以幫助體液滯留的人減輕病症，但如果誤用會導致腎臟損傷，因此使用時必須接受監督指導，且不能長期使用。此外，還要切記：**體液滯留很可能是其他重要病症的前兆。**因此在排除多餘體液前，應該先接受仔細的檢查、找出病症背後的真正原因。

茴香具有利尿和殺死尿道細菌的功用，過去常用茴香來治療尿液遲滯和尿道感染等病症，茴香還有預防腎結石的功用。

茴香也很適合治療蜂窩性組織炎，當皮下脂肪層堆積了大量的有毒物質和體液，會使得皮膚腫脹、出現皺紋，形成典型的「橘皮症」。每天服用三次茴香茶，同時改正飲食習慣，再加上治療師小心按摩患部，很快就能痊癒。

數千年前，人們就發現了茴香對女性生殖系統的特殊功能。用現代科學的觀點來看，可能是因為茴香中含有某種構造非常類似雌激素的植物荷

爾蒙，使得茴香具有調整月經週期的功能，特別適合處理經血不足或經痛等症狀。此外，茴香還能減少經前症候群的症狀，紓緩月經週期來臨的前幾天，許多女性都會感受到的體液遲滯症狀。茴香也可以幫助更年期婦女，刺激腎上腺分泌雌激素（在卵巢停止分泌功能後），減少荷爾蒙濃度變化過大而引發的種種不適。不論男性或女性，每個人都需要雌激素來維持肌肉的健康、皮膚和結締組織的彈性、循環系統的健康和強健的骨骼，維持血液中雌激素的濃度，可以減緩老化所引起的退化症狀。另一項和荷爾蒙有關的茴香功能，就是幫助哺乳的母親分泌更多乳汁。

如果將茴香當作漱口水，可以治療齒齦發炎，因此許多牙膏或漱口水中都添加了茴香的成分。

注意：不要讓六歲以下的幼童使用茴香，因為茴香中的某種化學成分（黑色烯素）會傷害幼童。但對成人和較大的兒童來說，除非過量使用茴香精油，否則這種成分是無害的。此外，癲癇症患者不能使用茴香精油。

1-29 乳香 Frankincense

Boswellia carteri

乳香是種原產於北非和部分阿拉伯國家的小樹。樹皮損傷時，乳香樹會分泌一滴滴的樹脂，用蒸汽蒸餾法蒸餾樹脂，就可以得到乳香精油。以前人們所收集的乳香樹脂，都是從樹皮的天然傷口流出來的，但現代人多採用機器切開樹皮的方式，以促進乳香分泌樹脂。

乳香精油的顏色，從無色到非常淡的黃色，它的味道非常清新、清純，還有點樟腦的刺鼻味。精油的

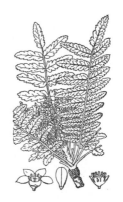

乳香

化學組成有：松烯、雙松油萜、水芹烯、樟烯、乳香醇和其他的松脂類等。

古希臘羅馬時代早期，祭壇、神殿和寺廟就經常燃燒乳香的樹脂。但在最古老的文字記載之前，人們可能早就已經開始使用乳香了，甚至現代許多宗教都還保留了這種傳統。我發現乳香具有一項特殊的特質，它可以讓人的呼吸加深、變慢，進而讓人產生平靜的感覺，因此非常適合祈禱者和冥想者使用。我們的祖先，是在什麼時候發現乳香的功用呢？非常肯定的，古人會將乳香視為祭品奉獻給天神，是因為當時乳香是種非常珍貴和昂貴的物品，希伯來和埃及人都曾為了向腓尼基人進口乳香而花費大筆金錢。

除了具有典禮和宗教上的用途之外，乳香也當作香料，應用在化妝品和藥品等方面。埃及人利用乳香來保存屍體、製作木乃伊。

如同前面所提的，乳香對肺臟非常好，是最適合治療呼吸道感染的精油之一。它是種有效的肺部殺菌劑，可以紓緩咳嗽、治療支氣管黏膜炎（如慢性支氣管炎）等病症。讓患者吸入精油蒸汽、進行按摩和泡澡等方法，都非常適合。乳香精油可以減緩或加深患者的呼吸，因此適合氣喘患者使用。氣喘患者最好使用按摩的方式，用濃縮的精油進行按摩可以擴展胸腔，避免氣喘發作時阻塞了呼吸道。使用熱蒸汽吸入法也能有效幫助氣喘患者，但使用這種方法必須特別小心。

在護膚方面，乳香特別適合幫助老化的皮膚。它有非常纖細的調理功能，可以幫助皮膚恢復彈性、減少臉部皮膚鬆弛，同時還能減緩皺紋的產生。除此之外，它甚至還能撫平皮膚上已經出現的小細紋。

乳香精油對尿道和生殖道的影響力很強，古時候的人經常利用乳香來治療這些部位的疾病。它具有調順子宮的作用，患者需要時用乳香精油進行泡澡，或在腹部進行溫和的芳香按摩，即使是懷孕期使用都非常安全。

乳香具有平靜情緒的功用，對氣喘患者來說，乳香是種具有雙重療效的藥品，一來可以調整呼吸，二來可以安撫情緒，避免焦慮的情緒引發氣喘。

過去，人們使用乳香來驅趕邪惡的靈魂，也有人藉由乳香斬斷自己的過去，如果有人經常沈溺在過去的回憶裡無法自拔，不妨試試乳香。

乳香的另一個名字是「歐黎巴嫩（Olibanum）」，早期的書籍中多用這個名字稱呼乳香。「歐黎巴嫩」這個名字可能是從拉丁文的「黎巴嫩之油（Olium Libanum）」而來。而乳香的英文名字，則是從中世紀法文「真正的薰香」一詞而來。

越來越難買到品質優良的乳香，因為長期的乾旱使得沙漠面積遽增，吞沒了原本半乾半溼，適合乳香生長的邊緣地帶。此外，連年的戰亂也使得收集乳香樹脂的工作變得極為困難。

1-30 白松香 Galbanum

Ferula galbaniflua

白松香是種膠狀的松脂，是從原產於伊朗和其他中東地區的一種繖形科高大植物樹幹上收集的。從前人們多半收集老樹幹上自然滲出的濃稠汁液；而現代的商業收集法，多以切傷樹幹根部附近的作法促使樹木分泌汁液。

蒸餾松脂，可以得到溫熱而具有強烈香氣的濃稠、深黃色精油。白松香精油的主要成分有：香荊芥酮（占了 50％以上）、松油萜、檸檬烯、松脂烯、楊梅烯和杜松油等。葛莉芙女士說，乾性蒸餾法可以得到一種藍色、味道和德國洋甘菊非常類似的精油，但

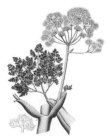

白松香

我從來沒見過。

數千年前，多種不同的宗教都不約而同地將白松香當作薰香，舊約聖經和埃及古籍中均有非常詳實的記載。狄歐斯科里德和其他早期的藥草師都認為：白松香具有止痛、抗痙攣、利尿和調經的功用。

雖然現代的芳香療法中，白松香使用的機率很低，但它仍然具有令人驚奇的療效，特別是治療風溼症之類的慢性病。它可以減輕持續而劇烈的疼痛，特別是用熱敷效果更好。此外，復原得很慢的皮膚炎和皮膚感染等病症，也可以用白松香精油治療（這和另一種古老薰香——沒藥的功用很類似）。白松香精油治療膿瘡、疔癰和很難治好的皮腺潰瘍等效果都非常好。

香水工業經常使用白松香精油作為固定劑。

1-31 大蒜 Garlic

Allium sativum

許多人認為芳香療法所用的精油都具有甜美迷人的氣味，因此當他們發現大蒜油也是芳香療法的一員時，都感到非常吃驚，因為大蒜的味道實在不好聞。雖然它的氣味不討人喜歡，但它卻是非常強效的殺菌劑，同時還具有減輕鼻塞、解毒和促進血液循環等重要功能。不過，由於它的氣味實在是有點嚇人，因此大多數人都是內服大蒜油膠囊，很少人直接在皮膚上塗大蒜油。

大蒜精油中的化學成分有：蒜臭素、蒜胲、蒜素、維生素B、蔥蒜素（抗生素的一種）、大蒜素、菸鹼酸（維生素 B 群之一）、有機碘、有機硫、維生素 A 和多種微量元素。

就像多種藥草植物一般，人們開始使用大蒜的歷史，可以追溯到幾千

年前，至少可以追溯到四千年前的巴比倫時代。不論是醫藥或烹飪方面，大蒜都可說是全世界最常用的植物之一。膳食中富含大蒜的地區，居民罹患心臟病、高血壓、循環系統問題、腸胃疾病和支氣管炎的機率，都較其他地區來得低。此外，也有證據指出：多吃大蒜的民眾，罹患癌症的機率較低。不過目前這個論點還有許多爭議，因為個人的生活形態或環境因素等，也都和癌症有密切關係。

如果仔細查閱民俗醫學的記載，我們可以發現：許多地區的藥草醫學中，都可以發現大蒜的蹤影，例如特蘭夕法尼亞人認為：大蒜可以防禦吸血鬼！這類古老的傳說乍聽之下似乎很鄉愿，但近代許多實驗，卻證實了不少古老的傳說。大蒜油的揮發性很強，也就是說，它很容易將它的能量釋放到空氣中，再由鼻子進入人體。此外，皮膚也可以非常迅速而有效率地吸收大蒜油，根據實驗結果：在人的腳底塗搽大蒜

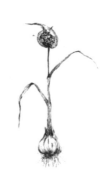

大蒜

油，只要十分鐘的時間，我們就可以在他的呼吸中測到大蒜味。現在，我們已經了解：古人所謂大蒜可以保護人們、不受邪魔攻擊的說法，而在脖子上掛串大蒜、在門柱上釘些大蒜片或將蒜片放在鞋子裡，都不再是非常可笑的舉動，因為大蒜真的可以保護人們，避免罹患咳嗽、感冒、冬季疾病、胃腸不適、風溼症和寄生蟲等，這些從前被認為是邪魔所引起的病症。

現代人將大蒜視為預防高血壓和心臟病的法寶，不論是生吃大蒜或服用大蒜油膠囊都非常有效。此外，大蒜也能有效降低血膽固醇，當然有個前提，患者本身的飲食習慣須先改變。

大蒜油減輕鼻塞和殺死病菌的效果非常好，很適合治療鼻喉黏膜炎、鼻竇炎和支氣管炎（特別是慢性支氣管炎）等病症，它的效能連非專業人

士都知道得很清楚，許多人整個冬季都在服用大蒜膠囊，每天一至二顆就可以保護自己，預防感冒等病症。如果罹患了急性支氣管炎，可以將大蒜油和其他的精油混合使用，一來可以協助對抗病菌，二來還能緩解咳嗽和退燒。

大蒜具有殺菌、清潔和解毒的功效，因此適合用來治療痤瘡（青春痘）。患者（通常都很年輕）應該每天服用大蒜膠囊，協助身體排除毒素，如果擔心服用膠囊後會出現口臭，不妨試試無臭的大蒜膠囊，它可以減輕這方面的顧慮。但必須注意：去除味道的大蒜，很可能同時喪失掉某些原有的功效。

幾千年來，人們一直使用大蒜來避免人或動物感染腸內寄生蟲，而某些特殊寄生蟲、寄生菌類的疾病，用大蒜治療的效果也非常好。像治療疥癬時，除了外搽薰衣草、薄荷等精油之外，再內服大蒜會更有效。

大蒜是最適合治療胃腸感染症的藥材之一，除了消極的治療之外，它還有積極的預防功能。例如，到國外旅行，擔心出現胃腸問題時，不妨多吃些富含大蒜的當地食物，雖然和旅行期待的精緻美食有些不同，但這卻是胃腸的最佳保障。農村地區的人們，飲食中多半摻有大量的大蒜，這些大蒜正可以幫助他們避免感染、減少病菌大量滋生所引發的危險。此外，大蒜還能增強人們的抵抗力。

1969 年有個實驗指出：大蒜可以有效對抗引起尿道炎的細菌。這些細菌屬於埃希氏菌屬，平時住在人類消化道中，為無害的菌屬，一旦它們移出消化道外，就可能會引起腎臟和膀胱的感染。大蒜雖然具有抗生素的成分，但它卻不像合成的抗生素會殺死腸內的有益菌種，在這些理論建立之前，大蒜就已經是人們治療膀胱炎的仙丹妙藥，同時也是幫助人們避免重複感染的良藥。

大多數人都採用口服大蒜膠囊的方式，因此使用方法非常簡單：罹患

急性病症時，只要每天服用三次、每次一至三顆膠囊，如果要治療慢性病或強身以預防疾病，只要每天晚上服用一次即可。另外，對於治療某些疾病來說，除了口服之外還有一種更有效的方式——將大蒜膠囊當作肛門塞劑。排便後，將一或數顆的大蒜膠囊塞入肛門，塞得越深越好（可以在藥房買到橡皮手套，方便塞藥）。這個方法適用於治療膀胱炎、腸部病症和腸內寄生蟲等問題，極少數胃部對大蒜過敏的人，也可以使用塞入的方式。

1-32 天竺葵 Geranium

Pelargonium graveolens, P. capitatum, P. radens 等及其混種

一般我們稱花盆或窗台所種的天竺葵為 Geraniums，其實是個錯誤，它應該是屬於 Pelargonium 屬的植物。目前，Pelargonium 屬的天竺葵種類已經超過兩百種，很多人弄不清楚哪一個才是真正可以生產精油的品種。事實上，Pelargonium radens 和 P. capitatum 這兩個種系的混種，才是主要生產天竺葵精油的品種。不過，精油的成分和療效也和植株的生長地有密切的關係，留尼旺島、阿爾及利亞、埃及和摩洛哥等地，正是天竺葵精油的主要產地。中國也有生產天竺葵精油，但我不清楚他們所用的植株品種。另外有種叫作「保加利亞天竺葵」的精油，它是從 Geranium 屬植物身上萃取的，和 Pelargonium 屬植物不一樣，因此和我們現在所說的天竺葵完全不同。

用蒸汽蒸餾法蒸餾天竺葵葉可以得到天竺葵精油。精油中的主要成分有：牻牛兒醇和香茅油，雖然植株的品系和生長地會影響精油的成分，但這兩種成分至少會占 50%以上的比例。其他的成分則有芫荽油醇、檸檬烯、松油醇和多種醇類等。天竺葵精油非常迷人，具有淡淡的綠色，連它

的味道聞起來都像「綠色」。有些人覺得它的味道和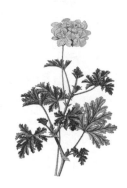
玫瑰油很像，但只要仔細感覺就可以分出它們的不
同，也因此有些不肖商人會在價格較高的玫瑰油中摻
混天竺葵精油。

天竺葵

　　雖然天竺葵精油的「陰柔特質」沒有玫瑰明顯，
但根據卡爾培波的說法，主控天竺葵的星球也是金
星。天竺葵精油的味道，可說是介於玫瑰油的香甜和
佛手柑的強烈之間，而它的中性特質，使得它非常容
易和其他種類的精油混合，特別是佛手柑和薰衣草。

　　和所有的花朵類浸泡油一樣，天竺葵精油具有很好的殺菌和抗憂鬱能
力，此外它還具有收斂和止血的效果，因此適合治療創傷、幫助傷口復
原。天竺葵精油也適合用來保養皮膚，它的味道清香、又具有收斂和殺菌
的功效，可以平衡皮膚皮脂腺的分泌。乾性或油性皮膚，甚至混合性皮膚
（大部分屬於乾性、但某些部位特別容易出油的皮膚）都非常適用天竺葵
精油。天竺葵精油的清爽香氣和它所具有的特性，使它成為皮膚保養品及
美容香皂等產品中的重要添加物。

　　為什麼天竺葵精油可以平衡皮脂腺的分泌呢？因為它會刺激腎上腺皮
質的分泌。腎上腺皮質所分泌的荷爾蒙，是非常重要的調控因子，可以調
控和平衡其他器官分泌的荷爾蒙，包含男性和女性的荷爾蒙。因此，停經
時所出現的病症和種種荷爾蒙濃度變化所引發的問題，都能用可以平衡荷
爾蒙分泌的天竺葵精油解決。天竺葵精油特別適合減輕經前緊張，而它的
利尿功能，更可以幫助許多婦女減輕經前體液滯留的症狀。

　　天竺葵精油也具有刺激淋巴系統的功能，這項特性再加上它的利尿功
能，相信大家一定可以理解我用天竺葵精油來按摩以治療蜂窩組織炎、體
液遲滯和腳踝浮腫的原因。這兩項功能可以相互增強，協助身體迅速有效

地排除過多的體液。事實上，天竺葵精油具有調順肝臟和腎臟的功能，因此不只適用在生病時，平時也能幫助我們排泄。天竺葵精油亦能治療黃疸、腎結石和多種尿道感染症。

理論上，天竺葵精油能夠有效地殺死口腔和喉嚨的細菌，因此可以添加在喉嚨痛、喉嚨發炎和牙齦感染時所用的漱喉液和漱口水中。但有人發現，添加了天竺葵精油的漱口水很難「嚐」，因此市面上添加了沒藥和百里香的漱口水銷路較好，原因無他，只因為它們比較「有口感」。

許多藥草書上都說天竺葵精油是種鎮定油，但瓦涅醫師卻持相反的意見。根據我自己的經驗，某些人使用了天竺葵精油後數小時會出現過度興奮、無法休息或無法入睡的情況，即使用量非常少。因而在午後，我會避免使用天竺葵精油，如果要用，也會和薰衣草等具有平衡、鎮定的精油混合使用。天竺葵精油的確具有抗憂鬱的功能，不喜歡佛手柑強烈氣味的人，大多會改用天竺葵精油。而我的建議仍然是：將天竺葵和佛手柑精油混合使用的效果較好。

天竺葵之所以會成為窗台及陽台植物中的寵兒，可能是源自於它具有驅蟲的功能。市售的多種殺蟲劑中，經常含有天竺葵精油成分，此外還可能有佛手柑、檸檬和香茅等精油的成分。在空氣中噴灑天竺葵精油，可以避免夏天時蒼蠅和其他蟲子入侵屋內的困擾，而它迷人的味道，也可以使屋內充滿香甜氣味。

古籍記載天竺葵具有非常強效的復原力，不僅可以治療骨折，還可以使腫瘤縮小，但是目前為止，我沒有見過任何科學典籍證實這些功能，瓦涅醫師曾經提過，但仍語帶警告之意。我以開放的態度來思考、看待天竺葵精油的這些功能，因為我們的祖先在還沒具備現代的知識技術之前，就曾經多次地正確陳述許多植物的功用，也許這次他們也是對的呢。有些早期的典籍指出：我們稱作 Geranium 的天竺葵，其實應該是稱作洛伯老鶴

草或卡式比亞的野生天竺葵（Geranium robertianum），而不是屬於 Pelar-goniums 屬的植物。有些具有香氣的天竺葵也可以提煉出精油，但這種精油和從 Pelargonium 屬天竺葵所提煉的精油，不論是氣味和化學成分都完全不同。

1-33 薑 Ginger

Zingiber officinalis

薑，和其他的薑科植物一般，原產於亞洲的印度和中國。中世紀時，薑藉由香料路線流傳到歐洲，再由西班牙人散布到南美洲。現在，西印度群島和非洲都將薑視為重要的經濟作物。薑同時具有醫藥和烹飪的用途，自古代開始，薑的多重功用就一直廣為人知。

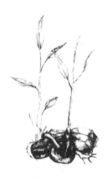

薑

用蒸汽蒸餾薑的根部可以得到精油，剛蒸餾出來的精油，有點淡淡的黃色，放久顏色就會變深。精油的味道和青綠或新鮮的薑很像，主要的成分有薑素、薑油、薑酮和薑烯。

根據傳統的中國醫學，只要身體受到溼氣侵襲（不論溼氣來自於體內或體外）都可以使用薑來治療。身體無法處理體內的溼氣，就會引發腹瀉和鼻喉黏膜炎等症狀，而外界溼氣則會引起風溼症和許多冬季疾病，這些病症都可以用「熱性」的薑治療。

風溼症、關節炎、肌肉痛和疲倦等問題，可以熱敷或按摩 1～1.5%的稀釋薑精油。稀釋薑精油的理由非常簡單：薑精油是強效的紅皮劑，濃度過高會導致皮膚過敏。如果懶得稀釋精油，直接在任何按摩混合油中加入一滴薑精油也可以。

治療感冒、流行性感冒、腹瀉、胃痙攣（不論是消化道本身的問題或是月經週期引起的）等病症，最好服用新鮮的薑浸液（或稱薑茶）。把薑切成薄片，再以每六片薑片熬出一杯茶的分量，加入適量的薑片，小火燉煮十分鐘左右，就是很棒的薑茶了。如果再加上少許蜂蜜，就成為一杯非常可口的傳統中國藥膳，可以預防和對抗冬季容易出現的病症。除此之外，它也可以減輕反胃的感覺，因此可以緩解暈車和孕婦的晨吐症狀。

不加蜂蜜的薑茶，可以作為喉嚨痛的漱喉液，或者在一茶匙伏特加酒中加二滴薑精油，再用熱水稀釋，也是很棒的漱喉劑。

少量的薑精油，可以和大多數其他種類的精油均勻混合，特別是橙和其他柑橘屬植物精油。

根據尚瓦涅醫師的記錄，賽內加爾的女人經常在她們編織的帶子上加些搗碎的薑，藉此使她們丈夫萎靡不振的性能力重振雄風。

1-34 葡萄柚 Grapefruit

Citrus paradisi

葡萄柚是種人工種植產物，事實上它是 Citrus maxima 和 C. sinensis 的混種。世界各地的葡萄柚品種都不大相同，特別是以色列、巴西、佛羅里達和加州等幾個葡萄柚精油的主要產地。

壓榨果皮即可得到葡萄柚精油，精油中檸檬烯的比例占了 90% 以上，其他還有檸檬醛、牻牛兒醇、杜松子香油烴和松油萜等成分。精油呈現黃綠色，具有和新鮮葡萄柚非常類似的柑橘香。

葡萄柚精油和其他柑橘類精油的最大差異在於它對光線不敏感，雖然葡萄柚精油中含有對光線敏感的夫呋香豆素，但似乎有其他的成分可以中和、抵消它的影響。這是個很好的例子，讓我們了解到天然的精油要比分

離出的單一成分安全得多。葡萄柚精油具有許多柑橘屬精油的特性，因此皮膚如果可能會曬到陽光時，不妨改用葡萄柚精油。

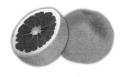

葡萄柚

葡萄柚精油可以治療體液遲滯、蜂窩組織炎和其他各種排毒不良所引起的病症，因此它是很好的利尿劑與解毒劑，也可以有效地刺激淋巴系統的功能。每次進行淋巴按摩時，我總是使用葡萄柚精油，或再加上天竺葵精油。劇烈運動後，用葡萄柚精油按摩肌肉，可以幫助排除乳酸、減少肌肉僵硬和痠痛。需要使肌肉維持在最佳狀態的人、正在接受集訓或競賽的運動員或舞蹈家等，都可以利用葡萄柚精油來保持肌肉的最佳活力。

葡萄柚精油也非常適合油性皮膚和痤瘡使用，它可以調理皮膚和頭皮皮脂腺的分泌。它的氣味很好，因此許多調理水或化妝水中都會添加葡萄柚精油。

有人認為葡萄柚精油可以治療肥胖，它所具有的利尿功能的確可以化解體液遲滯的問題（如果患者的肥胖和體液遲滯有關），但我認為它的抗憂鬱特質才是幫助患者減肥的真正原因。許多過胖患者都非常不快樂，如果能改善他們的情緒，通常就能幫助他們減輕體重。

事實上，我認為葡萄柚精油最重要的功能就是它可以抗憂鬱──一種有時芳療師可能會忽視的療效。葡萄柚精油是種溫和明快的油，可以使人恢復精神，不再鬱鬱寡歡，尤其是容易在冬天出現的憂鬱或昏昏欲睡等症狀，我總是交給葡萄柚精油來處理。它的確可以幫助季節性情緒失調（S. A. D.）的患者，其實在春天來臨還遙遙無期之前，任何人使用葡萄柚精油之後都會感到非常愉快。

1-35 永久花 Helichrysum

Helichrysum italicum, ssp. Serotinum

　　花店常見的乾燥花中，很容易發現永久花的蹤影，花店中永久花的種類很多，但只有 H. italicum serotinum 這種具有黃色雛菊花瓣的永久花，才具有以下所述的特性。我們可以發現有時候永久花精油瓶上的標籤是「Everlasting」或「Immortelle」，這些都是它的法國別名。永久花的花和精油都具有非常迷人的蜂蜜香味，我以前曾住在永久花園圃附近，夏日到種滿永久花的原野散步是件令人陶醉的美好經驗。

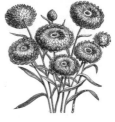

永久花

　　永久花精油通常是黃色的，有時會帶點微紅色。它的主要成分有：橙花醇、醋酸橙素、牻牛兒醇、松烯、沈香醇和其他少許物質。香水工業上經常用到永久花，它的香氣和撫慰、治療的特性，使它成為香皂和化妝品的重要添加物。

　　永久花和薰衣草一樣，混合其他精油使用的療效最好，也就是說，配合其他精油會有更好的效果。不過，它的價格昂貴，故不易買到。永久花精油可以增加身體自癒的能力，這點顯示它可能具有刺激免疫系統的功能。

　　永久花是種非常安全的精油，它沒有毒性且不會刺激皮膚，幾乎所有的敏感性皮膚都可以適用，這使它非常適合嬰兒和兒童使用，用來按摩或進行泡澡均宜，而它香甜清純的味道，也和兒童很速配。永久花和馬鬱蘭精油的組合可稱得上是絕配。永久花可以處理許多兒童病症，它具有強力的抗瘀青物質，可以治療兒童的碰傷和摔傷等。此外，它還具有抗痙攣的能力，可以平緩困擾兒童的氣喘和罹患百日咳時常有的痙攣性咳嗽（哮

喘）。永久花也是很好的袪痰劑，任何類型的咳嗽都適用。

永久花也可以對抗發炎，因此適合風溼症和關節炎的患者使用。適合這類病症的複方精油為：95%的尤加利（最好選擇citriodora品種尤加利）精油和5%的永久花精油，混合之後再加入基礎油，讓精油最後的濃度為3%。

永久花精油具有抗過敏、抗發炎、殺菌和療養等功能，因此除了可以用來保養一般皮膚，也可以治療多種皮膚病症，像溼疹和其他各種皮膚過敏病症等。曾經有用永久花精油成功治療牛皮癬的案例，對芳香療法或任何其他療法而言，牛皮癬都是有名的難治病症。事實上，牛皮癬的病因以心理問題為主，永久花精油在精神層次上的功效或許和它在生理上的功效相同，才能順利治好這惡疾。

紓緩情緒和抗憂鬱是永久花精油在精神層次的作用，與蜂蜜對心靈的功效類似。它可以減輕，甚至預防壓力，因此適合治療所有和壓力有關的情況。和其他抗憂鬱劑不同的是，它具有很好的調理功能，對於筋疲力竭、昏昏欲睡或極度疲倦的人非常有幫助。雖然我沒有嘗試過讓罹患病毒感染後疲倦症的患者使用永久花精油，但所有關於它的記載都顯示，它應該會對這類患者有很大的幫助。

永久花精油還有許多種用途，它能治療消化和呼吸系統、肌肉痠痛等等病症。不過，由於它的價格昂貴以及非常罕見，最好不要濫用，唯有在仔細評估患者的生理狀態，其他精油都無法改善病症，或沒有其他適合精油時才使用。

1-36 芳樟 Ho-Leaf / Ho-Wood

Cinnamomum camphora, var. Ho-sho

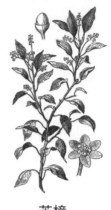

芳樟精油是從多種樟樹中所提煉，和所有的樟樹
精油一樣，它們也是具有毒性的精油，因此我強烈反
對一般人自行使用。就算是經驗豐富的芳療師，使用
這種精油也要特別小心，最好選擇其他功效相同卻更
安全的精油。

　　我在此列入芳樟精油的目的，只是想澄清「芳樟
可以替代花梨木（Aniba roseodora）」的錯誤觀念，
事實上這兩種精油的味道、特性和使用方法都相差甚

芳樟

多：芳樟具有毒性，而花梨木卻是溫和無毒、不會引起過敏，為非常安全
的精油，和芳樟是完全不同的。

1-37 牛膝草 Hyssop

Hyssopus officinalis

　　使用牛膝草精油一定要特別小心，有許多狀況下根本不能使用牛膝草
精油（參看「附錄 A」）。不過，牛膝草精油的確具有某些療效，只要謹
記使用規範和適用情況，它仍是種滿有用的精油。

　　早期的醫書非常稱許牛膝草的功用，而許多文藝復興時代的藥草師也
詳列了種種牛膝草的功能，但必須注意：這些醫書上所說的是牛膝草的植
物體，而不是指高濃度化合物的牛膝草精油。

　　希臘人和希伯來人都將牛膝草視為神聖的植物，舊約聖經中也數次提

到牛膝草。起初，人們將成束的牛膝草當作掃帚來潔淨廟宇和聖地，後來，人們改將牛膝草直接灑在地上。這兩種用法導引出後期燃燒少量牛膝草、以煙霧蒸汽來消毒房間，來避免感染的方法。香水和食物中有時也會加入牛膝草，著名的沙特勒茲利口酒中就含有牛膝草的成分。

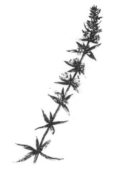

牛膝草

牛膝草是唇形科植物，原產於地中海沿岸。它的植株高約二至三英尺，具有藍色、淡紫色、白色或粉紅色的穗花。精油是從花的頂端蒸餾而來，呈微黃色，具有類似百里香或羅勒的辛辣味。精油中含有大量的松樟（一種牛膝酮）、松油萜，和微量的牻牛兒醇、龍腦、側柏酮（另一種牛膝酮）和水芹烯。由於含有大量的牛膝酮，使它成為有毒的精油而限制了它的使用。

胸腔感染而出現膿痰的病症，可以用牛膝草精油治療，牛膝草精油可以增加痰液的流動性，增加咳出痰液的機會。不過，還有其他精油具有這項功能，因此我通常不會使用危險的牛膝草精油。牛膝草精油是屬於「利於頭部的精油」，而且也具有調順與激勵呼吸系統和心臟的功能。

牛膝草精油也可以治療瘀青。碰傷瘀青之後，立刻用牛膝草精油進行冷敷，有助於減輕傷勢，相反的，熱敷牛膝草精油則對風溼症非常有益。

注意：癲癇症患者絕對不能使用牛膝草精油，因為它可能會引導病症發作。懷孕的婦女和高血壓患者也都要避免使用。

1-38 土木香 Inula

Inula graveolens / I. odora

土木香精油其實是菊科土木香的一種，只是芳香療法中很少使用

89

「elecampane」這個名字，因此我用「Inula」這個名稱以避免混淆。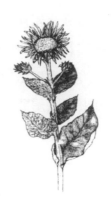

　　此為多年生植物，高約六呎，有著橢圓形的葉子和雛菊般的花朵。亞洲是它的原產地，但現在全世界都有栽種，兼具藥用性和觀賞性。精油是從植株的根部和地下莖中蒸餾而得，有時也會蒸餾開花的頂部而取得。精油的成分有：醋酸龍腦、1.6 桉油醇、沈香醇、龍腦等。它的精油顏色是罕見的美麗深綠色，有著迷人的蜂蜜般香氣。

土木香

　　大約十年前左右，芳療師就開始利用土木香精油來治病，但直到現在，它的使用率仍然不高，價格不菲（它的價格約和橙花精油相當）和供應量有限，是它始終無法被廣泛使用的最大原因。除了這個缺點之外，它可說是芳療師常備的精油之一，因為它具有溶解黏液的功效，可以分解黏液，讓身體更容易排除不需要或過多的黏液。各種出現黏液堆積的症狀，像感冒、鼻竇炎、鼻喉黏膜炎、耳痛（鼻喉黏膜炎的併發症）和咳嗽等，使用土木香精油的效果都很好，對於經常咳嗽卻咳不出痰的人更是適合。根據法國的實驗，用沒藥或其他化痰類精油無法解決的慢性病症，使用土木香精油的效果最好。膿痰鬱積在肺臟深處而成為細菌滋生溫床的慢性支氣管炎，用土木香精油治療的效果特別好。由於土木香精油還具有抗菌性和祛痰能力，因此它可以多方面對抗感染。

　　土木香精油還有許多方面的用途，但都有其他更便宜、更容易獲得的精油可以替代，我認為最好將土木香精油保留至其他精油都無法治癒的疾病使用。

　　注意：不要將 Inula graveolens 和 Inula helenium 這兩種精油混為一談，後者會嚴重刺激皮膚，絕不可直接用在皮膚上。為了保護自己，在我

們能百分之百確定土木香精油指的是 Inula graveolens 之前，最好不要將精油搽在皮膚上。

1-39 茉莉 Jasmine

Jasmineum officinale / J. grandiflorum

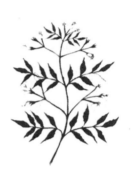

茉莉

如果說玫瑰是「精油之后」，那茉莉可說是「精油之王」了。第一次聽到這種說法的人或許會很驚訝，茉莉花如此纖細精巧、充滿陰柔之美，怎麼會稱「王」呢？事實上，茉莉油是種陽剛味非常重的油脂。茉莉精油的顏色很深，具黏性，加上它的氣味厚重，因此非常類似動物那種持久氣味的特質。和玫瑰油類似，生產一點點油脂就需要非常多量的花朵，而吸附法萃取油脂的生產過程又特別費事，茉莉油的價格也因此非常昂貴。除此之外，由於植株內部化學分子的變化，使得茉莉花的氣味在夜晚特別強烈，工人必須在夜晚收集花朵以保存花朵的能量，收集花朵的人工開銷因此隨著增加不少。花朵採收後會連續數日釋放精油，採收的花朵必須放在浸著橄欖油的棉布上，直到所有的精油都被吸收為止。接著還要用酒精萃取橄欖油，才能得到純的茉莉精油。等級較低、價格較便宜的茉莉精油，是用石化酒精直接萃取茉莉花瓣所得的。這種方法產生的精油氣味很弱、品質不佳，且由於酒精會立刻破壞茉莉花，無法將花朵中所蘊含的精油完全萃取出來。芳香療法很少使用這種等級的精油，且真正關心患者的芳療師更不會去使用這種廉價不實的茉莉精油。和玫瑰的例子相同，雖然茉莉精油價格昂貴，卻不至於引起太大的困擾，因為原精的純度很高且用量很少。

　　和玫瑰油類似，茉莉油的氣味很難複製。合成的茉莉油味道很甜，和真正天然的茉莉油相去甚遠，只能用「廉價」這個詞來形容—人工合成茉莉油的價格的確很低。合成的茉莉油還有個缺點：它的味道雖然類似真正的茉莉油，但混合基礎油後不久，它的味道就會消失，基礎油的氧化作用會破壞它的氣味。

　　能生產茉莉精油的品種很多，其中有兩個品種在法國的格拉斯城的栽植量很高，而埃及和印度生產的茉莉精油品質最好。茉莉精油的成分有：蔥素、吲哚、苯甲醇、苯甲酸、沈香醇和薰衣草酯。

　　茉莉油的特性有部分和玫瑰油相同，也具有調和子宮的功能。茉莉精油可以治療經痛和經期子宮痙攣等問題，其實較便宜的馬鬱蘭等精油對此也非常有效，還能幫助生產。陣痛初期，用茉莉油按摩產婦腹部和下背部，可幫助產婦減輕疼痛並加強子宮收縮力，胎兒出生後，它還能幫助排出胎盤和產後復原。此外，茉莉油具有的抗憂鬱能力，可以緩解產後憂鬱症。

　　除了對女性有益之外，茉莉精油還能改善某些男性病症（例如前列腺肥大症）及增強男性性功能。自古以來，茉莉就被視為優良的壯陽催情劑，而它的確也是改善性問題的最佳選擇。有一點要特別切記：**茉莉就像所有的精油一樣，在影響生理狀況的同時也影響了心理和情緒層面。**由於大多數的性問題都是源自於緊張、焦慮、憂鬱或害怕等情緒、心理方面的困擾，而不是由生理問題所引起，像茉莉等具有放鬆、抗憂鬱功能的精油，能夠讓患者達到身心紓解，自然就具有增強性功能的效果。

　　茉莉精油有「放鬆」的功效，還有「溫暖」的特質。這特點很容易造成混淆，同樣具有「溫暖」的性質，但茉莉精油卻不是我們所說的紅皮劑，也就是說，利用茉莉精油進行按摩時，皮膚表層的微血管不會擴張而造成皮膚變紅，但茉莉精油又的確具有溫和而深入的療效，使它成為奇妙

且理想的按摩油。卡爾培波（Culpeper）說它對僵硬和收縮的四肢非常有益。

茉莉精油對情緒和生理方面的影響非常類似：它同時具有鬆弛和「溫暖」情緒的功能。它的強力抗憂鬱能力，使它成為治療憂鬱而引起睏倦無力的最佳法寶。缺乏自信的人，也適合用茉莉進行按摩或泡澡，茉莉油可以增強他們對自己的認同，也可以提高解決問題的信心。

茉莉精油也可以治療咳嗽（特別是黏膜炎性的咳嗽）、一般的胸部感染和失聲等症狀，但我必須坦白地說，我從來沒有用茉莉治療過上述病症，因為它的價格實在太昂貴，而且還有其他同樣有效的精油可以治療這些疾症。

茉莉精油是種非常適合用來護膚的油脂，它的氣味迷人，人見人愛。皮膚燥熱、乾燥和敏感的人，最適合使用茉莉。使用茉莉精油必須特別注意：每次只能用一點點，用量過高反而會有副作用。切記：茉莉原精的濃度很高、效力很強，只要一點點，就絕對可以產生足夠的效果。

1-40 杜松 Juniper

Juniperus communis

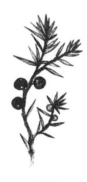

杜松

杜松是檜屬植物，植株不高，有著針狀葉子。它的果實原是藍色，兩年後轉為黑色，成為成熟的果實。最好的杜松精油是用果實進行蒸汽蒸餾而得，精油中的化學成分包括：α-松油萜、杜松萜烯、雪松烯、龍腦和松油醇。市面上有種杜松精油是從杜松的果實和枝葉中提煉的，但由於杜松果實精油的療效較好，因此最好確定買的是「杜松果實精油」而不只是

「杜松精油」。杜松果實精油的流動性很高，顏色也很多，從無色到微黃或淡綠都有。它的味道有點類似松節油（我覺得味道和高品質的油畫顏料很類似），但稀釋或和其他精油混合之後，卻出人意外的好聞，還有獨特的煙霧味。

自古以來，杜松的利尿和防腐功能就一直廣為人知，這兩種功能也曾被芳療師視為杜松的最大功效，但我認為杜松最重要的功能是「解毒」。當人們體內有過多的毒素、廢物亟待排除時，杜松就成為最有價值的精油。通常這種情況下，杜松的利尿功能也能發揮很好的作用。

杜松精油對泌尿生殖系統的親和力特別強，它具有調順、潔淨、殺菌和振奮的功能。它是最適合治療膀胱炎、腎盂炎和尿道結石的精油之一，但絕對必須先接受醫師的檢驗，確定腎臟是否也遭受感染。芳香療法很適合治療膀胱炎，但如果出現血尿或發燒等症狀，請不要延遲，立刻就醫，處理腎盂炎也要注意相同事項。接受其他療法治療時，可以同時配合進行芳香泡澡或芳香按摩，藉以增強療效。

杜松可以迅速消除尿液遲滯的問題，特別是減輕男士前列腺肥大所引起的尿液遲滯。再強調一次，前列腺肥大等病症必須同時接受正統醫師治療。大量的杜松精油反而會引起尿液遲滯的問題，「順勢治療」之父，山謬‧哈尼曼發現的原理：大量使用某種物質會引起病症，可用少量的同種物質加以治療。芳香療法的精油用量雖然不似順勢療法那麼少，但原理是相同的。

有些人用杜松精油來治療白帶，在此我還是要再強調一次：沒有仔細探究疾病的成因之前，絕不要輕易遏阻疾病的症狀。經血不足或週期失調等，都可以用杜松精油進行芳香泡澡或直接在腹部進行按摩的方式治療，和鼠尾草精油的效果一樣好，而且完全沒有副作用。

杜松精油也是很好的止血收斂劑，通常和乳香精油搭配作為治療痔瘡

的外用劑，用於泡澡或局部清洗液。

　　杜松精油的三大功效：收斂、殺菌和解毒，使它成為非常適合治療痤瘡的藥劑。我發現用杜松精油治療青春期男孩痤瘡的效果最好，因為男孩們可以接受它的木質味道，願意使用添加了杜松精油的乳霜或化妝水。相反的，其他氣味較甜、陰柔味重的精油，男性通常排斥使用，效果自然打了折扣。

　　人們使用杜松精油避免感染的歷史，沒有上千年也至少有數百年。法國和西藏這兩個地理和文化都與我們相距較遠的國家，也都知道杜松的這項功能，法國的醫院甚至在病房中燃燒杜松枝條和迷迭香以達到殺菌效果（近年法國醫院才取消這種殺菌法）。杜松精油是很好的家庭用抗感染劑—只要在水中加幾滴，搽在牆上或地板上即可，也可以用噴霧、擴香器或其他各類燃燒精油的裝置加熱，在傳染病流行期間加強使用。

　　在法國，人們將杜松當作傳統的身體調養劑使用，特別適合康復期和排泄不良所引發的行動遲緩等症狀。它還能刺激食欲—藉使它刺激排泄的功能。排泄不良是導致風溼症、痛風和關節炎的主因之一，而使用杜松精油正是刺激排泄的最佳方法。它還可以治療蜂窩性組織炎，因為這也是毒素累積和體液遲滯所引發的病症，具有解毒和利尿雙重作用的杜松療效特別好。

　　數種皮膚過敏的病症，也可以用杜松精油治療，像溼疹（特別是溼性溼疹）、皮膚炎，甚至牛皮癬。治療任何一種久病不癒的皮膚症狀都可以考慮使用杜松，但必須切記：**它會刺激身體排出毒素，因此皮膚症狀在好轉之前會先變壞**，這是典型的「治療關鍵期」症狀，許多自然療法都會出現這個現象。

　　動物也可以使用杜松精油，像貓狗中耳炎、狗皮膚病以及清除和預防狗兒長跳蚤或蟲子等。我曾用杜松精油治療狗的皮膚病，也成功地用它來

防止狗兒長跳蚤。

　　杜松精油的清潔效果，同時作用在心理、情緒和生理方面。它具有強力的清潔作用，特別適合因工作需要必須經常與人接觸的人。我和我的同事也經常使用杜松精油，特別是和很多客戶商議公事後，感到心力交瘁疲憊時，或治療病症非常嚴重的患者之後。大家庭中每天需要照顧自己或小孩的母親，感到精疲力竭時也可以使用。在洗澡水中滴加少量杜松精油進行芳香泡澡，可說是最有效的方式（如果不喜歡杜松精油的味道，可以加些葡萄柚精油）。如果希望立刻見效，可以在手上滴一～二滴杜松精油，塗擦在手臂上或吸聞味道，都非常有幫助。杜松精油在清除身體廢物的同時，似乎也能同時掃除了心中的廢物。

1-41 醒目薰衣草 Lavandin

Lavandula hybrida

　　醒目薰衣草是薰衣草的混種，生長的範圍很廣，凡是有栽種薰衣草或有野生薰衣草分布的地方，都有它的蹤影。醒目薰衣草的種類很多，起初是由蜜蜂將真正薰衣草的花粉傳到穗花薰衣草（學名：Lavandula spica）花上，現在蜜蜂的工作已逐漸被人類取代（人工授精）。培育出的品種分布最廣的是：亞碧拉、葛羅、雷多芬和超級醒目。這幾個品種中，亞碧拉的香味最棒，香水中經常用亞碧拉取代真正的薰衣草。超級醒目中含有大量的酯類，抗痙攣的效果最好，雷多芬中含有大量的芫荽油醇，殺菌的效果最好；如果可以確定用的是哪個品種的醒目薰衣草，就可以針對它們的特性，發揮最大的功效。

　　醒目薰衣草的花比薰衣草大，顏色也比較深藍。從醒目薰衣草的花中萃取的精油量也比真正的薰衣草多，因此這種精油的價格比較便宜。有些

人把它當成薰衣草精油出售，並把它當成真正薰衣草的延伸。不過，醒目薰衣草和真正的薰衣草並不完全相同，因此使用時最好能將這兩者區分清楚。

醒目薰衣草精油呈深黃色，有著清新、略似樟腦的味道。化學成分有：30%的薰衣草酯、沈香醇、桉油醇、樟烯和其他的微量物質。

醒目薰衣草精油其實很能反映它親代的特質，它有著真正薰衣草和穗花薰衣草的特性，但是它的鎮定效果比不上薰衣草。用它進行吸入法治療感冒、鼻喉黏膜炎、鼻竇炎和其他呼吸系統病症的效果很好，可以和薰衣草搭配交替使用，特別是在白天，薰衣草強力的鎮定功能可能會導致某些不便時。

我發現醒目薰衣草精油很適合治療肌肉痠痛和僵硬，可以當作止痛劑和紅皮劑。用它芳香泡澡有非常清新的效果，同時也適合治療頭痛。

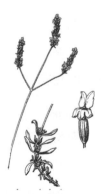
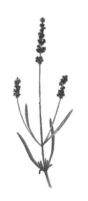
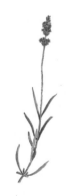
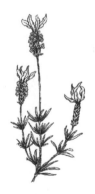

Lavende Aspic	Lavendin	Lavende vraie	Lavende maritime
Lavandula latifolia	Lavandula hybrida	Lavandula angustifolia	Lavandula stoechas
穗花薰衣草 / 寬葉薰衣草	醒目薰衣草	真正薰衣草 / 狹葉薰衣草	西班牙薰衣草 / 頭狀薰衣草

薰衣草比較

1-42 薰衣草 Lavender

Lavandula vera, L. officinalis, L. angustifolia 及其他

毫無疑問的，所有精油當中以薰衣草的用途最廣，它有止痛、抗憂鬱、消毒、殺菌和解除充血與腫脹的功用，還有降血壓、驅蟲、鎮定和回復健康的效果。綜合來說，它的功效可分成鎮定、撫慰和最重要的平衡。或許薰衣草精油最重要的功能就是它可以重建平衡狀態，不論是心理或身體，讓人的身心處在和諧的平衡狀態下自動痊癒。

薰衣草精油的廣泛用途，反映出它成分的複雜，化學成分包括酯類的薰衣草酯和牻牛兒酯、牻牛兒醇、薰衣草醇、沈香醇、d-腦、檸檬烯、l-松油萜、丁香油烴、丁酸酯、和香豆素。各地出產的薰衣草精油成分比例各不相同，因各地的土壤和生長條件及每年的氣候變化都會影響其中的成分，例如：和潮溼的氣候相比下經歷乾熱的夏天之後，土壤中的酯類成分會提高，而高山地區的薰衣草精油中，酯類的成分也要比低地種植的來得高。

不論是使用精油或是新鮮或乾燥的花朵，人們使用薰衣草的歷史已長達數千年。某些古人用的藥草，逐漸失傳而不用，直到近年才一一尋回、重新發現其中的妙用，薰衣草卻從來不曾失傳，英國的藥典誌還將薰衣草精油列為不可或缺的常備良藥。

薰衣草的英文名字是從拉丁文「清洗」（lavare）而來，可能是從前人們用它來清洗傷口的緣故。薰衣草還可以用在個人沐浴和清洗衣物，英文的洗衣（laundry）這個字也是從拉丁文的清洗而來，拉丁文中 v 和 u 並沒有差別。

薰衣草原產於地中海沿岸。藉由羅馬人的協助，逐漸在英國和歐洲北

方的其他土地上繁殖，進而蔓延到全歐洲，但原產地地中海沿岸的薰衣草，品質仍是最好。最佳品質的薰衣草，約生長在七百至一千四百公尺高的地區。

目前當作藥草來栽種的薰衣草品種很多，這幾個品種的名字經常讓人混淆。藥用薰衣草（Lavandula officinalis）是最重要的藥用薰衣草，也稱為真正薰衣草（Lavandula angustifolia 或 Lavandula vera）。這種薰衣草的味道最棒，我們所說的薰衣草純露、用來防蟲蛀和保持衣物清香的香袋都與它脫不了關係。它可說是人們最喜愛、芳香療法中最被廣泛使用的精油。

有極少數的人對真正薰衣草（Lavandula vera）過敏，根據我的經驗，這些人通常都是氣喘或花粉熱的患者，或具有過敏症（花粉熱、氣喘、溼疹或其他皮膚問題）的家族病史。幸好，這些人多半都有「早期警覺」，因為他們大多非常討厭薰衣草的味道，但是事實上，薰衣草的味道可說是最受人喜愛的。因此，人們對於任何一種精油氣味的厭惡反應，經常是這種精油不合適那個人最佳的暗示。

蓋特佛塞醫師在一次實驗室意外中燒傷了手，因而發現薰衣草精油的神奇療效，引發他深入研究精油的興趣，最後更發明了「芳香療法」這個詞語。瓦涅醫師在擔任法國軍醫期間，使用薰衣草精油來治療嚴重燒傷和外傷，薰衣草精油具有殺菌和止痛的功效，因此非常適合治療燒傷和各種創傷，它還能促進傷口癒合，避免留下疤痕。

薰衣草精油的止痛、消毒和殺菌的功效，使它非常適合用來治療感冒、咳嗽、鼻喉黏膜炎、鼻竇炎和流行性感冒，最有效的治療方式是蒸汽吸入法。蒸汽在可以忍耐、不燙傷喉嚨的前提下越熱越好，蒸汽本身就是非常有效的殺病毒劑，再加上薰衣草精油撫慰、解除充血並抑制可能引發二次感染的細菌，以免感冒所併發的鼻喉黏膜炎和鼻竇炎。薰衣草精油的

鎮定效果也很好，在夜晚睡前吸聞它的氣味可以幫助睡眠，同時還能幫助康復。將一點點純的薰衣草精油塗在喉嚨部位，輕輕按摩，可以減輕喉嚨發癢、咳嗽的症狀。薰衣草精油的鎮定效果可以紓解喉嚨發癢，而體溫會讓部分精油揮發成氣體，吸入這些精油氣體又可以直接治療引發咳嗽的主因——呼吸道的感染。眉骨上和鼻翼兩側也可以用同樣的按摩方式塗一～二滴精油，來治療鼻喉黏膜炎。利用治療鼻喉黏膜炎的重要穴位，以及薰衣草精油消除鼻塞和殺菌的功能，雙管齊下可以增進復原速度。

　　用薰衣草精油按摩太陽穴可以紓緩某些頭痛症狀，如果沒有很大的效果，可以在前額或後頸再冷敷薰衣草精油。

　　薰衣草精油還有一項很重要的功能：紓緩肌肉痛（不論是何種原因造成），它是最佳的按摩油成分之一，不論是單獨使用或混合其他如馬鬱蘭、迷迭香等精油，都有非常好的效果。混合其他精油後的薰衣草精油功效提高很多，而其他精油的療效，也受薰衣草精油的影響而大為提升。如果沒有人可以替你進行按摩，用薰衣草精油洗個芳香泡澡來代替，也可以減輕運動後或緊張過度造成的肌肉疼痛。下背部疼痛的問題也可以用這個方法解決，但有個先決條件：這個疼痛只局限於肌肉疼痛，脊椎異常所造成的疼痛不在可治療的範圍內（這類病症要由整骨治療師或脊椎指壓師來診斷、治療）。

　　這些方法，也可以用來減輕風溼症、坐骨神經痛、關節炎等症狀，薰衣草精油具有多種功效，可以減輕局部疼痛、降低中樞神經系統對痛覺的敏感度、減輕發炎症狀和逐漸調順體內各系統等。

　　薰衣草精油可以減輕經痛或經血不足的問題，只要輕輕按摩或熱敷下腹部即可。即將分娩前，在產婦的下背部塗搽薰衣草精油（這是即將為人父者能為妻兒所作的最大貢獻），可以減輕疼痛並加強子宮收縮，進而加速分娩過程。在產婦的腹部輕輕地按摩或敷上薰衣草精油，能幫助產後胎

盤等物的排出。

薰衣草精油也能處理某些嬰兒的輕微小毛病，像腹痛、過敏和嬰幼兒感染症等，但必須特別記住：**使用前一定要先稀釋精油**。在寶寶的洗澡水中加一滴薰衣草精油可以幫助寶寶睡眠。甜杏仁油或數茶匙伏特加酒都可以用來稀釋精油，別忘了油水是無法相溶的，如果沒有經過稀釋的步驟，精油會浮在水面形成薄膜。對嬰幼兒來說，這是非常危險的，如果他們的手指上不小心沾了一丁點未經稀釋的精油，很可能會不知不覺地揉入眼睛中，造成眼睛過敏或角膜永久的損傷。

薰衣草精油對心肌也有調順和鎮定的功能，非常適合治療心悸等問題，除此之外，它還可以降低高血壓，不過仔細檢討患者的飲食和生活習慣也是必須的工作。按摩和芳香泡澡（水溫不要太高）是最適合這類患者的治療方式。

薰衣草精油的調順、殺菌和抗發炎等特性，使它成為非常適合治療皮膚病症的精油，而它清新迷人的味道適合與乳霜、化妝水、皮膚調理水等保養護膚產品調和，只要含有 1～2%就夠了。薰衣草是最適合治療痤瘡的精油之一，它可以抑制細菌的生長，避免引發皮膚感染、安撫皮膚、平衡分泌過多的皮脂（消除細菌滋生的溫床）及淡化疤痕。薰衣草是激勵健康新細胞生長最有效果的三種精油之一，橙花和茶樹是另外兩種，其他精油或多或少也有類似的功能。薰衣草精油還能治療多種溼疹，但洋甘菊和香蜂草的功能可能更好，這三種精油都有鎮定、安撫和抗憂鬱的功能，在處理溼疹這類生理病症時，還可以更深入處理隱藏的情緒問題，而這通常是引發生理疾病的真正原因。

數百年前，人們就發現了薰衣草的驅蟲和殺蟲效果，並應用於保護衣服或家用亞麻布以避免蛾類及其他害蟲的侵擾，並增加亞麻布的香味。在屋內放含有薰衣草的百花香料或一碗乾燥薰衣草，可以增加房間的清香氣

味。在皮膚上塗些薰衣草精油（可再混合葡萄柚或尤加利）可避免蚊子、小蟲和其他昆蟲的叮咬，如果已經被咬了，盡快在被叮咬處塗些純的薰衣草精油，以減輕叮咬的疼痛、避免傷勢擴散並阻止傷口感染。薰衣草精油也可以幫助動物避免長跳蚤及治療頭蝨。它還可以治療疥癬——以前只在鄉村出現，這種微小的寄生蟲住在綿羊的毛裡，但現在出現在都市中的比率卻越來越多。薰衣草精油也可以殺死黴菌，因此適合用來治療香港腳和金錢癬。請參看「沒藥」（1-55）及「茶樹」（1-85）。

以心理學的角度來看，薰衣草精油對心理的影響和對生理的作用相互呼應。它具有平衡的功能，因此能幫助情緒不平衡的人，包括歇斯底里、精神抑鬱或情緒劇烈波動等。在脊椎兩側按摩薰衣草精油可以有效減輕這些症狀，治療師的接觸也是治療過程中相當重要的一環。用薰衣草精油進行芳香泡澡也非常有益，不但可以增進按摩療效，更是最有效且最有價值的自療方式。薰衣草泡澡可以幫助憂鬱或焦慮患者，晚上使用效果更好。不論是治療生理不適或精神壓力、焦慮或夜晚用腦過度所引起的失眠症，薰衣草精油是最佳的選擇。似乎進行芳香泡澡是最佳的方式，但在手帕或枕頭上滴幾滴精油也很有效。在孩子的睡衣上滴一～二滴精油，能幫助孩子安穩睡眠。

從美學的觀點來看，薰衣草可以和其他的精油均勻地混合，特別是天竺葵等花朵類浸泡油和佛手柑等柑橘屬油脂，也可以和馬鬱蘭及迷迭香等同屬唇形花科的植物精油相混，但和檀香和茉莉等異國風味較濃的精油混合效果較差。

許多人可能會懷疑薰衣草精油廣大的功能，特別是認為一種藥物只能治一種病症的人，更不容易接受。因此我必須再次強調：薰衣草精油的眾多療效，和精油中所含的各種化學成分和其複雜的化學結構有關；更重要的是薰衣草精油的主要特性是平衡和回復，而這或許就是它可以治療這麼

多異常症狀的主因。

1-43 頭狀薰衣草 Lavender, Stoechas

Lavandula stoechas

頭狀薰衣草中含有大量的酮，因此它的毒性很高，和其他種類的薰衣草大不相同。只要吸入它的味道二～三分鐘，每個人都會感到暈眩。它溶解黏液的功能很強，很適合治療慢性病症，但我認為它不適合自療使用，在受過醫學訓練且具醫療背景的芳療師指導下使用會比較合適。

1-44 檸檬 Lemon

Citrus limonum

檸檬樹原產於印度，第五世紀末才引進義大利。之後，檸檬樹的生長地就從義大利蔓延到地中海沿岸，特別是西班牙和葡萄牙兩地，如今，加州的檸檬產量已經多得可以和原產地相匹敵。

壓榨檸檬外皮，就可以得到檸檬精油，三千個檸檬皮大約可榨出一公斤精油。檸檬精油呈淡黃綠色，有著新鮮檸檬的香氣。化學成分包括：松烯、檸檬烯、水芹烯、樟烯、乙酸沈香酯、薰衣草酯、牻牛兒酸和香茅油等。

檸檬精油最重要的功能應是它可以刺激白血球保護身體、抵抗感染的能力。在治療外傷和感染引起的病症時，這是非常重要的。瓦涅醫師曾提到：「肺結核、傷寒、瘧疾、梅毒和淋病等病症都可用檸檬精油治療。」瓦涅是位受過完整醫學訓練的醫師，站在他的立場用精油治療這些疾病是可能的，但沒有受過完整醫學訓練的芳療師，絕不能只用精油治療這些病

症，還必須配合正統醫師或自然治療師的治療才行。支氣管炎、流行性感冒和胃部感染等較輕微的病症，可利用檸檬精油來退燒。讓病人飲用加了檸檬片的開水，或用蜂蜜調味的檸檬汁，都可以達到退燒的效果。

　　各類刀傷或創傷都適合使用檸檬精油，它具有刺激身體免疫力、增強白血球功能的療效，此外，它還有止血的功能，幫助傷口血液凝固。我曾用檸檬精油處理輕微和中度創傷，像拔牙後的出血和流鼻血等。如果拔牙後血流不止，就將新鮮檸檬汁含在口裡，含越久越好，不要有漱口的動作，流動的水流會阻礙血塊的形成而破壞止血。用檸檬汁漱口亦可以調養齒齦，治療齒齦發炎和口腔潰瘍。治療流鼻血時，只要將沾滿新鮮檸檬汁的棉花球塞入鼻腔即可。

　　檸檬是強力殺菌劑，這也是它適合治療傷口的原因之一。瓦涅醫師引用其他的研究指出：檸檬精油可以在二十分鐘內殺死肺結核桿菌，而即使稀釋成0.2%，也可以使肺結核桿菌完全失去活性。如果對自己日常的飲用水不放心，不妨在每公升水中加入一顆檸檬汁液。用空氣噴霧器噴灑檸檬精油，或用加熱器

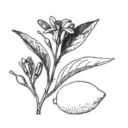

檸檬

或擴香器揮發精油蒸汽，不但能讓家中的氣味更棒，還可以保護家人避免疾病感染。

　　檸檬還有一個很重要的功能──它可以對抗身體產生的酸。乍看之下這似乎有些奇怪，檸檬本身就是酸溜溜的東西，怎麼中和酸呢？其實檸檬所含的檸檬酸在消化時就會被中和了，反而會產生碳酸鹽、鉀及鈣的重碳酸鹽化合物，這些物質可以維持消化系統的鹼性。所有人體酸液過多的酸鹼不平衡症狀，像導致胃痛和胃潰瘍的胃酸過多等，都可以用檸檬治療。檸檬還能調順整個消化系統，肝臟和胰臟的功能也會受它影響。

　　其他身體酸性物質過多而造成的痛苦症狀，像風溼症、痛風和關節炎

等，都是身體無法有效排除尿酸而導致尿酸堆積、結晶，造成關節疼痛和發炎的症狀。

檸檬具有調理循環系統的功效，特別適合治療靜脈曲張；也可以治療高血壓，及避免動脈粥樣硬化。

檸檬也可以用來保養皮膚，它具有溫和的美白作用，能增加皮膚的光澤，特別是頸部。如果每天使用檸檬，還可以淡化雀斑。它具有收斂作用，可以幫助油性皮膚減少皮脂分泌。檸檬的殺菌效果，不但讓它適於治療割傷，用在治療疔癤斑點上也有同樣功效。

除了化學藥物之外，檸檬精油也可以去除雞眼、瘤、疣等皮膚突起，我經常用稀釋的檸檬精油處理這些問題，將二滴檸檬精油加入十滴果汁醋中即可。不管用藥物或精油治療，都要每天在長雞眼、疣、瘤的部位搽藥，小心不要讓病症蔓延到附近的健康皮膚。白天可以用繃帶把傷處包起來，夜晚就必須鬆開讓皮膚呼吸，持續這些治療的步驟直到復原為止。也可以用茶樹代替檸檬或交替使用。

有人說檸檬還有抗老化的功用，我很遺憾地說我沒有足夠的證據證實這個說法，但滋養、抗酸和其他的功能的確在減緩老化的過程中有些影響。

檸檬精油必須稀釋成很低的濃度，使用時才不會導致皮膚過敏，通常按摩油中檸檬精油的濃度都低於 1%，混合其他精油時多稀釋成 3%。泡澡時，不要加超過三滴的檸檬精油，皮膚容易過敏的人只要二滴就夠了。

1-45 檸檬香茅 Lemongrass

Cymbopogon citratus

這是另外一種原產於印度的重要香料植物，某些其他熱帶地區也有栽

植，特別是巴西、斯里蘭卡和部分中非地區。檸檬香茅植株高約三英尺或更高，一年可收成兩次。採收後植株就被砍下，以蒸汽蒸餾法萃取精油。

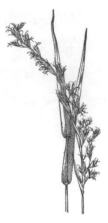

檸檬香茅精油的主要成分是檸檬醛，約占了70～85%，剩下的 15～30%的成分不一，蒸餾時葉子的新鮮程度和檸檬香茅的種類都會有影響。但不論是哪種檸檬香茅，都有牻牛兒醇、茴香醇、橙花醇、香茅油和楊梅烯，還有醛類及少數微量物質。精油的顏色是黃到紅棕色，有強烈的檸檬味。

檸檬香茅

印度醫學上運用檸檬香茅的歷史非常久遠，特別是用它來治療傳染病或退燒。它有刺激和調順全身系統的功效，也是強力的殺菌劑和消毒劑，許多實驗都證實了它的傳統療效。

檸檬香茅也可以紓解頭痛，但和薰衣草有點不同：純的檸檬香茅精油會傷害皮膚，在太陽穴或前額進行按摩之前，必須先經過用基礎油稀釋的步驟。

如果加在洗澡水中，檸檬香茅可使人感到清新，同時還有殺菌和除臭的功效。但同樣的，使用時要特別注意皮膚過敏的問題。每次使用檸檬香茅精油，絕對不要超過三滴，加入水中之前一定要先稀釋。在泡腳水中加入精油是另一種使用檸檬香茅的方式，可讓疲憊的雙足恢復精神並減輕腳汗。

和所有具檸檬味的精油一樣，它也是很好的驅蟲劑。單獨使用或和其他具有驅蟲效果的精油混用，效果都非常好，還能保護動物，避免跳蚤和蟲子的侵擾。我曾用檸檬香茅和薰衣草的複方精油，來處理我的狗夏天常有的跳蚤問題，不但跳蚤消失無蹤，狗的味道也變得好聞些。夏天我也常在屋裡薰香檸檬香茅精油，讓蒼蠅和其他昆蟲遠離廚房，有時甚至會在拖

地板的水中加一～二滴精油。

有些不肖商人會在比較貴的精油中摻些檸檬香茅，甚至直接將標籤換成檸檬馬鞭草，一種同樣具有檸檬味的精油，由此可見認識精油植物學名的重要——如果我們看得懂成分標示，就不容易上當吃虧了。

1-46 山雞椒 Litsea Cubeba / May Chang

Litsea cubeba / Litsea citrata

山雞椒即馬告，是和月桂及肉桂相近的矮樹。原產於中國和東亞地區，葉子和花都有檸檬香味，所結的漿果類似胡椒。

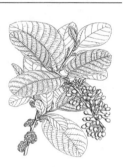

山雞椒

山雞椒精油多產於中國，是用蒸汽蒸餾法由植株的果實中萃取的，精油中富含檸檬醛（占85%以上）和芫荽油醇。精油呈微黃色，有非常強烈、好聞的典型「柑橘香味」—約介於橙花和檸檬之間。

山雞椒主要用於保養皮膚，許多市售的護膚產品中都有添加。它不會引起過敏，殺菌力又強，很適用於油性皮膚、痤瘡和一般斑點等問題。我發現它是佛手柑精油的良好替代品，由於不會引起光線過敏，因此特別適合搽在臉上。可以減輕汗液過多的毛病，也有很好的除臭效果，同時還是清新的沐浴用精油。

它是我最喜歡在家裡噴灑而蒸發的精油之一。它良好的殺菌和除臭功能，使它適合在浴廁使用，此外，它也非常適合傳染病流行期間使用。冬天流行性感冒肆虐時，或天氣太冷無法長期開窗通風時，我都會在屋內噴些山雞椒精油。良好的功能是我選擇它的原因之一，但我必須承認我非常喜歡它的味道，目前沒有文獻或報導提到它對心理或情緒的影響，但據我

個人的經驗。它是很好的抗憂鬱劑，在令人沮喪的冬天可是非常受歡迎的。

1-47 桔 Mandarin

Citrus nobilis / C. madurensis / C. reticulata

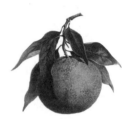

桔

桔的原產地可能是中國，古時候的中國人對它非常熟悉。用mandarin這個英文字來代表桔，是因為在古代中國，桔是用來進貢當時的朝廷官員（mandarin）的禮品。桔和柑橘精油其實是同一種精油，歐洲比較常用「桔」這個名字，而美洲地區多半使用「柑橘」的名稱。

桔精油的香氣非常好聞，和新鮮桔的味道非常類似。精油的顏色是金黃色，在強光下會閃爍著淡藍紫色的螢光光暈。精油的主要成分是：檸檬烯、胺基苯甲酸甲酯和少許的牻牛兒醇、檸檬醛和香茅醛。

桔精油的主要功能是治療消化系統的問題，它具有調順和刺激胃臟和肝臟的功能，以及鎮定腸管的功用，如果配合其他柑橘屬精油（尤其是橙花和柳橙精油）共同使用，效果會更好。

由於桔的作用十分溫和，法國人常稱它為「兒童藥水」，經常用它來治療兒童常見的消化不良和打嗝等問題。使用方法很簡單：只要用杏仁油將精油的濃度稀釋成 2%，再以順時針方向搓在肚子上即可。我覺得讓虛弱的人，特別是老人使用桔精油是個非常聰明的選擇。

懷孕期間使用桔精油也是非常安全的，它不會傷害母親、也不會傷害發育中的胎兒。它也是避免妊娠紋產生的最佳精油之一，我通常在十毫升杏仁油和二毫升小麥胚芽油中各滴一滴薰衣草、桔和橙花精油調成按摩

油，用來預防妊娠紋。最好從懷孕的第五個月開始，每天用這個混合按摩油按摩腹部，每天按摩一次，兩次則效果會更好。

1-48 松紅梅 Manuka（麥蘆卡）

Leptospermum scoparium

松紅梅

松紅梅即麥蘆卡，是紐西蘭出產的精油，近年才加入歐洲芳療師的精油名單中，但它的療效非常驚人。毛利人使用松紅梅的歷史相當久遠，多用它來治療支氣管炎、風溼症或類似病症。有些人用「紐西蘭茶樹」來稱呼它，但這是錯誤的說法，因為它和茶樹關係很疏遠，茶樹是白千層屬植物，白千層屬從屬於桃金孃科分屬出來的，同科的植物包括丁香、香桃木和細籽屬只算同科而已。從另一個角度來看，這種說法使我們比較容易了解松紅梅精油的特性和使用方法，不過松紅梅精油反而還有許多茶樹所沒有的特性。

松紅梅是種生長在野外的灌木。生長在高山區的松紅梅，萃取所得的精油品質比較好，研究發現，高山區的松紅梅精油殺菌力比平地強。松紅梅精油是無色液體，利用蒸汽蒸餾法萃取葉子而得，精油的主要成分是丁香油烯、牻牛兒醇、松烯、沈香醇和蛇麻草烯等，還有一種罕見而具有強力殺蟲效果的成分——細籽酮（Leptospermone）。它的香味也很獨特—很溫和又很香甜。

松紅梅精油具有和茶樹類似的特性：抗病毒、抗黴菌和強力的殺菌能力。它可以治療各種呼吸道感染的病症如：感冒、鼻喉黏膜炎、鼻竇炎、支氣管炎等，還可以順便清除鼻塞。用松紅梅精油進行泡澡治療感冒、用它漱口治療喉嚨痛或在喉嚨上輕拍些未稀釋的精油，以治療初期喉嚨痛等

方式我都試過，每種方式都顯示它卓越的療效。由於它的味道很好聞，因此流行病肆虐期間在家裡使用松紅梅精油蒸氣也不會有人反對。

它是適合皮膚使用的殺菌劑，可以治療刀傷、斑點、燙傷、疔癰、潰瘍等皮膚病症，久傷不癒的傷口尤其適用。如果有必要，松紅梅精油可以直接塗搽在皮膚上，但它很容易造成皮膚乾燥，特別是重複使用時，痤瘡和油性皮膚可能很適用，但一般性皮膚的人最好還是稀釋後再使用，以免皮膚過於乾燥。1.5～2%濃度的精油很適合按摩，乾性皮膚或敏感性皮膚的人，最好用含油量較高的基礎油，像酪梨油或荷荷芭油。

松紅梅有良好的抗組織胺特性和抗過敏效果，因此它可治療蚊蟲叮咬，控制過敏症的效果「應該」也不錯，可「試試」用於氣喘和花粉熱（我用「應該」和「試試」這兩個詞，是因為我還沒有機會去證實它的療效）。它也是很好的局部止痛劑，可減輕肌肉痠痛和風溼痛—毛利人就是這麼用。

它是非常有效的殺蟲劑，它的味道讓它非常適合當作室內空氣噴霧或薰香。我有一個朋友就用分散劑和水稀釋松紅梅精油，噴在她的貓身上以避免長跳蚤，從這兒，我們就可以得知它的味道多麼溫和，連貓，嗅覺這麼敏感、無法忍受一點強烈氣味的動物，都能接受它！

松紅梅精油迷人的香味提高了它的用途：可以將它和其他的精油混合，改善其他精油的味道，特別是改善療效好但藥味比較強烈精油的味道。

松紅梅精油和茶樹精油對抗感染的效果都很好，如果需要長期使用，不妨交替使用（但它們刺激免疫系統的作用方式可不一定相同）。就芳香療法來說，松紅梅精油具有它獨特的價值，是其他精油無法取代的。

1-49 金盞菊 Marigold

Calendula officinalis

真正的金盞菊油，其實是金盞菊原精，但原精的產量很少，大多數的金盞菊油都是浸泡油——將金盞菊的花瓣或葉片浸在無味油脂中所形成的。芳香療法中金盞菊的浸泡油非常珍貴，它治療皮膚創傷的療效很好。雖然金盞菊油是綠色，但加了金盞菊油的乳霜會出現金黃色的光暈，將金盞菊油加入乳霜是人們最常使用金盞菊油的方式。我經常在乳霜中加些金盞菊

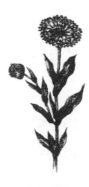

金盞菊

油來治療乾裂的皮膚，特別是患者做粗重的工作、暴露在低溫或冷水中造成的凍傷。添加了金盞菊油的乳霜也很適合治療小孩的皮膚病，像尿布疹或搓傷等；哺乳婦女可以用這種乳霜來治療乳頭裂傷，這種乳霜不會對寶寶有害，但如果寶寶不喜歡這個味道，哺乳前就需要先將乳霜洗掉；如果寶寶可以接受這個味道，可以直接在乳頭上塗金盞菊浸泡油代替塗乳霜。

每天按時塗搓金盞菊精油或金盞菊乳霜，可以撫平舊疤、減輕靜脈曲張和治療慢性潰瘍等。

藥草古籍上提到金盞菊有個特殊的功能——它能淨化人的心靈和思緒，幾乎所有早期的藥典都記載金盞菊可以使「心」舒服，而這個心，指的是生理和心理兩方面，意謂著「讓心臟和靈魂同感舒服」，我想是因為金盞菊可以紓緩心口發熱、增強心臟功能。將新鮮或乾燥的金盞菊瓣加入肉汁中，可以增添肉汁的風味並增加營養，加入沙拉中效果也不錯。

區分真正金盞菊（Calendula）與非洲萬壽菊（Tagetes）是很重要的。

雖然這兩種植物分屬不同科，且萃取出的精油特性也完全不同，但有許多精油供應商和治療師卻經常混淆，我還曾看過同時標註「金盞菊／非洲萬壽菊」的精油標籤呢！在購買金盞菊精油時，一定要注意：非洲萬壽菊是含酮量很高的危險精油。

1-50 馬鬱蘭 Marjoram

Origanum majorana

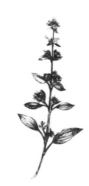

馬鬱蘭

馬鬱蘭的英文名字是從拉丁文的「偉大」演變而來，這和它的植株大小無關（只有二十五公分高），而和它的功效有關。古代人們認為它有延年益壽的功用，因此賦予它這樣的名字。馬鬱蘭生長在陽光充足的地方，原產地為地中海沿岸、南斯拉夫、匈牙利和伊朗的部分地區等，和大多數的唇形花科類似，現在世界各地的花園中都可以看到它們的蹤影。雖然不是常見的野生植物，但它的知名度卻很高，幾乎每個英國的鄉村花園中都種植了馬鬱蘭。十七世紀早期卡爾培波曾說：「馬鬱蘭實在太有名了，幾乎每個花園都有種植，不必再特別介紹這種植物。」

用蒸汽蒸餾法萃取馬鬱蘭植株頂端開花部分，就可以得到精油，剛榨好的精油原是黃色，經過一段時間顏色會慢慢變深、接近棕色。精油中的主要成分包括：龍腦、樟腦、野馬玉蘭醇、松油萜和檜烯等。精油的味道很溫暖、透澈，略有胡椒味，而馬鬱蘭精油最著名的療效，就是它溫暖心靈和身體的效果。

卡爾培波（Culpeper）曾說：「馬鬱蘭可以治療各種阻礙呼吸的胸部疾病，它的確是治療氣喘、支氣管炎和感冒的最佳選擇。」如果用蒸汽吸

入法吸入馬鬱蘭精油的蒸汽，可以非常迅速地清除胸腔、解除呼吸困難。在熱洗澡水中加入六滴精油，可以避免普通感冒引起的二次感染。由於馬鬱蘭精油具有溫暖、止痛和鎮定的功效，因此塗在喉嚨或胸部，輕輕按摩，可以撫平嚴重的咳嗽。

請不要濫用馬鬱蘭精油的鎮定功能，因為它會使感覺遲緩、使人情緒低落，如果大量使用還會使人失去知覺，不容贅言，合格的芳療師絕對不會使用這麼高劑量的馬鬱蘭精油（嚴格來說，是任何精油）來傷害病人。

馬鬱蘭精油鎮定情緒的效果這麼強，當然適合用來治療失眠症，特別是在睡前洗個薰衣草和馬鬱蘭複方精油的泡澡。馬鬱蘭精油溫暖的堅果般香味，是所有促進睡眠的精油中味道最具陽剛味的，因此比其他味道香甜的精油，更適合失眠的男士使用。

馬鬱蘭精油具有擴張動脈的功用，可以降低高血壓和減輕心臟負擔、促進心臟健康。若利用馬鬱蘭精油進行按摩，也可以促使皮膚下層的微血管擴張，產生局部溫暖的感覺，因此劇烈運動後引起的肌肉疲倦、緊繃和疼痛，非常適合用馬鬱蘭精油進行按摩治療。微血管擴張有助於增加局部血液循環，加速將劇烈運動後堆積在肌肉中的有毒廢物排除，進而減輕肌肉疼痛和僵硬。我最常將馬鬱蘭精油加入按摩油中使用，不但能減輕肌肉疼痛，還能緩解風溼症和關節炎引起的不適。在這兒，精油所具備的溫暖功能再次使得僵硬疼痛的關節恢復部分的活動能力。

從馬鬱蘭在廚房的悠久歷史來看，它必定具有幫助消化的功能。它可以減輕腹絞痛並加強腸管蠕動（蠕動為推動半消化食糜移動的腸管波狀運動）；它還可以減輕子宮肌肉的痙攣，據我所知，用馬鬱蘭精油熱敷腹部是最能有效減輕經痛的方法。

馬鬱蘭精油溫暖功能的影響層面，還包括了精神和情緒方面，它能讓感到寂寞或悲苦的人心情寬慰些，但必須小心不要誤用，過量使用反而會

使人情緒過於死寂。用馬鬱蘭精油暫時維持心情穩定的方式雖然不錯，但長期依賴它或其他任何一種精油都是不好的。

由於馬鬱蘭精油具有減緩情緒和生理反應的效能，因此它可以抑制性欲，過去的人，特別是教徒，經常用它來禁欲。知道馬鬱蘭精油具有這項功能是很有用的，如果有人希望過著禁欲獨身的生活，或因為離婚等因素而暫時失去另一半，不得不獨身時，可以用它來控制性欲。

馬鬱蘭還有另外一個屬種：Origanum majorana, Vivace。它生長在法國北部，是一年生植物，和原產於地中海地區的多年生種不同。這種一年生的馬鬱蘭植株中，化學成分也不同，側柏醇的含量特別高，幾乎可和側柏醇含量也很高的百里香相比。

1-51 繡線菊 Meadowsweet

Spirea ulmaria / Fillipendula ulmaria

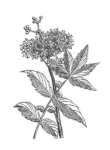

繡線菊

繡線菊是種含有水楊酸—天然阿斯匹靈的植物，而阿斯匹靈的英文名字 aspirin 即是從繡線菊的屬名 spirea 而來的。從這兒我們就可以猜到：繡線菊的浸泡油具有止痛、抗發炎和溫和鎮定的功效。單獨使用繡線菊浸泡油或再加一點精油（1～2%）進行按摩，可以治療關節痛、韌帶炎、風溼痛和關節炎等。

1-52 香蜂草 Melissa

Melissa officinalis

Melissa officinalis 就是一般農舍花園中常見的蜜蜂花的學名。很久以

前，香蜂草就在這兒落地生根了，而最早引進香蜂草的很可能是羅馬人。由於蜜蜂非常喜歡這種植物，因此由拉丁文的蜂蜜衍生出 melissa 這個名字，而 officinalis 這個字更暗示著數百年前人們就非常了解它的醫療功效。

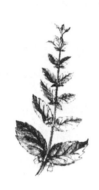

香蜂草

整棵香蜂草都可以提煉出有著迷人檸檬香的精油，而它的精油中含有三種檸檬精油中常見成分：檸檬醛、香茅油和芫荽油醇。用香蜂草精油處理皮膚病症時要特別小心，因為它很容易引起皮膚過敏。按摩油中香蜂草精油的濃度不要高於 1%；而一次洗澡，也以加三～四滴香蜂草精油為最高的安全劑量，用這樣的稀釋標準比較不會出問題。**切記：稀釋精油的步驟一定要在精油加入水之前進行。**我曾見過一個案例：他在洗澡水中滴加五滴精油，結果皮膚上出現了類似灼傷的傷痕。只要記住這幾個注意事項，低濃度的香蜂草精油治療溼疹和其他皮膚問題的效果可是非常卓越的。

純的香蜂草精油非常稀少，因此價格十分昂貴，大部分商人都會將檸檬香茅、檸檬或檸檬馬鞭草等植物精油摻入或取代香蜂草精油。以前我總是覺得很奇怪，這種植物多得像野草一樣，怎麼它的精油會這樣稀少呢？後來我才知道。這種植物中水分含量異常的高，精油的含量只有非常的微量。因而，就和其他昂貴的精油一樣，必須收集非常多量的植物體，才能生產非常非常微量的精油。

香蜂草精油的主要功效在於它對生理和心理方面都有很好的撫慰效果。它是最常用來治療過敏的精油之一，不論是治療皮膚或呼吸道方面過敏症都很有效。另一種常用的精油是德國洋甘菊，有些人的病症用德國洋甘菊精油無法顯著改善，此時改用香蜂草精油往往會出現驚人的效果。為了避免病症惡化，我從未使用濃度高於 1% 的香蜂草精油，通常，在病症

開始好轉之前都會出現輕微惡化的徵兆，而這正是許多自然療法療程中都會出現的治療關鍵期。

吸入香蜂草精油的蒸汽，可以緩解氣喘和咳嗽。

香蜂草精油也具有平順和調節月經週期的功效，還可以幫助調節婦女排卵的週期性。這項功能可以幫助夫妻以自然方式避孕，也可以幫助不定時排卵、不易受孕的婦女懷孕。

香蜂草精油可以幫助降血壓，還可以使過速的呼吸和心跳平靜下來，這使得它成為治療休克或驚悸的良方。

就像許多其他精油一樣，香蜂草精油對情緒的心理的影響，反映出它對身體的作用。它具有撫順和鎮定的功能，但也有類似佛手柑精油的振奮功效。吉拉德曾說：「香蜂草精油可以使心靈愉悅、快樂，還能強化靈魂。」一本作者不詳的瑞士藥草書則記載：「香蜂草可以驅趕黑色的思緒。」根據這些記載，我經常讓突然或意外喪失親人或密友，以及染上意外惡疾的人使用香蜂草精油。雖然，他們還是會感到非常痛苦，但香蜂草蘊含的能量，再配合巴赫急救花精，可以幫助患者順利度過最初的打擊和心理極度的震怒。

有人用香蜂草來當作房間清香劑或驅蟲劑，但由真正香蜂草精油昂貴的價格來考量，這麼做是非常不經濟的，不妨改用其他具有檸檬香味的檸檬、檸檬香茅等精油，不但具有同樣的功效，而價格也便宜得多。

1-53 金合歡 Mimosa

Acacia dealbata

我必須承認我真的很喜歡金合歡！當花店開始販賣金合歡時——通常是冬季末，我總會忍不住買個幾把回來。它毛茸茸的黃花總讓我忍不住微

笑，並想起春天的腳步已經逼近了。它的精油也有類似的功效，雖然金合歡精油是從另一種金合歡—澳洲金合歡中提煉的。十九世紀時，人們將澳洲金合歡引進了歐洲，現在南歐各地都有栽植或野生的澳洲金合歡了。

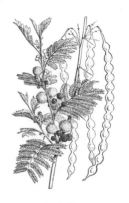

金合歡

稱它為金合歡精油其實是不正確的，應該稱它為原料—它是利用溶劑萃取法從花和花梗中提煉出來的油脂。它的主要成分包括：棕櫚醛、水芹酸和茴香酸。它是厚重的深黃色液體，有著香甜的花香味和低沈的木頭味。它的味道非常複雜，比較像是複方精油的味道而不像單一精油的氣味。事實上，它的確可以和其他精油充分而均勻的混合。

金合歡精油的香氣迷人，經常用在高級香水中，另外還有人將它當作定染劑。它是非常安全的油脂，沒有毒性又不會引起過敏。收斂和殺菌是它主要的醫療功效，這使它非常適合治療油性皮膚，或當作皮膚保養劑。不過，金合歡精油的價格相當昂貴，其他具有類似功效但價格較低的精油，或許是更好的選擇。

我在此提到金合歡油是因為它抗憂鬱和抗壓力的效果非常好（還有我非常喜歡它）。它有深層平靜的功效，非常適合減輕焦慮—它可以和橙花精油混合使用。但如果橙花精油已經無法有效減輕壓力，則可以直接改用金合歡油。

或許非常敏感的人最適合使用金合歡油。南美洲有種金合歡植物（Mimosa humilis）被當地人稱為「敏感植物」，只要輕輕觸碰它的葉子，它就會將葉子闔起來。或許，我們可以看見中世紀的醫療觀念在這兒發揮作用。

1-54 艾草 Mugwort

Artemisia vulgaris

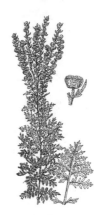

　　艾草的精油，有時以它的法文名稱「阿默思」（Armoise）出售，含有非常高量的側柏酮，它的毒性很高，很容易導致流產，根本就不應該在芳香療法中使用。

　　另一種艾屬植物南木蒿（A. arborescens），有時被稱為藍甘菊，含有天藍烴的成分，因此有許多性質都和洋甘菊非常類似，但它也會導致流產，因此懷孕期間絕對不能使用。

艾草

1-55 沒藥 Myrrh

Commiphora myrrha / C. molmol

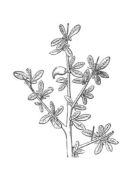

　　沒藥是從生長在利比亞、伊朗的半沙漠地區、紅海海岸和分散的北非地區一種粗糙而多刺的小樹上取得的樹脂。其中，Commiphora myrrha 這種沒藥是沒藥精油的主要來源，有時也會使用其他種的沒藥。沒藥和乳香都屬於橄欖科植物，因此這兩種植物有相當類似的地方。不過，它們也各自有特殊之處。沒藥的英文名稱是從阿拉伯文的 murr 而來，意指「苦的」。

　　沒藥樹幹自然的裂口或人工的切口會流出液狀的樹脂，這些樹脂會凝固成不規則狀的棕紅色塊狀物。以前收集沒藥樹脂的

沒藥

過程很有趣：讓牧羊人放牧的山羊去啃舐並摩搓沒藥樹幹，再收集沾在山羊鬍子上的樹脂就成了。現代的採收方法非常講求效率，一方面有系統地在野生樹幹上切割傷口，另一方面也直接栽種沒藥樹木以提高產量。

　　經由蒸汽蒸餾法就可以從樹脂中獲得精油，但芳香療法中所用的沒藥多半是用溶劑直接萃取生樹脂而得的。沒藥精油的顏色分布很廣，從淺到深的琥珀色都有。精油中的有效成分包括：檸檬烯、雙戊烯、松油萜、丁香酚、肉桂醛、杜松萜烯、醋酸、沒藥酸和各類樹脂。沒藥樹脂和生樹脂一樣具有深的紅棕色，非常黏稠厚重，必須先溫熱才能從瓶子中倒出來。有時也可以倒些酒精進去溶解樹脂，以提高液體的流動性。沒藥樹脂和精油都具有溫熱而微苦的煙味，令人想起這種小樹所生長的惡劣氣候和環境。

　　和乳香相同，不少古文明中都使用沒藥來當作香水、淨身薰香和藥材。沒藥油膏治療創傷的效果非常好，古羅馬士兵上戰場時一定會隨身攜帶著一瓶沒藥，讓沒藥發揮它所具備的殺菌、治療和抗發炎能力。對於持久不癒的舊傷，溼性溼疹和香港腳等皮膚潮溼所容易出現的病症，沒藥的療效特別好。沒藥還具有殺黴菌的能力，治療香港腳更具成效。沒藥還能治療凍裂和乾裂的皮膚，因此我經常在乳霜和護手霜中加點兒沒藥，以治療腳跟的裂傷和保護雙手避免乾裂。

　　沒藥具有抗黴菌功能，因此可以當作陰道灌洗液來治療陰道炎，迅速減輕發癢和其他不舒服的症狀。不過，這只適用於念珠菌引起的陰道炎。而除了沒藥之外，使用茶樹精油和配合進行特殊的膳食計畫也有幫助。

　　沒藥對牙齦很有益處，可以迅速治癒口腔潰瘍和牙齦問題。治療口腔病症最好使用沒藥酊劑，雖然它會刺痛傷口而且還非常苦，但它的療效最顯著，忍受這點兒不方便是值得的。基於沒藥對牙齦的好處，許多廠牌的牙膏中都添加了沒藥的成分，只不過他們另外又加了薄荷油來遮掩沒藥的

苦味。

　　沒藥和功能相近的乳香共同的功效在於：它們都可以治療胸腔感染、鼻喉黏膜炎、慢性支氣管炎、感冒和喉嚨痛。沒藥還是優良的肺部殺菌劑、祛痰劑和收斂劑（它可以減少過多黏液），也可以當作按摩油或吸入油。用沒藥來洗芳香浴效果較差，因為它非常難溶於水，就算用酒精都不易溶解。

　　沒藥有調順和刺激胃部和整個消化系統的功效，也可以治療腹瀉。只要用在腹部和胃部輕輕按摩即可（切記：要以順時針方向按摩）。

　　注意：懷孕時不能使用沒藥。

1-56 香桃木 Myrtle

Myrtis communis

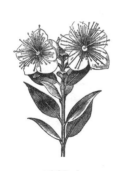

香桃木

　　香桃木是種矮小的灌木，它原產於北非，但自由蔓生到地中海沿岸地區，最後成為歐洲各地花園中常見的植物。法國人常稱它為"poivrier corse"，意指「科西嘉胡椒」之意。

　　最晚在古希臘時代，人們就已經知道它具有殺菌能力。狄歐斯科里德指出：將香桃木的葉片放在酒中浸軟，所得的液體可以治療肺臟和膀胱感染。

　　萃取香桃木的嫩葉，就可以得到淡黃色的精油。精油的味道清新、清爽、非常宜人，它和尤加利精油很類似（這兩種植物同屬桃金孃科），但卻更精緻、溫和。精油的主要成分是按油醇，另外還有香桃木醛、松油萜、牻牛兒醇、沈香醇和樟烯。

　　由於香桃木精油非常溫和，因此它很適合治療孩童感冒和胸腔感染等

病症。將濃度稀釋成 3%後可當作胸部搽劑。香桃木精油的氣味比較溫和、不刺鼻，因此抗拒尤加利精油的孩童應該比較能接受香桃木的味道。治療時要注意：香桃木精油具有輕微鎮定的效果，因此用量不要太高。相對於具有刺激性的尤加利精油，香桃木精油比較適合在夜晚使用，以吸入精油蒸汽或薰香精油都很合適。

我發現香桃木精油也很適合老年人使用，治療和預防胸部感染的效果很好。

香桃木精油是很好的收斂劑，可以減輕痔瘡。由於具有良好的收斂效果，香桃木的葉子和花瓣經常被用來保養皮膚，同時還是十六世紀時皮膚保養液—「天使純露」的成分之一。由此可知，在治療痤瘡的精油中加些香桃木精油，應該會減輕痤瘡，讓痤瘡早日消失。

1-57 橙花 Neroli

Citrus aurantium, var. amara

橙花油是從苦橙花瓣或塞維爾橙花瓣中萃取得到的，它的英文名稱是源自一位熱愛橙花香味的義大利公主（她是 Neroli 的郡主）。精油中的主要成分包括：芫荽油醇、薰衣草醇、檸檬烯、橙花醇、苦橙花醇、牻牛兒醇、吲哚、茉莉酮、胺基苯甲酸甲酸、芫荽酯和酚乙酸。

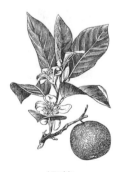

橙花

大多數的橙花油都是用脂吸法萃取的，少部分是用蒸汽蒸餾法提煉的。橙花油是黏稠的深棕色液體，甜苦參半的味道很容易讓人辨識。一般來說，橙花油的濃度太高，並不適合芳香療法使用，但經過適當稀釋之後，不論是當作按摩油、泡澡油或護膚乳霜，都是芳香療

法中最具美的代表精油之一。橙花油在香水工業的應用很廣,也是古龍水的成分之一。

橙花油具有抗憂鬱、殺菌、抗痙攣和催情的效果,也有溫和的鎮定作用。它有一至二項非常重要的生理功用,但我發覺橙花精油最重要的功用是:它可以減輕情緒引起的各類病症。它治療焦慮的效果特別好;它可以迅速而有效地減輕壓力和焦慮,例如面試、考試、路考或演講前出現的焦慮症等。不過,橙花油最大的價值在於它可以治療長期而嚴重的焦慮。

它還可以治療休克和歇斯底里症──至少在理論上應該可以,只是我還沒有機會實驗它治療歇斯底里症的功效。它還可以治療失眠症,特別是焦慮引起的失眠症。在睡覺前使用橙花精油洗個澡效果最好。

橙花油對皮膚非常好,它可以刺激健康新細胞的再生,具有某種回復青春的魔力。橙花油適用於每種皮膚,但對乾性或敏感性皮膚的幫助最大。橙花油的香味迷人,各類型皮膚保養品和芳香化妝水中都可添加。

橙花油非常溫和、安全,懷孕時也可以使用。我經常在乳霜中加些橙花和桔精油以預防妊娠紋。

橙花油的生理功能之一,就是可以緩解平滑肌痙攣,特別是腸管平滑肌。因此它非常適合治療慢性腹瀉,特別是精神緊張引起的腹瀉問題。

橙花油可以和其他的花朵類浸泡油均勻混合,和玫瑰油混合的效果特別好。如果奢侈些,可以將橙花油和玫瑰、茉莉油一起混合。

有些精油具有荷爾蒙或刺激的效果,藉此達到催情壯陽的功效,但橙花油並不是。初期的緊張或焦慮會引發性功能失常,而這會再進一步引發更深度的焦慮,形成惡性循環。橙花油可以平息做愛前的神經焦慮,終止「焦慮－性功能失常」的惡性循環。傳統婚禮中新娘頭戴橙花花環,就是要讓橙花的香氣減輕兩位新人的焦慮,以便讓新婚之夜更美滿;只可惜它的功能遭到遺忘,先是用布製橙花取代新鮮橙花,現在乾脆改用塑膠花。

最近有研究指出：「橙花油可以治療經前緊張症，可能是因為它具有鎮定、抗壓力的作用。」我還發現它非常適合減輕年老、面臨停經和停經後婦女的憂鬱症。

1-58 綠花白千層 Niaouli

Melaleuca viridiflora

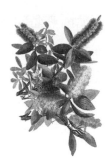

綠花白千層和白千層（Melaleuca leucodendron）有非常親密的血緣關係，很多人都把這兩者混為一談。事實上，這兩種植物精油的成分、氣味和功效都有很大的差異，應該不至於混淆，而且它們的療效無法相互替代。這兩種植物和茶樹是屬於同科，因此也都具有某些茶樹的性質。有時候商人們以「戈曼油」來稱呼綠花白千層精油，這是因為以前它是從法國東

綠花白千層

印度群島的戈曼港附近生產，並由戈曼港出口運往世界各地，因此才稱以「戈曼油」之名。現在，大多數的綠花白千層精油都是從澳洲生產供應的。

蒸餾綠花白千層的葉子和幼枝就可以得到精油，而精油的顏色從淺黃到深黃都有。它有著強烈、溫熱而類似樟腦的氣味，含有 50～60%的桉油醇、尤加利醇、松油醇、松烯、檸檬烯各種酯類。

學會區分綠花白千層和它的近親──白千層，是很重要的，因為白千層精油會刺激皮膚，而綠花白千層只要經過適當的稀釋就不會刺激皮膚和黏膜。綠花白千層精油是安全的按摩油，還可以當作漱口水和陰道灌洗液。它對治療膀胱炎和其他尿道感染非常有益，法國醫院的產房和婦產科經常用它來殺菌消毒。

綠花白千層精油可以清潔輕微的創傷和燒傷。治療刀傷和挫傷，特別是泥土或其他異物滲入傷口時，可在○‧五品脫（二百五十毫升）的冷開水中加五～六滴精油，再用這溶液反覆清洗傷口即可。治療燒燙傷時，在消毒紗布上噴撒些純精油，再將紗布包裹住傷處即可。綠花白千層精油可強力刺激組織生長，有助傷勢癒合。

由於綠花白千層精油不會刺激皮膚，又是良好的殺菌劑，因此它非常適合治療痤瘡和疔癤等皮膚病。雖然它不是我治療痤瘡的第一選擇，但治療痤瘡所需時間甚長，每隔幾週就必須更換精油種類，因此它還是不錯的替換精油。

綠花白千層精油也很適合治療呼吸道感染，用精油吸入法或在胸部摩擦精油等方法都可以治療鼻子、喉嚨或胸腔感染等病症。它是強力刺激劑，因此除非和薰衣草等具有強力鎮定效果的精油混合，否則晚上最好不要使用，以免干擾睡眠。

綠花白千層精油還有一項罕為人知卻非常有效的功能：它可在治療癌症時配合放射治療使用。接受鈷放射線照射之前先在皮膚上抹一層薄薄的綠花白千層精油，可以保護皮膚、避免放射線灼傷皮膚或減輕皮膚灼傷的程度。此外，精油刺激組織生長的功效還可以促進皮膚痊癒。

請參看「茶樹」（1-85）和「白千層」（1-9）。

1-59 肉豆蔻 Nutmeg

Myristica fragrans

肉豆蔻樹原產於印度、爪哇、蘇門答臘和西印度群島，果實中的種子就是肉豆蔻。果實的最外層皮就是豆蔻皮，也是一種香料，有時候我們買到的肉豆蔻很完整，連豆蔻皮都還保留著。用蒸汽蒸餾法萃取種子就可以

得到精油，精油中的有效成分包括：樟烯、雙戊烯、苦艾烯、龍腦、牻牛兒醇、沈香醇、丁香酚、黃樟油酯和肉豆蔻油醚。

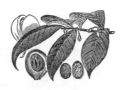

肉豆蔻

　　熱帶香料植物的精油特性和使用方法都非常雷同，而肉豆蔻的許多特性都和肉桂非常類似。我比較常使用肉桂，因為使用肉豆蔻的劑量過高或時間過長都可能會損害精神或神經系統。有這麼個說法：「一整顆肉豆蔻就可以殺死一個人——不過遠在達到致死劑量之前，受害者就會不停地嘔吐。」我通常將肉豆蔻視為肉桂的替代品，只在需要輪替使用時才用。

　　瓦涅醫師建議：「將肉豆蔻、快樂鼠尾草和迷迭香精油混合，可以治療風溼痛。」這的確是非常強而有效的複方精油，但它的刺激性很強，使用時要特別小心。肉豆蔻也會刺激心臟和循環系統，這也是使用時必須特別小心的原因之一。

　　冬天使用的複方精油中可加些肉豆蔻精油，因為它具有溫暖的效果，還可以調順身體、增強身體對感冒的抵抗力。洗澡水中加入三滴肉豆蔻精油就非常足夠了，加太多可能會導致皮膚過敏、產生皮膚方面的問題。

　　我喜歡用精油薰香燈或擴香器讓空氣中充滿著肉豆蔻精油的味道，特別是在寒冷的冬天。如果混合甜橙精油，或再加上快樂鼠尾草精油，所產生的氣味是非常迷人的。肉豆蔻、甜橙和快樂鼠尾草三種精油混合所產生的氣味，就是傳統香包（pomander）的香味，而幾世紀以來人們就用這種味道來薰香房間並避免感染。

1-60 橙 Orange

Citrus aurantium / var. amara / var. bigaradia / Citrus vulgaris /
C. sinensis/ C. aurantium / var. dulcis

橙樹原產於遠東地區，特別是中國和印度。由於
歐洲世界中橙是稀少而昂貴的，因此一直到十七世紀
末才有人將它當作藥物。古時海絲佩拉蒂花園傳說中
的「金蘋果」，指的大概就是橙吧！地中海型的氣候
非常適合甜橙生長，因此地中海沿岸附近、加州、以
色列和南美洲等地，都栽植了大量的橙。

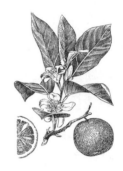

橙

簡單擠壓苦橙（Citrus Aurantium, var. amara 或
Bigaradia）和甜橙（Citrus Aurantium, var dulcis）的有色外皮就可以得到
橙精油。苦橙，或稱塞維雅橙，也有人稱 Citrus Vulgaris 或 Citrus Bigara-
dia。精油呈深金黃色，有著典型的橙皮香味。精油中的有效成分主要是
檸檬烯，還有少許的佛手柑腦、檸檬醛、香茅油和桂葉油精等。各種成分
的比例，則依照苦、甜樹種的不同而有所差異。苦橙精油的味道比甜橙精
油更精緻些。

橙精油的性質和橙花精油非常類似（橙花精油是從橙花瓣中萃取
的），同樣都具有抗憂鬱、抗痙攣、健胃和溫和鎮定的效果，適用的症狀
也和橙花精油類似。橙精油具有促進腸管正常蠕動的效果：法國人保羅‧
杜哈佛（Paul Duraffourd）曾建議用它來治療便秘，及多明尼克‧西伯
（Dominique Sibe）則在《七十種精油應用》一書中提及橙治療慢性腹瀉
的卓越療效。

除了和橙花精油類似的功能之外，橙精油也有獨特的地方，正如花瓣

和果實是不同的。橙精油的味道比較溫暖圓潤，聞了會讓人感到心情愉悅。精油中似乎保留了果實成熟所必須的陽光，因此非常適合冬天使用。把它當作冬季泡澡油，可讓人精神振奮；但必須特別注意：**每次洗澡時所加的精油不可超過四滴，否則會引起皮膚過敏**。它也可以和肉桂、肉豆蔻或丁香等香料精油混合，與薰衣草和乳香精油混合的效果也很好。

橙精油也很適合治療失眠症。如果需要長期使用精油，最好每隔一段時間就更換精油種類。而橙精油很適合和薰衣草或橙花精油交替或混合使用。

從混合酒這類傳統飲料中，我們可以找到橙、丁香和肉桂混合使用的例子。而適量的混合酒正是驅逐冬季寒冷和沮喪的最佳方式！

從香包中我們也可以看到香料物質混合的類似例子。香包中通常有橙樹枝和丁香，乾燥後再加入肉桂粉。香包放久了、失去香味之後，可以滴些橙精油讓它再回復香氣。我通常會在冬天燃燒橙精油，而且還會加些香料精油。

把橙精油和等量的檸檬精油混合稀釋後，就可製成非常實用的漱口水，可以有效地治療口腔潰瘍或牙齦保健。

請參看「桔」（1-47）、「橙花」（1-57）和「苦橙葉」（1-68）。

1-61 橙花純露 Orange-Flower Water

橙花純露和橙花油的關係，就像玫瑰純露和玫瑰油的關係一樣；蒸餾可以得到橙花油的橙花瓣，也可以得到橙花純露。

芳香療法中橙花純露的主要功用在於護膚，用橙花純露洗芳香泡澡，具有調理皮膚的作用，如果再配合使用橙花油乳霜或按摩油，效果將更加顯著。

　　橙花純露的收斂效果比玫瑰純露好，因此乾性或敏感性皮膚比較適用玫瑰純露，而油性皮膚可以選擇橙花純露使用。在治療年輕人的痤瘡時，我經常將橙花純露當作潤膚水的基劑。一般藥房出售的痤瘡藥膏多半有濃濃的藥味或難聞的味道，總令人聞之卻步；而用橙花純露調出來的潤膚水卻有精緻的香氣，患者較能樂於使用。

　　橙花純露也可以用在烹飪方面，像地中海沿岸地區的居民就經常用它來增添餅乾和點心的香味。因此，我們可以很容易地在希臘或地中海沿岸國家的雜貨店中買到高品質的橙花純露，不過還是要特別仔細閱讀商標說明，以免買到劣質品。

1-62 野馬鬱蘭 Oregano

Origanum vulgare

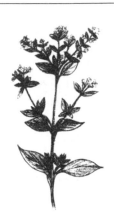

　　野馬鬱蘭就是俗稱的牛至，而事實上，它也的確是馬鬱蘭（Origanum majorana）的近親。野馬鬱蘭原產於地中海沿岸，當地特殊風味的食物都和它有關。

　　野馬鬱蘭精油的療效非常廣，但由於使用的禁忌不少，因此無法成為芳香療法的常用精油。它是強力的通經劑，因此懷孕的婦女絕對要禁用。另外，它也會強力刺激皮膚和黏膜，因此它不適合加入按摩油或泡澡水中，也不適合用來薰香或吸入蒸汽，因此建議您改用馬鬱蘭來處理原來的症狀。

野馬鬱蘭

1-63 玫瑰草 Palmarosa

Cympobogon martinii, var. Motia

玫瑰草是種具有特殊香味的草，與檸檬香茅
（Cymbopogon Citratus）和香茅（Cymbopogon Nar-
dus）同科。玫瑰草原產於印度，但目前非洲、南美和
其他地區也都有栽植。這幾種植物可說是自然界的仿
冒者：它們含有許多稀有或昂貴植物中才有的物質，
也因而具有非常獨特的氣味。許多不肖商人經常在昂
貴的精油中摻雜這類精油。香茅和檸檬香茅精油的味

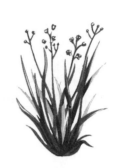

玫瑰草

道和檸檬很類似，而玫瑰草精油中檸檬醛的含量很高，因此味道介於天竺
葵和玫瑰之間，十分溫和。商人們經常在玫瑰油中摻些玫瑰草油，因為沒
有人的嗅覺可以敏銳地區分這兩者。

　　玫瑰草精油通常是用蒸汽蒸餾法萃取的，精油呈淡黃色，有時會帶點
綠色。精油的主要成分是檸檬醛（約占 75～95%），還有微量香茅醛、
牻牛兒酯等。

　　在傳統印度醫學中，玫瑰草一直是用來治療發燒和感染等病症。它是
非常有效的殺菌劑，治療腸胃炎等腸管感染症尤其有效，它可以在五分鐘
內殺死大腸桿菌。另外，它也是消化系統的刺激劑，非常適合治療食欲不
振或消化遲滯等病症。

　　玫瑰草也很適合用來保養皮膚，它具有保溼以及刺激、協助皮脂分泌
的平衡。就像薰衣草和橙花精油一樣，玫瑰草可以刺激細胞新生。它的殺
菌功能使它成為治療痤瘡、輕微皮膚感染甚至某些皮膚炎的良藥。如果長
期使用，它還可以撫平皮膚上的小細紋和脖子上的皺紋。由於玫瑰草精油

具有宜人的味道和特殊的功效，因此經常加入護手霜、保溼乳液和各類皮膚保養品等產品中。

　　玫瑰草精油可以和許多其他種類的精油均勻混合：像花瓣類、木質類或柑橘類等。不過，由於它的味道非常複雜，因此就算是沒有混合其他精油，人們也常常以為它是複方精油。玫瑰草精油是很好的按摩或泡澡油，很適合減輕壓力或治療和壓力有關的病症。

1-64 歐芹 Parsley

Petroselinum sativum

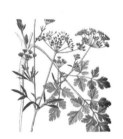

歐芹

　　雖然每個溫帶氣候區都很適合美麗的歐芹生長，但希臘是它的原產地，且希臘人早就知道它具有特殊藥效。從歐芹學名中 sativum 這個拉丁文也可以證明很久以前它就是常出現在廚房中的植物。當時以馬其頓出產的歐芹品質最好。現在，歐芹早就是歐洲、亞洲和美國都普遍栽種的植物。

　　蒸餾歐芹的葉子、根部和種子，都可以得到精油，但以種子中的精油含量最高，根部的含量最低。歐芹葉子精油中主要成分為：洋芫荽油（有人稱為歐芹樟）、芹菜醛和松油萜，種子精油中洋芫荽油的含量較低，而以肉豆蔻油素為主要成分，還有少量的水芹烯、桂薰油精和松烯等成分。芳香療法中較常使用的是歐芹種子油。精油的顏色，從黃色到深琥珀色都有，還有著堅果及香料的氣味。

　　希臘和羅馬的醫師，包括狄歐斯科里德和普林尼，建議使用歐芹種子來治療膀胱的病症或腎臟結石以及尿液遲滯等腎臟和膀胱疾病。此外，它也是良好的調經劑，可以治療不孕症。從十六世紀開始，人們就知道使用

歐芹精油來治療這些病症,除此之外,它還具有溫和刺激、幫助消化、退燒和調理循環系統的功效。

目前我們對歐芹種子油療效的了解,還是基於這些前人留下的知識。

歐芹可當作利尿劑治療尿道方面的問題(繖形科植物精油多半具有這個功效。在膀胱部位熱敷歐芹精油,可以減輕膀胱炎和治療腎臟疾病,當然,其他的醫藥協助也是不可或缺的。歐芹的利尿功能使它可以治療多種體液遲滯的病症,像經前緊張症、久站引起的水腫(非懷孕情況下)及蜂窩性組織炎。

歐芹還有調順平滑肌的功效,特別是生殖系統平滑肌。它是很好的子宮調理劑,可以讓生產過程更加順利,但它也具有調經作用,因此絕不可在懷孕前期使用。當然這個功能使它成為處理不規則經期的良藥,而這正可以解釋自古以來人們就將它視為治療不孕症良方的原因:如果經期不準或無故消失,當然就不可能懷孕了!在法國,它還有能增加性功能的美名。這大概另外有個由來吧!

歐芹也有調理血管的作用,有人用它來治療痔瘡。若將歐芹精油敷在瘀傷的部位,它可以讓皮膚下層破裂的血管立刻收縮,減少血液流到周圍組織的量。同時也可以長期使用歐芹精油來收縮臉部微血管,減輕臉上靜脈過度明顯的症狀。

歐芹種子具有幫助消化的功用,特別是消化功能遲滯時。我住在法國期間,每天飯後都會咀嚼幾顆歐芹種子來幫助消化和改善口腔氣味(非常有效,特別是食物中含有許多大蒜味時)。用歐芹精油在腹部按摩,可以治療各種消化不良症。

1-65 廣藿香 Patchouli

Pogostemon patchouli / P. cablin

廣藿香原產於馬來西亞，現在已普遍分布於許多東南亞國家、西印度群島和巴拉圭等地。它是叢生性植物，高約一公尺，有著大、軟而呈毛狀的葉子。雖然它和羅勒、牛膝草、薰衣草、馬鬱蘭、香蜂草、薄荷、迷迭香、百里香等多種地中海地區植物屬於同科，但廣藿香的外貌、生長地和療效卻和其他植物完全不同。

廣藿香精油是濃稠的深棕色液體，經常帶著淡綠色調。它的氣味不易描述：溫熱、陳腐還有點辛辣味、強烈的刺鼻味。它的味道非常持久，若沾上衣服可維持二星期以上，就算送洗也洗不去它的味道。這或許不是很好的特質，特別是許多人覺得它的味道很難聞。本書中許多地方都提到，當事人對精油氣味喜惡的反應可作為選擇精油的指標，運用廣藿香時尤其要注意這點。廣藿香精油中動物性的特質似乎比植物性特質還多。儘管如此，香水工業還是經常藉用它持久的特質而用作定香劑。事實上，如果在複方精油中加一點兒廣藿香精油，可以讓精油產生神秘的東方氣息。通常我都用含有 0.5%廣藿香的複方精油，效果很好。

精油中的主要成分是廣藿香烯、廣藿香醇和正廣藿香醇，以及少量的丁香酚、杜松烯、香荊芥酮、丁香油烯等。其中最值得注意的是：廣藿香烯的結構和洋甘菊中的天藍烴非常類似，也具有同樣的抗發炎功效。

馬來西亞人稱廣藿香為"Pucha-pot"（與「左手香」同名，但兩者不同）。長久以來中國、日本和馬來西亞的傳統醫學中都將廣藿香視為振奮、調理、殺

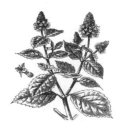

廣藿香

菌和退燒的良藥。此外，人們還把它用來治療毒蛇咬傷和有毒昆蟲叮咬，在廣藿香生產地的當地人總是將它當作香水、殺蟲和殺菌劑來使用。

在芳香療法中廣藿香還有保養皮膚和治療皮膚病的功效。正如前面所述：它具有抗發炎和殺菌的能力。它還具有殺死黴菌的能力，也能夠促使細胞再生，與薰衣草和橙花精油的功效非常類似。這幾個特點使它非常適於治療痤瘡、皮膚裂傷、某些種類的溼疹、香港腳之類的黴菌感染症、某些皮膚過敏症和頭皮屑等。

它也可以治療肥胖症，可能是（未經證實）因為可以降低食欲並減輕體液遲滯。不過，由於廣藿香精油也具有抗憂鬱的功能，因此我認為它是透過降低肥胖者經常感受到的焦慮或憂鬱的情緒，來達到減輕體重的功效。事實上，它可以治療各類的憂鬱、焦慮和壓力相關病症。

有些藥草家認為廣藿香精油具有催情壯陽的功效，不過這得看用者及伴侶是否喜愛它的味道而定。

1-66 黑胡椒 Pepper, Black

Piper nigrum

胡椒是原產於東亞的木質爬藤植物。東亞原產的胡椒可長到二十英尺高，而其他地區人工商業栽培的最高只讓它長到十二英尺。四千年前遠東地區的人就用它來當作藥物或烹飪用香料，而到了五世紀時歐洲人也發覺了它的用途。就像許多香料植物般，人們對胡椒的評價也很高。據說從匈奴王手上贖回羅馬城的條件之一，就是要付出三千磅的胡椒呢！

胡椒精油的顏色差異很大，從幾乎無色到淡綠色

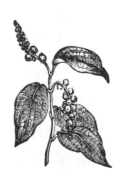

黑胡椒

都有，還會隨著時間變黃。精油的主要成分是胡椒素，氣味非常溫暖，類似咬開新鮮胡椒粒所嚐到的味道。

正如我們所預期的，胡椒精油是非常溫暖的精油，也是強烈的紅皮劑。但很奇怪的，當用量非常少時，它卻可以用來退燒降溫。

胡椒精油具有抗痙攣、驅風排氣、調順和激勵的功能，因此很適合治療消化道疾病。例如，它可以刺激腸胃蠕動，但它的抗痙攣功效可以讓腸胃的平滑肌平順運動，因此不會引起腹絞痛。

胡椒精油也可以刺激腎臟，有些人將它當作利尿劑使用。由於精油的刺激和過敏作用之間差異甚微，因此使用時要特別小心，過量使用可能會傷害腎臟。有些人認為它還具有催情功效，但我不贊成這樣的用途，因為足以達到催情功效的胡椒精油量，若遠超過身體的負荷，可能會傷害腎臟。

黑胡椒精油還可以刺激脾臟，影響紅血球細胞的新生，因此對盆血症非常有幫助。嚴重瘀傷或出血後可以用它來補充紅血球。

我經常將黑胡椒精油加入按摩混合油中治療肌肉痠痛、僵硬和疲倦，但要切記：**精油中黑胡椒的比例必須很低，用量過高可能會引起過敏。**由於黑胡椒精油還具有刺激和調理的功能，因此我經常將它加入舞蹈家和運動員的按摩油中。在訓練或表演前按摩一下，可以避免肌肉疼痛、僵硬，以提高演出水準。跑步前用迷迭香和黑胡椒的複方精油按摩，特別是長跑選手，可以讓肌肉耐力增加，減少肌肉疲倦和疼痛。運動員的訓練計畫中必須包括「跑步後立即接受按摩」這一項，使用的精油是以薰衣草和馬鬱蘭調成的複方精油為基劑，再加其他精油所調成的按摩油。謹慎地使用黑胡椒精油按摩還可以減輕風溼痛和關節炎。

從審美的藝術眼光來看，微量的黑胡椒精油可以提振美化許多複方精油的效力。另外，還有綠胡椒精油味道更精巧、更難描述。它的功效和黑

胡椒精油類似，混合起來也更為有趣。

1-67 薄荷 Peppermint

Mentha piperata

薄荷是種原產於歐洲的植物（雖然現在美國的薄荷精油產量為世界第一），數千年前羅馬人就知道用它來治療消化道的問題，而埃及人或許更早就知道。

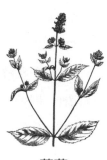

薄荷

薄荷精油的有效成分包括薄荷腦（最重要的成分）、薄荷酮、檸檬烯、薄荷烯和水芹烯。在諸多種薄荷油中，以英國的溫帶氣候所生產的薄荷油品質最好。雖然有些化學藥劑提煉出薄荷油中的薄荷腦，但還是天然薄荷油的效果較好─也就是說，配合著整體精油中其他成分的薄荷腦會有更好的療效。以商業的用途來說，薄荷可以加入牙膏、各類藥物或糖果中製成各類產品。

薄荷油對消化系統非常有益，特別是胃臟、肝臟和小腸。它具有抗痙攣的功用，可以平緩胃臟和腸管的平滑肌，因此可以治療腸絞痛、腹瀉、消化不良、嘔吐和反胃。治療時，只要用稀釋的薄荷油以順時針的方向按摩胃部和腹部即可。喝些薄荷茶也可增強按摩的功效。

薄荷可以減輕感冒和流行性感冒，特別是混合薰衣草、馬鬱蘭以及其他適合治療感冒的精油。在感冒症狀剛出現時，薄荷精油的溫暖和激勵特質可以溫暖身子、提振情緒，避免打噴嚏、流鼻水和發燒伴隨而來的憂鬱情緒。洗澡水中不要加超過三滴，以免引起敏感性皮膚的刺痛感覺。

發燒時也可以利用薄荷精油來退燒。這看起來似乎不合理，但這卻是千真萬確的。其實，薄荷精油之所以能使身體溫熱，完全是因為身體對它

的清涼效果所產生的反應。薄荷還能促進流汗，可以達成自然退燒的效果。吸入薄荷蒸汽還可以清除鼻腔和鼻竇的阻塞。我喜歡將薄荷和薰衣草精油混合使用，因為這兩類精油可以相互增強彼此的功用。

薄荷精油蒸汽還可以清潔和清除皮膚的阻塞，特別適合治療痤瘡。薄荷具有溫和的抗菌能力，因此可以控制皮膚表面細菌的生長。

在前額和太陽穴冷敷薄荷或薄荷與薰衣草的複方精油，可以減輕疼痛和部分的偏頭痛（不是每位偏頭痛患者在疼痛發作時都能忍受精油的味道）。如果在疼痛一開始時，就施以冷敷最為有效。這兩種精油都是有效的止痛劑，但薄荷具有提振的功用，而薰衣草卻有鎮定的效果。許多市售的止痛藥物也同時具有振奮和鎮定的效果（例如阿斯匹靈、普拿疼和咖啡因），藥物和精油的差異在於：精油不是單純地壓抑疼痛，而是作用在疼痛的成因上，像鼻竇阻塞、肝臟鬱積或精神疲倦等。

薄荷精油是「有助頭腦」的精油之一，也就是說，它可以刺激腦部思考、清除腦中雜念（羅勒和迷迭香也有雷同功效）。這幾種精油可以使頭腦清醒，讓人感到思緒清新和神智清明，以進行任何腦力活動。

薄荷具有刺激性，因此有時也被用來治療休克。只要在面紙上滴幾滴精油，或直接吸入瓶子中的精油氣味即可。它還可以減輕反胃的感覺。

六隻腳和四隻腳的小動物都不喜歡薄荷的強烈氣味，因此它還具有嚇阻牠們的作用。在老鼠、螞蟻或蟑螂出沒的地區灑些薄荷精油，可以防止牠們再度出現。薄荷也可以和味道強烈的精油混合，例如尤加利。如果想要驅趕害蟲卻不想殺生，使用薄荷精油會比使用毒藥更好，而且它也不會誤傷家中的寵物或幼童。

最後，提醒各位注意以下事項：

1.進行順勢療法時千萬不能使用薄荷精油，且薄荷精油的儲存位置要和順勢療法的藥水隔開，以免薄荷精油破壞順勢藥水的療效。

2.晚上不要使用薄荷精油，否則可能會導致失眠。由於薄荷精油的激勵功用具有累積性，因此最好不要長期使用以免嚴重干擾正常睡眠。

1-68 苦橙葉 Petitgrain

Citrus aurantium bigaradia 及其他柑橘屬植物

苦橙葉精油是從提供橙花精油的苦橙樹身上獲得的，而苦橙葉油和橙花油之間也有某種類似性。現在的苦橙葉精油是從苦橙樹葉子或嫩枝提煉的，而幾世紀前這精油是從未成熟的苦橙樹果實中萃取尚青的果子，此櫻桃還小就採收以提煉精油，因此又名為「小果實油」。這樣做非常不經濟，為了獲得足夠的精油將採收非常大量的果實，嚴重減少成熟果實的產量，因此，人們逐漸改由葉子來提煉精油。有些苦橙葉油是從甜橙、檸檬、佛手柑和桔的葉子提煉的，而有時也會由苦橙樹提煉。品質最好的苦橙葉精油產自地中海沿岸，而從巴拉圭進口的苦橙葉精油是屬於價格較低的等級。

好的苦橙葉油具有新鮮的淡淡花香，和橙花類似但較不苦。有人將苦橙葉油說成高級古龍水，而事實上它的確是某些古龍水的成分之一。以化學結構來說，它的精油成分和橙花精油非常類似，但沈香醇和薰衣草酯的成分較高，另外還有些品種所造成的差異。

大多數人都很喜歡苦橙葉精油的味道，而它也很容易和其他精油混合。我曾經聞過橙花、橙油和苦橙葉複方精油的味道，非常好聞。有位芳療師解釋：「我覺得將苦橙的花、果實和葉子的精油混在一起，是件非常棒的事。」

就醫療角度來看，苦橙葉和橙花精油的療效十分

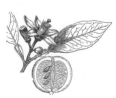

苦橙

類似，不過它的鎮定效果較差。儘管如此，它還是非常適合治療失眠症，特別是失眠的原因是與寂寞和不快樂有關。相反的，治療焦慮或興奮過度引起的失眠效果就較差。另外，還有種較罕見的苦橙葉油—從坎巴拉樹（Citrus hystrix）萃取的—具有很強的鎮定效果，可以治療各類的失眠症。

苦橙葉精油是很好的抗憂鬱劑，如果患者的憂鬱症狀需要長期治療，它可以配合佛手柑和其他可抗憂鬱的柑橘屬精油輪替使用（別忘了苦橙葉精油不會對光敏感，不方便使用佛手柑精油時可以改用它）。當然啦！隨著患者的需求和喜好的差異，有時候苦橙葉會比其他精油更適合幫助某些患者抵抗憂鬱。我發覺它特別適合孤獨、總是覺得情緒有點低落的人，以及冬季憂鬱症患者使用（季節引起的情緒變化）。

或許有些人會有誤解，以為苦橙葉只是橙花或其他精油的替代品，但事實上，在芳香療法中苦橙葉精油也有自己特殊的功能。它可以減低皮脂的產生量，也是溫和而有效的殺菌劑，因此非常適合用來保養皮膚。治療痤瘡或是油性頭皮屑都非常合適：只要在最後一次清洗頭髮的清水中加幾滴精油即可。它也是非常清新的泡澡油，具有除臭的功能。它可以和薰衣草精油混合加入夜間洗澡水中，但我更喜歡將它和迷迭香精油混合加入晨間沐浴水中。

苦橙葉精油非常適合在康復期使用，它可以幫助任何一位情緒低落的人，特別是正如我前面所提的—還伴隨著輕微但長久的憂鬱症狀。

請參閱「橙花」（1-57）。

1-69 玉桂子 Pimento, Allspice

Pimenta dioica (syn. P. officinalis)

　　玉桂子又名多香果，原產於西印度群島和南美洲，它的漿果可是家喻戶曉的香料呢。有些人稱它為甜辣椒，它的味道很像多種其他香料的混合體。當地的藥草醫學中將它列為治療消化問題和風溼症的良方。蒸餾玉桂子的葉片或漿果就可以得到精油，而精油的味道和丁香類似。丁香酚是精油中的主要成分─占玉桂子漿果精油的80%以上及葉片精油的96%以上。另外，還有些桉油酚、水芹烯和丁香油烴（丁香精油中也含有這項物質，而它正是這兩種精油具有類似味道的主要原因）。漿果精油的刺激性較葉片精油少，因此比較適合芳香療法使用。

　　玉桂子精油不是我常用的精油之一，但每次使用它總能發揮驚異的功效。我認為它是具有關鍵效用的精油：只要用一丁點（通常是一滴）就可以很快見到戲劇化的效果。例如：在按摩油中加一滴玉桂子精油，再以順時針方向輕抹在肚子上，可以迅速緩解嘔吐和腸管痙攣，特別是與情緒困擾或極度焦慮有關的症狀。

　　它具有深度溫暖的功效，但不會像某些香料植物般具有「火辣」的刺激感。此外，濃度很低時它會讓人渾身溫暖、產生非常舒適的感覺。通常我用的按摩油中玉桂子精油的濃度不會超過 1%，以免它刺激皮膚。如果按摩時患者的皮膚較冷，或患者的肌肉緊繃、僵硬，有時我會在準備好的按摩油中再多加一滴精油。它可讓患者的皮膚迅速變熱，迅速驅趕寒冷和緊張的感覺，但這不代表我會忽略患者緊張的真正原

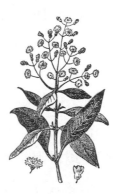

玉桂子

因。

　　對關節炎、風溼症和疲倦、痠痛的肌肉來說，這種溫暖的感覺真是太舒服了。如果發生肌肉痙攣，使用玉桂子精油可以讓肌肉迅速回復活動力，我也曾用它來為運動員和舞蹈家按摩。以玉桂子精油按摩胸部，可以讓劇烈的咳嗽平靜下來。

　　玉桂子精油是種調理和激勵的精油，它可以改善極度疲倦的症狀，這就是它被稱為「關鍵精油」的原因，但最好不要長期使用。

　　有些人發現玉桂子具有香料類植物精油罕見的效用──催情壯陽，但在這兒我還是得強調──不要過量使用。如果經常使用這種具有調理和刺激性質的壯陽催情劑，可能會有些副作用出現。只要將一滴玉桂子精油加入用基礎油稀釋的茉莉油中，就可以讓唐・吉柯德從他的墳墓中跳出來！

　　注意：玉桂子精油會刺激黏膜，因此必須遠離口腔、鼻子和陰道。

1-70 松樹 Pine

Pinus sylvestris / Pinus pinaster (maritima) / Abies siberica

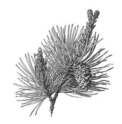

松樹

　　許多不同種類的松樹中都可以提煉出精油，而不同種類的松樹精油具有不同的特性和使用方式，像矮松（Pinus pumilio 或 P. mugo）精油就具有劇毒，因此了解松樹精油的來源和它的學名是非常重要的。生長在越北方的松樹，其精油品質就越好。以乾性蒸餾法蒸餾松樹的針狀葉和嫩枝或松果就可以得到精油。從樹幹可以得到等級較低的精油，但這不適合芳香療法使用。

　　精油具有非常淺的黃色，還有非常強烈而清香的松脂味。各種松樹精油中的主要成分都是松烯，還有些卡烯、塞微斯烯、龍腦、樟烯、雙戊

烯、水芹烯及其他成分等。各份精確的比例隨著松樹種類而有不同。

　　松樹精油主要用在治療呼吸和泌尿系統的感染和肌肉疼痛等方面。阿比西納認為它是治療肺炎和其他肺部感染症的最佳選擇（肺炎一定要接受醫師診治）。它是很好的祛痰劑，也是非常有效的肺部殺菌劑，可以治療各類支氣管炎和咳嗽。以蒸汽吸入法每日使用數次的效果最好。

　　吸入松樹精油對感冒、鼻喉黏膜炎、鼻竇炎和喉嚨痛非常有益，單獨使用或混合尤加利或茶樹精油效果都很好。許多人發現松樹精油的氣味比另兩種精油好聞，因此不妨交替使用這幾種精油。

　　泡澡中加入松樹精油要特別小心，如果沒有預先稀釋可能會導致皮膚過敏。但有些市售的沐浴精中也加了松樹精油的成分，但卻沒有任何警告標誌，是因為這些產品中的松樹精油已經先以基礎油稀釋過了。正如這些市售產品一樣，松樹精油泡澡具有清新、除臭、刺激和紓緩肌肉痠痛的功效。

　　松樹精油可以刺激循環系統，也可以緩解風溼痛和關節炎，以及運動過度造成的肌肉痠痛。如果想利用松樹精油進行按摩，別忘了用量要低、使用前要先稀釋，以免濃度過高引發皮膚過敏。

1-71 羅文莎葉 Ravensara

Ravensara aromatica

　　羅文莎葉是原產於馬達加斯加島的高大樹木，後來在留尼旺島和摩里西斯島上也有栽植。Ravensara 是由兩個馬達加斯加字組合成的：ravina 意指「葉子」，tsara意謂「好」。整棵羅文莎葉樹都散發著強烈的香味，自古以來，當地人就以樹皮、樹葉和果實作為香料增味和醫藥用途。十八世紀時，法國科學家包梅就從樹皮中蒸餾出精油，但直到 1980 年，羅文

莎葉精油才應用在芳香療法中。

　　羅文莎葉的精油經漫長而緩慢的蒸餾程序從葉子中提煉出來，其中含有桉油酚（占 60～75%），還有部分松烯、松香醇、沈香醇和丁香酚。羅文莎葉精油幾乎是無色的，它的香味比迷迭香更為精緻、好聞。

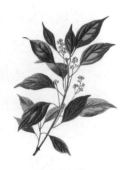

羅文莎葉

　　羅文莎葉的功能很多，幾乎可和薰衣草相提並論，且它也和薰衣草有點類似，和其他精油混合後的效果往往比單獨使用效果更好。它是非常安全的精油，適合任何人使用，包括兒童。

　　它的抗病毒和刺激免疫能力很好，特別適合治療感冒和類感冒病毒感染症，在發抖等症狀剛開始出現時使用效果更好。晚上睡覺前洗個羅文莎葉泡澡通常可以杜絕感冒病毒的侵襲，如果這個方法失效，更加強使用（例如按摩、泡澡、蒸汽吸入法等多管齊下）絕對可以在一天之內停止感冒症狀。它也可以治療病毒性肝炎和病毒性腸炎，但只能由受過醫藥訓練的芳療師（通常是法國人）使用，沒有受過醫學訓練的芳療師請不要使用。我在這兒提出來的主要目的是為了證明羅文莎葉卓越的抗病毒能力。它也可以對抗某些細菌，但成效沒有對抗病毒這般顯著。每當特殊的感冒大流行時，我總會在家中點燃羅文莎葉，讓它的蒸汽保護我們全家平安度過。和其他幾種抗病毒精油相較，它的氣味好聞多了。

　　它很適合治療呼吸道感染，像是鼻竇炎和鼻喉黏膜炎（對於鼻腔黏膜炎引起的耳痛也很有效），如果感染入侵到胸腔，像支氣管炎、百日咳等，它也是良好的袪痰劑，如果和沒藥、松樹、百里香和其他合適的精油混合效果會更好。

　　羅文莎葉強烈的抗病毒作用和對皮膚非常安全的特性，使它成為治療口唇疱疹、帶狀疱疹和生殖器官疱疹的良藥。治療生殖器官疱疹時，可和

以聖約翰草油為基劑的永久花精油混合，治療口唇疱疹時則可和薰衣草和洋甘菊精油混合來減輕疼痛。

它是良好的肌肉舒張劑和止痛劑，很適合治療關節疼痛和肌肉緊繃，特別是和焦慮有關的肌肉關節問題。它也可以刺激情緒和精神，適合過度疲倦、憂鬱和肌肉無力患者。

1-72 玫瑰 Rose

Rosa centifolia / Rosa damascene, var. Kazanlik

玫瑰

在十世紀的波斯，自從人們開始使用蒸餾法萃取精油之後，玫瑰大概是第一種被用來提煉精油的花朵。大多數人認為：偉大的阿拉伯醫師——阿比西納（Avicenna），是第一個蒸餾玫瑰精油的人，可能是在進行煉丹術時無意發現的。當時，玫瑰在煉丹術中具有特殊的象徵和形式上的意義，且紅玫瑰和白玫瑰運用的時機也不相同，當時煉丹術士總是將玫瑰花瓣放在蒸餾器上，配合其他不同物質企圖將鐵的基質轉為黃金，就在這個過程中無意間產生了玫瑰精油和玫瑰純露。無論是否真的是由阿比西納發現了玫瑰精油（他不但是個化學家，還是個醫師、詩人、天文學家和數學家），在十世紀末時玫瑰純露和玫瑰精油已經成為阿拉伯人家喻戶曉的東西了。

目前，主要生產玫瑰精油的方式是脂吸法和溶劑萃取法，不再是蒸餾法（蒸餾法所產生的精油量很少，精油在蒸餾法上只用作生產玫瑰純露的副產品）。玫瑰精油特別昂貴，因為必須消耗非常大量的玫瑰花瓣才能提煉一丁點的精油，且萃取的過程耗費相當多的人力。用脂吸法萃取所得的

玫瑰香油濃度很高，只要一丁點兒用量就相當足夠了。室溫下，瓶中的玫瑰香油會凝結成固體，用手掌的溫度微微加溫之後就可以轉成黏稠的厚重液體。香油呈現深紅棕色，它的香氣很濃烈，因此用量須很低。

Rosa centifolia 和 Rosa damascena 是兩種主要生產精油的玫瑰，這兩種玫瑰精油的味道和氣味也有些差異，一種有些綠橘色，而另一種是深紅棕色。在保加利亞大多栽植 Rosa Damascena, var. Kazanlik 來生產玫瑰精油。格哈思，法國的香水工業之都，和北非都栽植了大量的 R. Centifolia，在北非當地又稱為「摩洛哥玫瑰」。

玫瑰精油的化學組成非常複雜，已知有超過三百種化學物質組成了86%的精油。另外 14%是由許多非常微量的化合物組成，但它們對整個精油的香氣和療效影響卻很大。這兩類玫瑰精油的組成有些明顯差異之處：Rosa Damascena（保加利亞玫瑰）玫瑰精油中含有 35～55%的香茅醇，30～40%的牻牛兒醇和橙花醇，16～22%的硬脂腦，1.5～2%的苯乙醇，0.2～2%的倍半萜環狀醇，外加其他的許多種微量物質。Rosa centifolia（法國或摩洛哥種類）玫瑰精油中則含有63%的苯乙醇，18～22%的香茅油，10～15%的牻牛兒醇和橙花醇，8%的硬脂腦，約 2%的倍半萜環狀醇，外加其他的許多種微量物質。雖然這兩種精油的特性有相當多的雷同之處，但不同的化學組織的確也讓它們各自擁有特殊不同之處。法國產的玫瑰香油種類，催情壯陽的效果較好，鎮定和殺菌效果也較保加利亞玫瑰好。

傳統上我們都稱玫瑰為「花中之后」，而芳香療法中玫瑰精油的確堪稱為「精油之后」。尼可拉斯·卡爾培波認為金星（維納斯）是玫瑰的守護神，因此在芳香療法中，玫瑰油比其他精油更適合治療女性生殖系統的各項病症。許多精油都對體內某些器官具有特殊的親和力，因此具有強烈女性陰柔特質的玫瑰，對子宮具有強力療效是很容易易理解的。它具有潔

淨、調節和調順的功能，特別適合調理子宮肌。例如：它可以治療輕微的子宮下垂（最好再配合瑜伽等適當的運動），也適合有流產體質的婦女使用。

不過，最常來尋求芳香治療協助的，多半是為了月經週期不規則，或是為了緊張、憂鬱或悲傷等的問題，並不是嚴重的婦科疾病。這些問題，正好是玫瑰油可以有效幫助患者的。

玫瑰油可以調整月經週期，使它規則，並減少過多的經血。人們認為玫瑰可以幫助懷孕，這是有道理的：它可以促使月經週期規則，我們就比較容易推測排卵日期，自然就提高了懷孕的機率。非常神奇的，玫瑰也可以幫助精液的產生呢。

不過，玫瑰油對生理的影響，恐怕沒有它對精神或情緒的影響來得大。它是溫和的抗憂鬱劑，還具有女性陰柔的特質，因此如果是女性生殖系統或月經週期引起的情緒困擾，使用玫瑰油都會有非常好的效果。它可以幫助婦女度過產後憂鬱症，或走過情人分手後的情緒低潮期，特別是當婦女感到傷心而非生氣的情緒時。

根據我自己的觀察，玫瑰油對缺乏性安全感的婦女幫助最大。這類婦女多半會出現對自己的需求缺乏自信，拒絕承認自己已是性成熟的女人（就像神經性厭食症般），也不易和別人建立親密關係等現象。

長久以來，玫瑰一直就被當成催情壯陽的聖品，羅馬人還有在新人的床上撒些玫瑰的禮俗呢。只不過演變至今，卻退化成為在婚禮上撒些紙玫瑰花瓣的儀式。從這兒和上述種種玫瑰的特質來看，玫瑰油的確可以幫助性冷感的女性和陽萎的男性。瑪格麗特‧摩利從這個觀點來比較法國和保加利亞玫瑰，發現法國玫瑰催情壯陽的效果較好，而這兩種玫瑰精油成分的差異也證實了她的說法。

玫瑰具有強力調順神經系統和胃臟、肝臟與腎臟的功效，但這幾方面

多改用更有效和更便宜的精油，使用玫瑰油的機率較低。但處理生殖和性能力方面的問題時，玫瑰油可是這方面的翹楚和第一選擇，通常人們是不會嫌它太貴的。

玫瑰油保養皮膚的功效也很好。各類型皮膚都很適用，但對乾性、敏感型或老化皮膚最有幫助。它具有逐步調理和收斂微血管的能力，因此很適合用來減輕微血管擴張造成的臉頰發紅症（就是俗話的微血管擴張症）。只不過必須每天塗抹、持續數週或數月方可見到療效。

玫瑰純露具有調理、抗菌和調順皮膚的能力，淡淡的宜人清香，可當作各類感染症的殺菌劑。

玫瑰的香氣使它成為非常受歡迎的皮膚製劑，但也因此使得許多不肖商人在沐浴乳或皮膚保養品中添加合成玫瑰香料。不論是自用或是醫人，當我們想購買添加玫瑰油的乳霜、化妝水、香水和沐浴乳等產品時，只要產品的價格很低，則通常它們都只是添加合成香料而非真正精油。當然，這類產品也就完全沒有任何玫瑰的療效。每年香水工業所用掉的玫瑰油比全世界全年生產的玫瑰油量還高……，哪來這麼多玫瑰油呢？很遺憾，區分摻混玫瑰油是非常困難的，即使使用氣相層析法，效果也不好。也許我們鼻子的分辨能力還更好呢。

在自己的乳霜中滴加一至二滴濃縮的玫瑰油，可以增添乳霜的香氣。或許各位會覺得玫瑰油的價格太高，但只要一丁點兒油就可以達到芳香和治療的雙重功效，一瓶玫瑰油是可以用非常久的。

最後給大家一個警告：目前的玫瑰原精都是用溶劑萃取法提煉的，其中多少會含有些微量的有毒化學溶劑。如果可以的話，最好試著尋找並購買用蒸餾法萃取的玫瑰精油，或以二氧化碳法萃取的玫瑰原精。

1-73 玫瑰果油 Rosehip

Rosa rubiginosa

低溫壓榨鏽紅薔薇的果實就可以得到玫瑰果油（又稱玫瑰籽油），精油中含有 30～40%的γ-亞麻油酸（G. L. A.），而這成分很適合治療溼疹和牛皮癬等皮膚病症，也是體內合成動情激素的重要原料。補充γ-亞麻油酸可以治療多種與月經和停經有關的問題。只要在玫瑰果油內加一丁點精油，或再加其他的植物油、浸泡油等當作基礎油，就可以調和成按摩用油。

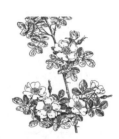

鏽紅薔薇

1-74 迷迭香 Rosemary

Rosmarinus officinalis / R. pyramidalis

芳香療法中除了薰衣草之外，最重要的唇形花科植物大概就是迷迭香。它是灌木植物，有著銀綠色的針狀葉和淺藍色的花瓣。幾乎整個歐洲都可以見到它的蹤影，但以海邊地區的數目最多。迷迭香原產於地中海沿岸，而它的英文名字是由兩個拉丁文字（ros 和 marinus）演變來的，意指「海之朝露」。根據古老的傳說，迷迭香的花本來是白色的。在聖母瑪莉亞帶著聖嬰耶穌逃往埃及的途中，聖母曾將她的罩袍掛在迷迭香樹上，而從此之後迷迭香的花就轉為藍色了。

迷迭香是最早用於醫藥的植物之一，也是廚房和宗教儀式中常出現的植物。古希臘的鄉下人沒有足夠的錢財購買薰香，於是就在神龕中燃燒迷迭香，並稱它為「薰香灌木」。羅馬人也尊它為神聖的植物，埃及人的墓

穴中也發現了它的蹤跡。迷迭香的氣味和乳香有些類
似，穿透力都很強。中世紀的人藉著燃燒迷迭香來驅
魔辟邪，並且將它當作消毒薰劑在病房燃燒，這傳統
延續了數百年。在法國，本世紀初還維持著醫院燃燒
迷迭香的傳統，但卻在現代研究證實它具備殺菌功能
之時，取消了這項傳統。迷迭香具有強力的殺菌特
性，因此可以延緩或避免肉品的腐敗。在古代，沒有
冰箱和其他防止熟食腐敗的時代，我們不知道古人是

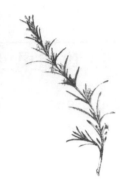

迷迭香

為了要增加食物的香氣還是要防止肉品在高溫下腐敗，才在食物中添加迷
迭香。

　　蒸餾植株開花的頂端或葉子部分便可得到迷迭香精油，蒸餾整科植物
所得的精油品質較差。和百里香類似，迷迭香精油的化學成分變化很多，
較典型的成分有：樟腦、龍腦、松油萜和桉油醇，有另一種化學型迷迭香
精油還含有馬鞭草酮。R. pyramidalis 中的主要成分有桉油醇和松油萜，
還有非常強烈的刺鼻味。它是非常強烈的精油，味道和功效都可用「溫暖
而強烈」來形容。有些劣質的迷迭香精油中會摻雜些尤加利精油。

　　迷迭香精油對中樞神經系統的刺激功能非常顯著，因此像失去味覺等
感官功能衰退或喪失，語言功能損傷等感覺神經受到侵犯，以及暫時性癱
瘓等運動神經受到侵害等情況都很適用。當然，如果神經細胞已經遭到永
久性的損傷，或是傷到脊髓的情況下，癱瘓是無法治癒的。迷迭香精油也
是良好的大腦刺激劑（大腦是中樞神經系統中最重要的部分）。〈哈姆雷
特〉一劇中的奧菲莉亞曾說：「迷迭香，是增進記憶的良藥。」且長久以
來，迷迭香就有著可增進記憶的美名。吸入幾滴迷迭香精油，可以讓思緒
清楚明白，促進思考。卡爾培波在他的藥書上寫著：「從葉子和花瓣滴下
的精油有絕對的幫助……在太陽穴和鼻翼上塗二～三滴精油可以治療前面

所提到的各種腦疾；如果依照病情服用一～三滴，也可以治療體內疾病。但使用前必須先經過審慎而詳細的計畫。它的藥效很快又很強，因此只要用一丁點就夠了。」

迷迭香精油強大的穿透力使它成為治療呼吸系統的良藥，從普通感冒、鼻喉黏膜炎、鼻竇炎到氣喘等都很有效。治療這類病症最好使用蒸汽吸入法，它使「頭腦清醒」的功效對生理和精神層次一樣有效。

含有馬鞭草酮的典型迷迭香精油比其他地區生產的迷迭香精油更能有效清除鼻喉黏膜阻塞。它的刺激性較低，對情緒的影響也較低，因此很適合在晚上使用。不過它可能會刺激皮膚，因此用它來洗泡澡時最好先經過稀釋的步驟。

卡爾培波還說，迷迭香精油很適合治療「破壞性」病症。從我們已知它對中樞神經系統的影響來推論，迷迭香精油可能可以減輕多數性硬化症等退化性病症，不過這完全是推論。我曾經見過以迷迭香精油進行芳香療法而減輕疼痛的患者，但若要把它變成正式的醫療的話，應該再多做些實驗測試。

使用迷迭香精油必須要小心，因為它會引發癲癇症發作或是中毒。但使用微量卻可以治療癲癇症，請參閱「**癲癇症**」（3-44）以獲得更詳細的訊息。這有點兒類似順勢療法——大量的物質會引發病症，但微量物質卻可以治病。

迷迭香精油可以調理心臟、肝臟和膽囊，還可以降低血膽固醇濃度。它可說是中年主管的最佳良伴，不過光靠迷迭香精油是沒有用的，還必須同時配合飲食和生活習慣的改變才行。

迷迭香精油也是良好的止痛劑，但卻沒有其他止痛精油所具備的鎮定功效。我經常用它來進行芳香按摩、泡澡和冷熱敷來減輕風溼症和關節炎引起的疼痛。它也是非常適合疲倦、僵硬和工作過度的肌肉所用的精油。

舞蹈家和運動員，特別是長跑運動員身上常見的肌肉痠痛，都可以用它處理。訓練或比賽前用迷迭香和薰衣草的複方精油，訓練或比賽後用迷迭香和馬鬱蘭的複方精油即可。

數百年來人們就有使用迷迭香精油來保養皮膚和頭髮的傳統。它是真正古龍水的成分之一，也是具有神奇返老還童能力的匈牙利水（匈牙利皇后水）的主要成分。在洗髮清洗液中加些迷迭香精油可以使髮色加深，用來按摩頭皮可以減少掉髮並增進頭髮的光澤，特別適合病後康復期使用。它可以使白髮變灰，同時治療禿髮，但我有點擔心這不過是傳說罷了。

注意：懷孕期間不要使用迷迭香精油，癲癇症患者也不適用。

請同時參閱「古龍水」（5-19）、「癲癇症」（3-44）和「匈牙利水」（6-22）。

1-75 玫瑰純露 Rose Water

玫瑰純露和玫瑰油一樣有用，特別適用於治療皮膚問題和保護眼睛。它是藉著蒸餾玫瑰花瓣而得的。蒸汽穿透過玫瑰花瓣本體，接著由收集管收集、冷卻槽冷卻。最後獲得冷卻的液體就是玫瑰純露。

玫瑰純露有平緩、靜心、撫慰和抗發炎的特質。它是溫和的殺菌劑和收斂劑，這些特性都使它成為良好的保養皮膚劑。市售或家用冷霜中也可以同時加入玫瑰純露和玫瑰油，也可以單獨使用作為皮膚調理劑。如果和其他的精油與酒精混合，可以調出有效的皮膚保養液。最敏感的皮膚也可以安全地使用玫瑰純露，且它還是乾性皮膚最佳的保養液。油性皮膚最好使用橙花純露。

在治療眼睛方面，我們必須切記：**精油絕對不能直接接觸眼睛，最好也不要接觸眼睛附近的皮膚、組織**。因此，根據許多書籍和藥典的記載，

玫瑰純露比玫瑰精油更適用於眼睛。在脫脂棉墊上沾點純玫瑰純露輕敷在眼睛上，可以讓眼睛更明亮。另外，玫瑰純露還可以治療結膜炎。

喜愛玫瑰香氣的人不妨以玫瑰純露當作香水，它可是比玫瑰精油便宜多了。

1-76 花梨木 Rosewood

Aniba rosaeodora

花梨木是原產於亞馬遜河流域的樹木，許多芳療師認為使用花梨木精油會導致熱帶雨林的破壞。如果是從野生植株上萃取精油，這種想法是非常正確的。不過，幸好現在已有栽植的花梨木樹種出現，也已經控制花梨木的伐木量。由於將原木從叢林深處運到港口所費不貲，而野生樹種只能在雨季（四～六月）採收，以便趁著河水暴漲之時將笨重的原木帶往下游，實在非常不經濟。因此，從 1930 年代人們就為了商業用途而開始栽植花梨木。現在市售的花梨木幾乎全是來自人工栽植樹種，因此各位可以安心使用。

蒸餾花梨木的木屑就可以得到精油，其中含有 80～97%的沈香醇，還有少許的萜烯類、橙花醇、牻牛兒醇和多種微量物質。它是無色或呈淡黃色，具有濃厚而精緻的花香和木香，以及略微辛辣的味道。它不需要和其他精油混合就擁有複雜的香氣，不過它也可以和多種精油均勻混合。

花梨木是非常安全的精油，無毒、無刺激性、不會引起過敏。它可以調理身體而不具刺激性。同時，它還可以激勵免疫系統，很適合免疫力低的人使用。我個人從未在愛滋病毒帶原者身上用過花梨木精油，但我曾聽有些治療愛滋病患的芳療師提及：「花梨木精油比茶樹精油更能激發免疫力。」我曾用花梨木精油治療慢性疲倦，效果不錯。我建議其他病毒感染

後產生疲倦症或淋巴腺炎患者都不妨一試。

　　花梨木精油是溫和的止痛劑，能有效消除頭痛，特別是和噁心有關的頭痛。花梨木精油可以使頭腦清醒、鎮定神經，特別適合在考試或長期開車時使用。當我們面臨危機時，它的鎮定與提振情緒的效用也可以發揮極佳的功效。

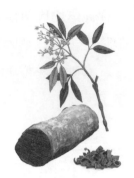

花梨木

　　許多人認為花梨木精油具有良好的催情壯陽功效，但我覺得它在心靈和情緒方面的作用要比在生理或荷爾蒙方面的影響大得多。

　　花梨木精油也有數種是保養皮膚的功能。它的消毒和殺菌功效可以治療痤瘡，而它溫和、不刺激的性質，使它適用於任何一種皮膚，即使是敏感型膚質也很適用。它可以促進細胞再生，因此很適合老化皮膚使用，還可以適度減輕皺紋。我有時會將它加入抗妊娠紋乳霜中。它的味道很好，市售的沐浴乳和皮膚保養劑中經常添加花梨木精油的成分。它的香氣也很受消費者喜愛。

　　不過，這幾種用途都可以用其他精油替代。我認為花梨木是非常珍貴的精油，最好保留到特殊情況才使用。我總在需要它發揮抗憂鬱和振奮功能時使用，而生理病症都儘量選用其他精油處理壓力，它很適用於憂鬱或心情沈重的人。對我來說，它是對心靈非常有益的精油，其他的精油只能提振心智和情緒，而它卻可以提振靈魂。

1-77 鼠尾草 Sage

Salvia officinalis

　　鼠尾草原產於地中海沿岸，但正如其他的烹調用藥草一樣，它有很強

韌的生命力，世界各地都可以見到它的蹤跡，不
論是野生或栽植。自古以來，人們就發覺它的醫
藥價值，而它的拉丁學名也是從「救贖」這個字
演變來的——當時人們認為它可以拯救人們免於疾
病和死亡。羅馬人也稱它為「神聖的藥草」。

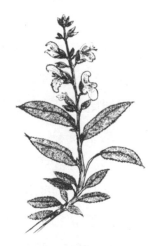

鼠尾草

　　過去，鼠尾草除了用在烹飪、增添乳酪香味
之外，還可以用來釀造麥汁。另外，許多國家的
人知道它有醫療功效，將它製成浸液（藥草
茶）、漱口水、醋和膏藥，特別適用來治療口腔
和喉嚨感染、創傷和消除頭痛等。古老藥典都將
它視為精神激勵劑。例如約翰‧吉拉德說：「鼠尾草對頭部和腦部特別有
幫助，它可以加速感覺和記憶。」鼠尾草對女性生殖系統有很大的影響，
古時候鄉村的女巫醫（中世紀到十七世紀所展開的獵殺女巫行動中燒死許
多女巫醫）所用的藥劑中很多都是用鼠尾草製成的。她們用鼠尾草來幫助
產婦分娩、引導遲滯經血流出或幫助婦女順利度過更年期。許多人以經驗
或科學實驗來證實鼠尾草的功效，有些人則認為它具有醫學和民俗學雙重
功效。它是治療毒蛇咬傷的解毒劑。有些人認為，如果花園中的鼠尾草長
得很茂盛，則表示老婆會當家；但花園中的鼠尾草如果都枯萎死亡，就表
示這家經營的生意會失敗，而這或許還比較輕微呢！

　　不過，不管新鮮或乾燥的鼠尾草的功用和價值如何，當我們討論鼠尾
草精油時，就不得不特別小心。鼠尾草精油中含有大量的側柏酮，可能會
導致癲癇症發作或抽搐，如果用量過高，還可能損傷中樞神經系統而導致
癱瘓。

　　有幾個婦女利用藥書的知識，自行運用鼠尾草精油來治療自己的病
症。根據她們的親身經驗，我發現鼠尾草精油的毒性可能會讓人感到輕微

的暈眩和發抖，甚至引起劇烈的腹痛導致患者住院三天。最常出現的症狀，是子宮會出現中度到劇烈程度的收縮、經血量大增、彷彿子宮受傷出血等。這幾位實驗者幾乎都住院治療精油中毒症。但有一位例外，她是唯一將鼠尾草精油視為外用油的人，只用在泡澡和按摩油中，用量約從二～三滴到十滴。

基於上述原因，芳療師最好改用快樂鼠尾草（Clary Sage）精油，它和鼠尾草精油的功能類似，但側柏酮的含量較低，毒性較低。可參閱「**快樂鼠尾草**」（1-17）以了解它的精油的特性和功用。

使用含有鼠尾草的漱喉水和漱口水是少數幾種安全使用鼠尾草精油的方式。這時，鼠尾草精油已經被酒精和水稀釋，濃度很低。有時身上肌肉非常發達的男士也可以用加了鼠尾草精油的按摩油按摩。因為進行重量訓練或短期密集運動的爆發力訓練等其他運動而造成肌肉過度發達的狀況，可以利用鼠尾草精油溫暖和軟化肌肉的功能。在處理這類男性運動員的問題時，我們就可以忽略鼠尾草對女性生殖系統的影響。儘管如此，還是有其他更好的選擇，像薰衣草、馬鬱蘭或迷迭香等，都要比鼠尾草精油來得好。

注意：不只有懷孕時、給幼童或癲癇症患者使用時才要小心，其實不論何時使用鼠尾草精油，都必須特別謹慎。

1-78 檀香 Sandalwood

Santalum album

檀香是種小型的常綠寄生樹木，藉由吸附在其他樹種根部而竊取養分。它原產於印度和印度洋中的小島上，品質最好的檀香產於麥梭爾省。正好和流言相反，麥梭爾省的檀香並未瀕臨絕滅，而是已由政府加以保

護。檀香長得很慢，且只有非常成熟、幾乎要老死的檀香樹才能砍下。砍下的樹幹棄置森林中，讓螞蟻吃掉樹幹的外層，只有樹幹內層昆蟲無法侵害的中心硬木地帶，才可當作建材、家具和焚香的材料，同時也是蒸汽蒸餾法生產精油的主要部位。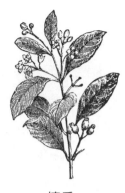

檀香

檀香精油中含有 90%以上的檀香醇，其餘還有松烯、檀香酸、兆白檀酸和白檀酮等，顏色從黃色到深棕色。精油非常厚重黏稠，它的氣味剛開始雖然不很強烈，但搽在皮膚上後味道會持續很久且越來越強烈。不要買到澳洲或西印度群島出產的檀香精油。澳洲的檀香精油其實只是檀香近親植物（Eucarya spicata）的精油，品質較差。西印度群島生產的「檀香精油」和檀香一點關係都沒有，也沒有任何療效。越南和新喀里多尼亞島出產的，才是用高品質檀香製作的精油。

幾世紀前印度人就利用檀香來作成香料和薰香。在傳統的印度醫學中，它最重要的醫學功能是作為強力的尿道殺菌劑。至少在二百五十年前人們就知道用它來治療各種尿道感染症，像膀胱炎和淋病等，但如果沒有受過醫藥訓練就貿然用它來治療這類病症，是非常不負責和違法的行為，除非患者另外還有接受西醫診治。

檀香也是優良的肺臟殺菌劑，我發現它特別適用於持續性和刺激過敏性的乾咳，由於它的鎮定效果。它是最適合治療慢性支氣管炎的精油之一，也可以撫順喉嚨痛。最佳的使用方法是內外夾攻─使用吸入法及同時在胸部和喉嚨敷上精油。檀香精油的味道滿苦的，因此用它來漱喉並不是很愉快的事。

檀香最為人知的功用，就是作為香料，不論東方或歐洲都有添加檀香的香水、清香劑和化妝品。這些產品的歷史，比我們所想像的還久。

作為化妝品的成分之一，檀香不僅有著香味，它還對各類型的皮膚和皮膚病症有幫助。它可以幫助乾燥和脫水的皮膚，特別是用熱敷的方式。另外，它還具有輕微收斂和強力殺菌作用，因此也可以幫助油性皮膚和痤瘡。它是男性和女性都很喜歡的香水，所以男性（不只青少年）願意按時使用添加了檀香的護膚藥品，既可達到醫療效果，又像用了高級香皂或刮鬍後的柔軟水，不會因為它的味道而遭人恥笑。我經常在刮鬍後的柔軟水中加入檀香精油來治療年輕男士的理髮師疹，它可以撫順皮膚、緩解癢的感覺並抑制導致疹子的細菌生長。

檀香的知名度高、普及全世界的原因，可能是因為它是有名的催情壯陽劑。和其他也稱為催情壯陽精油不同的是——它的確具有激勵生殖器官達到預期的功效。

1-79 穗花薰衣草 Spike Lavender

Lavandula spica / L. latifolia

穗花薰衣草的味道較為強烈刺鼻，還有點兒樟腦味。它具有殺菌與強效的抗病毒力，還有化解黏液、祛痰的功用，因此很適合治療慢性支氣管炎、鼻竇炎與喉嚨感染等呼吸道病症。穗花薰衣草又分成兩種化學類型：西班牙穗花薰衣草與法國穗花薰衣草。西班牙穗花薰衣草的酮類含量比較高，因此毒性也比較強，但大多數的精油都是用西班牙穗花薰衣草為原料製成的。它確實具有相當重要的療效，但使用時一定要特別謹慎，最好只用一點點兒並與其他精油混合使用。

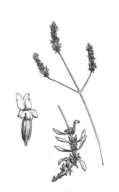

穗花薰衣草

1-80 甘松 Spikenard

Nardostachys jatamansi

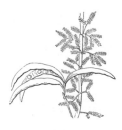

甘松

Nard是甘松的另一個英文名稱，它原產於印度北部，自古以來就以療效與香氣聞名。它和穗花薰衣草是不同的東西，請不要弄混（真的有人弄錯了）。

甘松是種芳香藥草，與纈草的親緣關係很近。它的根系非常特殊：從一個主根上發展出兩種幼枝，其中一種是地下花莖或稱為地下莖，大多數甘松精油就是從這個部位而得到的。利用蒸汽蒸餾法就可以得到淺黃到深琥珀色等顏色的精油。精油中的主要成分是：靜腦酸、纈草素、龍腦、廣藿香醇、松香醇與丁香酚。它的香味很難描述，狄歐斯科里德說它的味道聞起來向山羊！它的味道的確有些「動物性」的特質，具有深沈、泥碳與土地的味道。

在它的原產地印度，甘松是種非常有價值的香水、藥草與皮膚保養劑。數千年前中東與地中海沿岸地區居民對它評價就很高，因為聖經中曾經提到甘松。在所羅門之歌與聖約翰福音中，我們可以知道：馬利曼德琳用非常貴重的甘松油膏塗在耶穌的腳上的故事。狄歐斯科里德（在他尚未說出甘松味道之前）認為甘松具有溫暖、乾燥與利尿的功能，適合處理經血過多、白帶、腎臟與肝臟問題、各類感染症等，還可以幫助排除體內長期累積的毒素。

現代人們還發現甘松具有平衡月經週期的功效。狄歐斯科里德所說的陰道白色分泌物，就是陰道炎的症狀之一，而具有抗黴菌力的甘松精油，正可以對抗引起陰道炎的念珠菌。

　　甘松精油可以減輕皮膚出現的過敏反應與消除各種疹子。它是種具有平衡功效的精油，因此各類皮膚使用的臉部按摩霜或皮膚保養品中，都可以加入甘松精油，對成熟的皮膚尤其有幫助。維多利亞‧愛德華曾說：「甘松精油可以修正皮膚的生理平衡，促使皮膚長久新生。」

　　用甘松來治療蜂窩組織炎亦有它的可試性，因為它的利尿和解毒的特質，而且它也是「深層放鬆」的精油，可使病情不因壓力困擾而惡化。

　　對容易緊張與焦慮的人來說，甘松是非常有益的精油。它與乳香類似，可幫助人們清除內心舊傷與情緒障礙。從事釋放心中能量與情緒按摩的芳療師應該會喜歡甘松精油。聖母瑪利亞在最後的晚餐之夜用甘松精油為基督洗腳，這暗示著它可以幫助病危患者。當晚，基督知道他快死了，而瑪利亞也知道。瑪利亞用油為基督塗腳就是種神聖的宗教儀式，以幫助人們面對死亡時刻的來臨。在療養院工作的治療師，或許也可以為即將結束塵世生命的患者塗搽甘松精油。

1-81 聖約翰草 St. John's Wort

Hypericum perforatum

　　聖約翰草浸泡油具有特殊的治療和撫順功效。人們用它來治療創傷、燒燙傷、瘀傷和各類疼痛的歷史已經非常久了──中世紀時十字軍用它來治療戰爭創傷，而全歐洲的民俗藥草學上都可以看到人們用它來治療各類病症的記載。

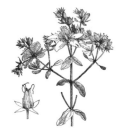

聖約翰草

　　聖約翰草浸泡油是將植物開花的頂端放入溫和的油中浸泡而得的，這油呈現美麗的紅色。它具有止痛和抗發炎的能力，加入按摩油中可以治療纖維組織炎、神經痛、肌肉痛、坐骨神經痛、風溼

症、痛風和關節炎。我曾用它成功地治好肌腱炎。它的止痛和治療功效很適合治療輕微燒燙傷，特別是日曬傷。它還可以治療蚊蟲叮咬，護手霜和護膚產品中也常添加聖約翰草浸泡油。別忘了它是「浸泡油」而不是精油，因此它有自己的化學屬性，可以再和其他的精油混合，但最後精油的濃度只能在 1～2%左右。

1-82 萬壽菊 Tagetes

Tagetes minuta

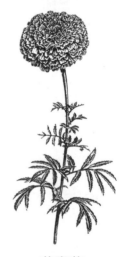

萬壽菊

萬壽菊有許多別名：Tagette、Taget、法國金盞草、非洲金盞草或金盞草等。它是種有毒的精油，但由於它的別名很多，因此人們常將它與英國金盞草或金盞菊（Calendula officinalis）混為一談。事實上，根本沒有金盞菊精油，只有非常微量的金盞菊原精，而大部分的金盞菊油都是浸泡油，不但非常安全還可以治療多種皮膚病症。

萬壽菊油卻恰巧相反，是具有毒性的。精油中含有高量的酮類物質（萬壽酮），另外還含有光敏感物質，夫喃香豆素。

萬壽菊精油可以治療雞眼等病症，但還有其他有效又更安全的油可供選擇。

最好不要任意購買標示著「金盞草」的精油，除非標示中清楚列出該種植物的拉丁學名，以免誤用精油而產生不必要的危險。

1-83 **側柏** Thyja

Thyja occidentalis

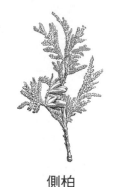

側柏精油的毒性很高，且精油中側柏酮的成分高達 60%，很容易造成流產。因此，芳香療法中並不使用側柏精油。

側柏

1-84 **百里香** Thyme

Thymus vulgaris

百里香屬於唇形科植物，原產於地中海沿岸。古地中海文明就將百里香視為藥用植物，希波克拉底和狄歐斯科里德都曾提及它的療效。百里香的種類很多，但芳香療法所用的品種就是普通百里香。百里香的香氣可以散布得很廣，從它的名稱就可以知道。它的英文名字是從希臘字 thymos 而來的，意指芳香之意。百里香精油經過兩道蒸餾的手續，以除去植株的刺激性物質。典型的百里香精油中的化學成分包括：百里香酚和香荊芥酚，這兩者就占了 60% 以上的比例，另外還有萜烯類、異丙基甲苯、龍腦和沈香醇等。不過，百里香的化學類型要比其他植物來得多（這點，請容我稍後再述）。

自古以來百里香一直是種廚房藥草，就和其他可提煉精油的廚房藥草一樣，百里香可以延緩肉類腐敗。熟食在放入冰箱之前，特別是熱帶地

區，盤中都會加些百里香。與其他廚房藥草一樣，加入百里香的功效已由最近的科學實驗證實：研究人員利用在肉汁中生長的細菌做實驗，發現百里香精油可以降低細菌增生的速度，避免肉汁的腐敗、讓肉汁的新鮮度維持三天。百里香還能刺激消化系統，適合消化系統功能遲滯或處於康復期、全身各系統功能降低的人使用。它也是良好的腸管抗菌劑，很適合治療腸管感染症。

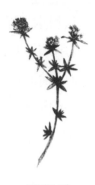

百里香

　　百里香還有個傳統的功用——治療感冒、咳嗽和喉嚨痛，特別適合感冒大流行時使用，因為它是非常好的肺部抗感染劑，可治療各類呼吸道感染，還能有效治癒口腔和喉嚨感染。它可以當作治療鼻子、喉嚨和胸腔感染的吸入劑，或當作漱口水或漱喉劑。牙膏中只要含有 0.1%的百里香精油，就能有效對抗會引起口腔與牙床感染的細菌了。

　　或許，百里香精油最重要的抗感染功能，在於它可以刺激白血球的增生，因而增強身體對抗入侵生物的能力。它可以刺激全身的循環，並降低血壓。它非常適合疲倦、憂鬱或昏昏欲睡的人，因此很適合在康復期使用。此外，它還能刺激人們病後很差的食欲。百里香可以振奮和增強身體與心智的功能，且和迷迭香一樣，可以刺激大腦、增強記憶力。

　　洗澡水中加些百里香精油，可以減輕失眠症。乍看之下，這似乎與百里香所具有的刺激性不符，但別忘了：百里香和其他許多精油一樣，不是具有單純的刺激或鎮定功用，而是「平衡」功能。如果我們必須振作精神，百里香可以讓我們神智清明；但如果我們需要休息，百里香也能幫助我們入睡。

　　有時，頭髮定型液、皮膚香水、創傷或痠痛膏藥中會添加百里香的成分。手術前的消毒洗手乳液中也含有百里香的成分，它的效果比醫院中所

用的其他消毒劑更好。熱敷百里香可以紓緩風溼痛，而將新鮮的百里香磨碎後可用來作為治療昆蟲叮咬的急救藥品。此時，絕不可使用純百里香精油，以免精油刺痛皮膚。如果未經烯釋、溶解就將百里香精油加入洗澡水中，它也會刺激皮膚。

另外，還有好幾種不同、刺激性較低的百里香精油。雖然它們都是從同 Thymus vulgris 中萃取來的，但不同生長地所出產的精油組成與成分都有顯著不同（請參閱「**化學類型**」（3-4））。百里香精油有三種主要的化學成分：含百里酚很高的百里酚百里香）；含沈香醇很高的沈香醇百里香（溫和、不刺激、連幼童都適用）；以及側柏醇百里香（是種有效的抗病毒精油）。這些除了基本功效之外、還具有特殊效用的百里香精油，只有極少數進口商會進口。

1-85 茶樹 Ti-Tree / Tea-Tree

Melaleuca alternifolia

我比較喜歡用傳統的茶樹名稱 Ti-Tree，而不喜歡它的新拼法 Tea-Tree，以避免和飲用的茶（Camellia thea）弄混──茶樹和茶葉是完全不同的植物。與白千層和綠花白千層一樣，茶樹屬於桃金孃科，丁香、尤加利和香桃木也是同一科的。桃金孃科植物精油的重要特性，就是它們都能抗感染。

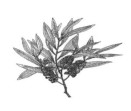

茶樹

茶樹精油中含有大量的萜品醇，還有桉油醇、松烯、萜烯類及多種醇類。精油呈淺黃或無色，有很濃的藥味，和尤加利精油有點像。由於白千層屬的植物種類很多，經常會出現摻混其他精油的劣質油。幸好，有許多廠商出售的茶樹精油都是經過檢驗、具有

品質保證的精油。

雖然芳香療法中，最重要的白千層屬植物精油就是茶樹，但歐洲人使用白千層與綠花白千層的歷史，卻較茶樹久遠得多（或許古時候部分賣到歐洲的白千層或綠花白千層精油，其實的卻是茶樹精油）。早期我們對茶樹精油的特性與使用方法的了解，多半源自於澳洲土著長期使用茶樹的經驗（澳洲原是茶樹的原產地），現在，茶樹精油在芳香療法中的應用讓我們對它有了更深入的認識。

可使用茶樹精油的情況很多，但多與下列兩種情況有關：

1.茶樹精油可以對抗細菌、黴菌和病毒等三類微生物感染。

2.茶樹精油是強力的免疫系統激勵，當身體受到上述三類微生物侵害時，茶樹精油可以提高身體的對抗能力。

茶樹精油最重要的功能，就是能提振免疫系統能力。它非常適合治療淋巴腺熱等使人衰弱的病症，以及很容易重複感染病症，或病後不易痊癒的人使用。治療病毒感染後疲倦症時，我一定會用到茶樹精油，而它對免疫系統的影響，也使它成為最能幫助愛滋病毒帶原者的重要精油。

它可以治療感冒、流行性感冒和兒童的各種傳染病。如果在剛出現感冒或流行性感冒症狀的初期，就用茶樹精油進行芳香泡澡，可以刺激大量汗液的分泌，而這個現象，正是長久以來自然療法和各種天然療法中，身體對抗感染的最佳反應。通常，這樣就能停止感冒或流行性感冒，就算不行，也能減少病症的嚴重程度，避免二次感染。茶樹精油不會壓抑感染病原；相反的，它能增強身體免疫力以對抗感染。

一般來說，茶樹精油不會刺激皮膚；相反的，稀釋的茶樹精油還可直接塗在皮膚上。不過，有些人會對它過敏，因此敏感性皮膚的人使用時要格外小心。對成人來說，浴缸中只要加入三滴茶樹精油就具有上述的抗感染能力。

　　純的茶樹精油可以有效地治療唇疱疹。在有灼熱感之初就輕拍茶樹精油，可以減輕水疱症狀。有些人覺得先用一點酒精（伏特加酒也行）複方精油效果會更好。上述方法也可治療帶狀疱疹或水痘。

　　茶樹精油也可以消除肉贅或肉疣：每天在患部中央滴一滴純的茶樹精油，再用絆創膏蓋上即可。可能得花數星期才能見到明顯的成果，但它的確是有效的。

　　我也用茶樹精油作為治療痤瘡的皮膚清潔劑，並與傳統治療痤瘡的精油──薰衣草和佛手柑交替使用。青少年多半不喜歡香香甜甜的化妝水，因此它的「藥味」，反而使它獲得不少青少年的喜愛。部分婦女在生理期時，鼻子和下巴周圍會出現一大塊發炎而疼痛的痘痘，這時也可用茶樹精油解決。只要用一滴茶樹精油輕拍患部，灼熱和疼痛的感覺很快就會消失，痘痘也會消退。

　　可以對抗細菌和病毒的精油雖然很多，但能對抗黴菌的精油卻很少，而茶樹精油，正具有殺死黴菌的功能。它可以有效治療金錢癬和香港腳等黴菌感染症，更重要的是它還能控制念珠菌。這種類似酵母菌的微生物通常是無害地住在我們的腸管中，但若異常增生、過度繁殖反而會造成各種病症（詳情請參閱「念珠菌」（2-24）、「鵝口瘡」（2-143））。茶樹精油可以控制念珠菌的數目、降低菌株的分裂速度，並增強身體對抗念珠菌的能力。

　　茶樹精油還可以增強病患手術前的健康。手術前幾星期就開始讓患者進行茶樹精油泡澡與按摩，手術後仍維持按摩（但要避開手術的傷口或疤痕）還可以減輕手術後的震驚。

　　寫了這麼多，還是無法將茶樹精油的功能一一說完。吸入茶樹精油蒸汽，可以治療鼻喉黏膜炎和鼻竇炎，在流行病肆虐期間可燃燒茶樹精油作為保護，將茶樹精油加入乳膏中可以治療尿布疹，洗澡水中加入茶樹精油

可以預防寶寶得尿布疹。另外，還有許多市售產品中都含有茶樹精油的成分：喉糖錠、牙膏、化妝水、乳霜等，且茶樹精油的含量也夠多，但卻是安全又方便的產品。

1-86 檸檬馬鞭草 Verbena

Lippia citriodora

　　檸檬馬鞭草又稱防臭木，原產於智利和秘魯，於十八世紀左右就引進歐洲，但至今它的名稱仍有許多疑義。某些人認為它的拉丁學名是 Andropogon citratus，其實就是檸檬香茅，或認為檸檬香茅就是檸檬馬鞭草的別名。但事實上，它們是完全不同的植物。或許因為這兩種植物都有檸檬味，而商人們又經常在昂貴的檸檬馬鞭草精油中摻混便宜的檸檬香茅精油的緣故。另外，人們也常將這個檸檬馬鞭草和另一種檸檬馬鞭草 Verbena officinalis 弄混，或許是因為市售的檸檬馬鞭草精油總是標示它的法國名稱「凡薇恩」（Verveine）的關係。受到名稱混淆的影響，各位或許會發現：許多書本在描述檸檬馬鞭草精油的性質時，經常誤將藥草中常用的這種馬鞭草——Verbena officinalis 的性質列入，把它描述為無味及帶苦。

　　真正的檸檬馬鞭草精油是利用蒸汽蒸餾法提煉植株的花莖所得，精油略呈綠黃色。檸檬馬鞭草精油的產量很少，這就是它的價格昂貴的主要原因。精油中的主要成分有：檸檬醛（約占 30～45%）、檸檬烯、桂葉油精、沈香醇、牻牛兒醇等。

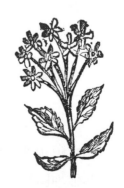

檸檬馬鞭草

　　檸檬馬鞭草引入歐洲二十年後，柏琉因·凡德拉——第一個將檸檬馬鞭草列入藥書中的人，曾提到它是很好的消化系統刺激劑、益胃劑和抗痙攣劑，適合

治療各種消化不良及肝臟鬱積症，另外還有調理與安定神經的功效，可以治療頭暈、心悸與歇斯底里等。

　　從這兒我們可以了解檸檬馬鞭草精油的功效，它特別適合治療焦慮或壓力引起的消化系統問題。按時進行檸檬馬鞭草精油按摩可以減輕壓力，而檸檬馬鞭草葉還能製成可口的茶以減輕消化道的問題。可把按摩及飲茶綜合為一，治療更見效果。市面上部分可以幫助消化的甜露酒中，也添加了檸檬馬鞭草的成分，還有人將用它來解酒。

　　檸檬馬鞭草茶或浸液也是清涼可口的夏日飲料，發燒時還可將它視為溫和的退燒劑。它具有溫和鎮定的效果，可以幫助睡眠，而根據阿拉伯傳統，它還具有壯陽催情的能力。

　　檸檬馬鞭草精油按摩可以減輕失眠症、焦慮和壓力。如果想在晚上的洗澡水中加入檸檬馬鞭草精油以幫助睡眠，要特別注意，平均一次洗澡所加的精油量，不要超過二～三滴，以免引起皮膚刺痛或起疹子。在洗澡水中加入二滴檸檬馬鞭草精油，再加三～四滴薰衣草精油就可以調成鎮定效果很好的泡澡水，解決許多睡眠問題。

　　注意：檸檬馬鞭草精油可能會導致皮膚敏感和光敏感。目前尚未有詳實的安全使用報告，因此在有確切的安全證明前，最好先將它視為具有危險性的精油。

1-87 岩蘭草 Vetivert

Vetiveria zizanoides

　　岩蘭草是種具有香氣的植物，原產於印度與斯里蘭卡，但現在加勒比海及其他地區都有栽植。以植物學的角度來看，它與檸檬香茅、香茅和其他數種香氣植物有親緣關係。

蒸餾岩蘭草的根，可以得到深棕色的黏稠精油。
這個蒸餾的過程非常漫長而耗時，且還須耗費相當勞
力（挖掘和清洗岩蘭草的根）。精油中的主要成分
為：岩蘭酮、岩蘭醇、岩蘭烯和杜松烴。它的味道很
精緻、不容易描述：它具有深沈的煙味，有點類似沒
藥和廣藿香，但稀釋後又出現濃烈的檸檬味。稀釋的
岩蘭草精油較好聞，與其他精油混合時能讓複方精油
的味道更好。它可和檀香、茉莉、雪松和──或許是

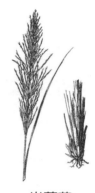

岩蘭草

最令人驚訝的薰衣草精油均勻混合。少量的岩蘭草精油可作為任何一種複
方精油的基礎精油。

幾千年前印度人就利用岩蘭草根的香氣來治病，而現代香水工業則利
用岩蘭草精油來作為定香劑。它還有多種護膚功效，特別適合油性皮膚和
痤瘡患者。它的味道十分深沈，比其他味道輕快的精油更適合年輕男士使
用。它的香氣和功效使它成為化妝品界的寵兒。

岩蘭草還有一項罕為人知的功效：它可以刺激免疫系統的功能，增加
我們對抗壓力和疾病的能力。它還具有溫和的紅皮劑（促進局部血液循
環）的功能，因此有些芳療師用它來治療關節炎、風溼症和肌肉痠痛。

不過，岩蘭草精油最大的功效，應該是它對心理層次的影響。岩蘭草
精油的印度名稱是「寧靜之油」，充分表達出它對心靈的影響。

岩蘭草精油具有深度放鬆的功效，飽受壓力、焦慮、失眠或憂鬱所苦
的人，可用岩蘭草精油進行芳香按摩和泡澡。浸泡在加了岩蘭草精油的洗
澡水中，是我所知最舒服、放鬆的經驗。由於岩蘭草精油是從岩蘭草的根
部提煉的，因此它是種「土性」精油，能讓人產生踏實、安定的感覺，適
合總是不切實際或過度重視智力活動而忽略生理感受以及缺乏安全感的
人。遭受打擊後或生命中的低潮期，像面臨離婚、離別或喪親等事件，也

很適合使用岩蘭草精油來安撫。

1-88 紫羅蘭葉 Violet Leaf

Viola odorata

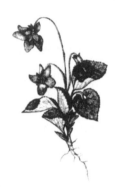

紫羅蘭

　　紫羅蘭葉中可以提煉出高級香水中才有的紫羅蘭葉原精。有時芳療師也可以買到一點兒，當然價格非常昂貴。整棵紫羅蘭（花瓣、葉子、地下莖）都含有一種稱作紫羅蘭素的鹼性物質（這就是紫羅蘭名稱的由來），另外還有巴馬酮、水楊酸和糖化物等。原精具有新鮮、乾燥的香味，有點類似乾草。

　　紫羅蘭葉原精具有殺菌力，它具有神奇療效，特別適合治療皮膚病症，尤其是痤瘡、油性皮膚或毛孔過大等。它也具有治療微血管擴張的效能。紫羅蘭葉常被用來治療風溼症、頭痛、鼻喉黏膜炎和急性咳嗽伴隨的呼吸困難等症狀。有報導指出，它具有止痛性質，我們從它含有水楊酸就可推知。不過，紫羅蘭葉原精的價格不低，其他同樣具有止痛效果但較為便宜的精油，或許是更好的選擇。

　　葛利夫人（Mrs Grieve）曾說：「多種紫羅蘭葉製劑，像浸泡、貼敷以及新鮮紫羅蘭葉作成的藥糊等都可用來治療癌症。」她也引述了多份治療成果，因此我覺得這或許是個值得深入研究的課題。對癌症病患來說，只用紫羅蘭葉原精或再配合正統醫療，或許是個值得一試的方法。一位專門幫助愛滋病患的同事，認為它還具有減輕愛滋病的功效。這或許就是它如此昂貴的原因吧。

1-89 依蘭 Ylang-Ylang

Cananga odorata

一種生長在菲律賓、爪哇、蘇門答臘與馬達加斯加的小型熱帶植物的精油，稱為依蘭。根據當地的方言，依蘭意味著花中之花，又是 Anona odorantissima 的別名。究竟 Anona odorantissima 和 Cananga odorata 是兩種不同的植物，還是因生長在不同氣候、土壤的環境下而出現某些差異的同種植物，卻還沒有明確的答案。可萃取精油的花，有黃色、紫色與粉紅色三種，但以黃色花朵所萃取的精油品質最好。在蒸汽蒸

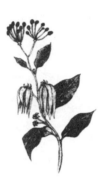

依蘭

餾的過程中，最先流出的精油品質最高，就稱為「依蘭」精油，較晚流出的精油，也就是所謂的末段蒸餾液，是品質較差的精油，通常稱為康納加（Cananga）。不論是依蘭或康納加精油，它們的療效是相同的，只是康納加的香味比較粗糙。品質最好的精油，是從初夏清晨摘取的花朵中萃取的。

兩種精油液中都含有甲基苯、甲基水楊酸、丁香酚、牻牛兒醇、沈香醇、黃樟腦、依蘭醇、萜烯類、松烯、乙酸苯酯以及醋酸、安息香酸、水楊酸和纈草酸。精油的顏色從無色到黃色都有，氣味非常沈厚香甜。有些人覺得它的味道令人作嘔，因此最好與檸檬或佛手柑等可以降低甜味的精油混合後再使用。或許依蘭精油最重要的生理特性是它可以降低呼吸急促（喘息性呼吸症）和心跳頻率過高（心跳過速）的問題。當人們受到打擊、驚嚇或感到焦慮時，就可能出現上述症狀，如果當事人非常生氣，可以立即使用依蘭精油以緩和症狀。不過，如果經常出現這些症狀，最好尋

求醫師、順勢治療師或針灸治療師的診治和忠告，再將精油治療當作附加的補充療法會更有益。

　　經常伴隨著高血壓出現的喘息性呼吸與心跳過速的症狀，可用依蘭精油處理。依蘭是香水工業與化妝品工業廣泛使用的原料之一，它具有平衡皮脂分泌的功能，因此非常適合乾性與油性皮膚使用。它的香甜味濃厚，且價格又比玫瑰和茉莉等精緻的花朵類精油便宜，因此大大提升它的經濟價值。有些人覺得它像風信子，我也發現它的味道與風信子有些類似。依蘭具有調理頭皮的功用，十九世紀時它還是馬加撒髮油（Macassar oil）成分之一（維多利亞時代，家庭主婦為了保護家中的椅背以免被人們頭上的馬加撒油沾汙，特別製作了椅套）。如果想試試這個護髮配方，可以多加點酒精以免油沾損了家具。

　　和茉莉、玫瑰與檀香精油一樣，依蘭也是抗憂鬱劑、催情劑和鎮定劑，可以幫助因壓力或焦慮而出現性生活困難的人。依蘭的平靜和放鬆功用就是它能夠催情壯陽的主要原因，因為它可以阻斷「焦慮－不舉」的惡性循環，以免患者因擔憂自己「不行」而真的出現不舉的狀況，又再引發深層的焦慮。

　　將依蘭精油與其他精油混合，不只具有稀釋依蘭香氣的功效，還具有激發依蘭功效的作用。

　　注意：濃度過高或使用時間過長，會有引發嘔吐或頭痛的危險。

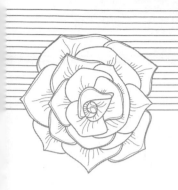

第 2 章
疾病與症狀

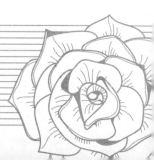

2-1 膿瘡 Abscesses

　　膿瘡在芳香療法中，一般是用熱敷法來治療：直接將熱精油敷在腫脹的部位，就可以減輕疼痛、避免感染，甚至吸出有毒物質。例如，牙齒化膿時，可將熱精油敷在臉頰上，直到腫脹消失，以牙醫師可以處理為止。

　　治療膿瘡最有效的精油，是洋甘菊油（特別適用於牙齒發炎、化膿）、薰衣草油和茶樹油（單獨或混合使用）。

　　也需要考量患者平常的健康情形，如果這種發炎的情況經常出現，建議患者攝取無毒膳食，多補充維生素與礦物質。

2-2 痤瘡（俗稱粉刺、面皰）Acne

　　成為芳療師的好處很多，其中之一，就是不必再依賴有副作用的危險藥物或化學藥劑也可以完全治癒痤瘡。

　　痤瘡一般出現在青春期，但有時也會延續到成年。皮膚（參見「皮膚」）的皮脂腺分泌太旺盛，加上細菌感染，便形成痤瘡。皮脂腺將大量的油性物質——皮脂，排到皮膚表面，再加以四周環境的塵土、衣服的碎屑以及皮膚表皮脫落的角質細胞，都會附著在皮脂上而形成細菌滋長的溫床。漸漸的，這些物質阻塞毛細孔而形成黑頭粉刺，發炎後就出現紅紅腫腫的「痘痘」，並會滲漏出部分液體感染周圍的組織。

　　芳療師可以從許多方面著手治療痤瘡。在皮膚上塗搽精油，可以治療發炎和減少皮脂的分泌；按摩可以刺激循環，幫助身體排出毒素。芳療師通常會建議患者攝取無毒膳食——這可說是芳香療程中最重要的步驟，除此之外，還需確定患者學會正確的皮膚保健法，以使整個療程更為完善。

利用芳香療法治療痤瘡，患者的態度很重要，在患者願意配合的情形下，痤瘡才容易治癒。患者也比較容易克服無助和絕望的感覺。

許多精油都可以治療痤瘡，因此治療師可能會不斷地更換精油，直到找出患者最適用的精油為止；同時，在治療的過程中，治療師也會隨著痤瘡症狀的變化，更換精油的種類。薰衣草和茶樹具有殺菌效果，是最適合治療痤瘡的精油。薰衣草具有鎮定皮膚、治療創傷和促進健康新皮膚再生的功效。佛手柑也可以用來治療痤瘡，但因為陽光會引起佛手柑對皮脂造成過敏，因此只限定在冬季使用。佛手柑具有收斂、止血和抗憂鬱性的功效，其抗憂鬱尤其重要，許多人罹患痤瘡之後，就變得憂鬱、情緒低落；而低沈的情緒只會讓痤瘡更嚴重。天竺葵油可以平衡皮脂腺的分泌，在治療痤瘡期間，可以用稀釋的天竺葵油按摩臉部，或直接塗搽混合了天竺葵油的面霜、清潔乳或化妝水來調理。

進行全身按摩時，最常用的精油就是迷迭香和天竺葵油。這兩種油可以刺激淋巴系統，協助排除體內毒素。隨著患者病情的好轉，可以在薰衣草和橙花油中添加小麥胚芽油，以減少疤痕。

這些治療，可能要持續幾個星期，甚至幾個月才會看出成效，而剛開始治療時，有些人的痤瘡反而會變得更嚴重。因此。要謹慎使用各類精油，尋求正確的資訊，才能避免這些令人氣餒的結果。

二十五歲以後所出現的痤瘡，有可能是因過敏所引起的，因此芳香療法所選用的精油和方法便完全不同，請參看「**皮膚**」（2-130）。

2-3 成癮 Addiction

現代社會，因為吸食海洛因、古柯鹼等毒品而上癮的人越來越多，形成可怕的社會問題。有些人可能會問：「芳香療法可以治癒毒癮嗎？」答

案是肯定的。有些芳療師，曾成功地運用鎮定和抗憂鬱的精油，幫助患者度過壓力、沮喪的時期，避免患者再度藉由毒品或藥物逃避現實，進而幫助患者戒毒。

很有趣的是，如果讓有毒癮的人選擇按摩時要塗抹的精油，大多數的人都會持續選用快樂鼠尾草，看名字就覺得能帶給人們快樂幸福。也或許快樂鼠尾草油能讓慣用藥物毒品來減輕壓力的人，立即產生紓緩的感覺。從這兒，我們就可以知道運用芳香療法，除了可以避免人們使用毒品，還可以協助有毒癮的人戒毒。雖然社會各階層都有藥物或毒品成癮的問題，但許多貧困階級——沒錢、沒工作、沒有接受良好教育，甚至居無定所的人，即使知道有戒除毒癮的方法，他們也沒有辦法接受治療。我認識一些非常關心社會的芳療師以徵求自願實驗者的方式，幫助貧困的人戒毒。不過，這樣的芳療師畢竟是少數，而他們能幫助的人也非常有限。我認為這個問題需要更多人的參與、協助，才能徹底解決。

毒品並不是唯一會使人上癮的東西，對尼古丁、酒精、鎮定劑、咖啡和其他食物上癮的人也不少。芳療師的支持、協助、調整膳食和善意的忠告，通常可幫助這些人戒癮。在戒癮的過程中，抗憂鬱的精油是很有用的。佛手柑對治療食物上癮最有效，但還是要考慮患者個人的喜好。佛手柑、洋甘菊、快樂鼠尾草、薰衣草、玫瑰、茉莉、依蘭等，都是很好的選擇。在戒癮的過程中，最好定時變換精油的種類，雖然人們生理上罹患精油上癮的機率幾乎等於零，但為了避免少部分患者養成依賴其種精油戒毒的習慣；最好不要長期使用單一種精油。

可同時參看「酒精中毒」（2-6）和「鎮定劑」（5-41）。

2-4 老化的皮膚 Ageing Skin

　　隨著年齡增長，皮膚會出現許多問題，撇開皺紋不談，老化的皮膚顏色會變差、膚質會變得乾燥、出現斑點、臉頰凹陷，甚至靜脈浮凸。芳香療法和含有精油的面霜，都可以減輕這些問題。

　　如果皮膚的生長層能獲得充足的氧氣，皮膚的色澤和健康就比較容易維持。按摩可以幫助血液循環，增加氧氣的供應，但直接按摩臉部要特別小心，避免過度用力反而拉出皺紋。按摩頭皮可以刺激整個頭部的血液循環，臉部的供氧量也會因此增加。對一般人來說，按摩臉部的工作最好交給專業美容師，才不容易出現反效果；而每天按摩頭皮，既可幫助臉部血液循環，又不需要特殊技巧；是一種簡單方便的美容保養之道。

　　只有最外層的皮膚（表皮層），我們才看得見，而這層皮膚，全是由死亡的細胞所組成，底下一層不斷生長的活細胞，才是決定皮膚的健康和色澤的來源。隨著年齡的增長，細胞生長的速度越來越慢，因此細胞抗疾精油（能刺激健康細胞增生的精油），就變得格外重要。橙花油和薰衣草油的療效最好，即使皮膚已經邁入老化的階段，還是很適用。

　　可同時參看「皺紋」（2-159）。

　　隨著年齡增加，皮膚分泌的油脂會越來越少。大家可能會發現：在年輕時屬於油性皮膚的人，年紀雖然增長了，但看起來卻比同年齡而皮脂屬乾性的人年輕，那是因為皮膚所分泌的皮脂——一種天然油脂，它的分泌是在青春期時達到最高點，之後，它的分泌量就慢慢下降。配合天竺葵、茉莉花、橙花或玫瑰等精油進行按摩，可以讓皮脂腺的分泌量增加一些，直接塗搽含有酪梨油、荷荷芭油、杏桃核仁油或小麥胚芽等基礎油的面霜或按摩油中進行按摩；也可以增加皮膚表面的油脂平衡性。

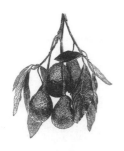

酪梨

乳香、檀香和胡蘿蔔籽油，都可以治療老化的皮膚；如果不喜歡這幾種精油的味道，不妨試試廣藿香。這幾種精油都可以減少皮膚皺縮和遲鈍等老化現象，如果能配合經常性的按摩，使用效果會更好。如果上述的方法都用了，但皮膚的顏色卻依然沒有改善；可能就要使用酵母美容敷面劑，才能出現光亮的臉色和神采。壓碎酪梨或杏仁的果肉，再混合一些蜂蜜，也可做出適合老化皮質腺的敷面劑。

年長的婦女，可能會出現靜脈浮腫（微血管破裂）的問題，此時洋甘菊油、芹菜油、歐芹油或玫瑰油等，都可以減輕這個問題，不過可能要持續治療幾個月才能看出效果。可以在按摩油中加入這些精油，或者我們每天塗抹的面霜或化妝水中並且規律的使用，才能出現最好的效果。治療期間，最好輪流替換這些精油，不要全部混在一起使用，同時間也要避免自己在陽光下過度的曝曬，飲用過熱的飲料及煙、酒的使用。

皮膚可以反應出身體的健康狀態，因此適量的運動、充足的營養、足夠的睡眠、避免不必要的污染等，都可以延緩和減輕皮膚老化的情形。

可同時參看「回春」（2-116）和「皺紋」（2-159）。

2-5 愛滋病 A. I. D. S.

在開始討論愛滋病（後天免疫不全症）之前，和癌症一樣，我們必須先討論一個前提——芳香療法並不排斥正統療法，它只是提供了額外的補救和輔助，因此芳療師不應該單獨為愛滋病患者的病情負責，而必須和一般醫師共同合作，幫助患者。在這樣的架構之下，芳療師的工作很多，例如激勵患者的鬥志、協助患者減輕壓力，藉而激發患者的免疫系統，避免

意外的感染等。有許多駐守在醫院、愛滋病協會和療養中心的芳療師，已經在做此類的工作。

　　長期以來，人們一直以為增強免疫系統是屬於正統西醫的領域，所以特別注重疫苗的研發。其實，芳療師、藥草專家、針療師和營養師，也可以以他們的專業技術協助人們增強免疫力，而這比正統西藥更重要。有某些人，體內已經感染了愛滋病的病毒，但卻沒有發病，這就是因為他們的抵抗力特別好。

　　愛滋病毒專門攻擊人類的免疫系統，因此，強化免疫系統的功能是很重要的（有關愛滋病毒侵害人類免疫系統的進一步討論，請參看「**愛滋病毒**」（2-63）。體內已經有愛滋病毒，但卻沒有發病的人，他體內免疫系統的功能一定特別強健，才能抵禦愛滋病毒的侵害，沒有發病。

　　本書中所提到的精油，凡是對免疫系統有益的，都對愛滋病有益，特別是可以增強脾臟、腎上腺和淋巴系統功能的精油。能維護肝臟功能的精油也很重要，因為肝臟負責人體的全身解毒功能。如果愛滋病患者，有按照西醫的處方服藥，這項額外的治療就顯得更加重要。不管治癒的希望有多少，正統西醫、芳療師、傳統藥草師以及針療師，都應該共同合作，增進或補強彼此治療的效果，爭取愛滋病患的健康。

　　某些患者，尋求正統西醫以外的治療方式時，病情已經嚴重到所有的愛滋病症狀都出現的狀態，但芳香療法還是可以幫助他們。愛滋病毒本身不會引發任何症狀，患者的免疫系統功能失控，不能發揮正常的防禦功能，才是患者致死的真正原因。剛開始，可能會出現一些小毛病，例如口腔的鵝口瘡（念珠菌屬的酵母菌感染所引起）、皮膚、肺臟和腸管的感染等。淋巴腺可能會持續腫大一段時間—約三個月（症狀不一定會出現，有時候患者另會出現嚴重的感冒症狀、淋巴腺熱等）。增強免疫力、抵抗感染，正是精油的功能之一，嚴重的感染可能會引發肺炎，不適時援救垂危

中的免疫系統承擔起它對抗病菌的責任，感染可能直接會威脅到生命。醫院中照顧愛滋病患者最重要的工作就是對抗此類的感染，同時。醫護人員也要在旁鼓勵患者尋求其他的療法。目前已經證實，可以增強免疫力的精油有：綠花百千層、茶樹、澳洲尤加利（功效和藍膠尤加利相同，但比較容易吸收）和百里香（側柏醇百里香抗病毒的效果最好）等。使用這幾種油要注意一點，即愛滋病患者住院期間，已經聞了夠多的藥味，進行芳香療法時，一定不願意再繼續聞類似藥味的味道。其他比較好聞、又可以增強免疫系統、抵抗細菌或病毒的精油，如松紅梅、羅文莎葉或花梨木等，也都是不錯的選擇。

除了增強免疫力，改善患者的生活品質，也很重要，例如提供輕鬆的按摩、泡澡和振奮情緒、鬥志的精油，和情緒上的協助等。按摩尤其重要，因為按摩提供了一個接觸的機會。每個人都希望別人能接觸自己，以表示對自己的關心，如果被列為「拒絕接觸」的對象，肯定是十分難受而痛苦的。讓愛滋病患者感覺到芳療師非常樂意和他們接觸，可說是芳香治療中最重要的一件事。長期接受輕柔而舒服的按摩，必能撫慰患者的身心，而增強患者的鬥志。如果患者很虛弱或很痛苦，也要用最輕柔的力氣去輕撫他們，就算只能接觸身體的一小部分，按摩效果還是值得肯定的。

哪些精油適用於愛滋病患呢？適用的精油非常多，必須依照患者的生理和心理需要來作選擇。治療愛滋病患時，芳療師最喜歡用的精油種類有：佛手柑、洋甘菊、快樂鼠尾草、乳香、天竺葵、葡萄柚、茉莉、馬鬱蘭、橙花、玫瑰、花梨木、檀香和紫羅蘭葉等。

許多愛滋病患會長出罕見的惡性腫瘤——卡波西氏肉瘤（Karposi's Sarcoma），如果患者正在接受化學治療，就不適合使用芳香療法。芳香療法和化學治療之間的問題，我會在「癌症」的單元詳細討論，因而在此不多作贅述，但請各位一定要閱讀「癌症」的單元，我們才能繼續討論下

去。

　　任何一位芳療師，如果想幫助愛滋病患，首先必須拋棄自己對性關係或生活形態的成見，許多患者是同性戀、雙性戀或長期注射毒品，而女性愛滋病患也越來越多。同時，你也需要和愛滋病患的家庭、朋友以及愛人保持連繫。此外，許多上門求診的愛滋病患，都是不久人世的，評估自己是否能調整情緒上的變化、面對死亡的態度也是很重要的。擔任愛滋病患

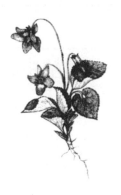

紫羅蘭

的芳療師，可能還要承受部分親友懷疑他們會經由你而間接感染愛滋病的壓力，雖然我們已經知道：愛滋病毒是經由血液或唾液等體液傳染，平常的接觸是不可能罹患愛滋病，但有些人總是永遠心懷疑慮。我要再次提醒讀者，只有在愛滋病患或治療師身上有傷口的時候，才有感染愛滋病的可能（用繃帶包紮傷口，就可以免除感染的危險）。

　　芳療師要特別注意一點：一定要保持自身的健康。芳療師，可說是許多患者的精神支柱，因此要儘可能地維持自己的健康，不要過度疲累。不要企圖做很多事──不管什麼原因，出現工作狂的傾向，就是一種病態；另外，治療愛滋病患者會有一種禁忌，就是千萬不要自己先倒下。我必須告訴各位，每一位我所認識、治療愛滋病的芳療師，他們對自己的工作都非常滿意。

　　特別注意：沒有接受醫學訓練的人，擅自治療性病是違法的，但和西醫合作治療，或在醫師同意負責的情況下進行治療，卻是法律所允許的。

　　請參閱「癌症」（2-23）、「愛滋病毒」（2-63）和「免疫系統」（2-67）。

179

2-6 酒精中毒 Alcoholism

　　芳香療法不能「治療」或「治癒」酒精中毒，只能幫助想戒酒癮的人，不再過度渴求和依賴酒精。

　　按摩可以減輕患者的壓力，使患者不再尋求酒精的慰藉；再配合使用能放鬆情緒和抵抗壓力的精油，效果會更加顯著。精油的氣味，並依照患者個人的喜好挑選。

　　能排除毒素的精油，如茴香、杜松等，可以排除患者因長期酗酒而累積在體內的毒素，讓患者體驗到毒素減輕之後神清氣爽的感覺，進而激勵患者的鬥志。不過，患者要先有心裡準備，剛開始進行排毒時，患者可能會覺得不舒服，這是因為肝臟和其他組織中所累積的毒素一起被釋放到血液中，藉著血液排出體外。只要持之以恆，就可以成功地排除毒素。

　　對於想要逃離酒精中毒的患者來說，尋求技巧的諮商、參與同類患者的互助團體，以及尋找其他有益的療法，都是必須且重要的嘗試，而芳療師也應該和相關領域的專業人員合作，處理這類個案。

　　可參閱「成癮」（2-3）。

2-7 過敏 Allergy

　　「過敏」這個詞，是本世紀初期才出現的，當時用它來描述身體接觸到外來蛋白質時，所出現的異常反應，例如：接觸花粉所引起的花粉熱，就是一種過敏。由於細菌和病毒等入侵人體的生物體，都是由蛋白質組成的，因此只要身體偵測到和自身不同的蛋白時（例如食物中的蛋白質），就會啟動防禦系統。如果這套偵測防禦的過程出了一些問題，就會造成過

敏反應。例如：引發防禦反應的程度過大，或是猛烈攻擊毫無威脅的蛋白。花粉熱、溼疹、蕁麻疹以及某些氣喘，都是典型的過敏反應。

芳療師如何處理過敏的問題呢？首要之務，就是要緩和患者過度反應的防禦系統，選用具有安撫、鎮定功能的精油，如洋甘菊、薰衣草和香蜂草等，都是常見於抗過敏有效的精油。使用精油的方法。有泡澡、貼敷、吸入法或塗搽在皮膚上等。治療時必須依據過敏的種類，選擇適當的方式。

壓力是誘發過敏的重要因素。許多人在面臨壓力時，各種外界的刺激物很容易就引發他們氣喘或溼疹等過敏反應；但在情緒平靜快樂時，同樣的過敏原卻無法引發過敏反應。因此，芳療師的重要工作之一，就是要設法減輕這類患者的壓力。幸運的是，按摩就是一種減輕壓力的良好方法，而且許多的精油也有放鬆情緒的功效。上述三種治療過敏最常用的精油，對減輕壓力的功效也都非常顯著，這也難怪它們會成為專治過敏的特效藥。另外，佛手柑、快樂鼠尾草、橙花、玫瑰、茉莉、檀香和依蘭，也是常用來減輕壓力的精油。配合按摩來使用精油，是最好的方法，但平時若能進行精油泡澡，也會有極大的幫助。

近年來，罹患過敏症的人數，有日益上升的趨勢，這全是因為現代人的生活壓力越來越沈重，而我們的食物、空氣、水和四周環境中，也出現了越來越多的化學污染物的關係。現在，「過敏」一詞的適用範圍更廣了，不再局限於蛋白所引起的實際防禦反應了；有人喜歡用另一個名詞「敏感」，來指稱這些防禦反應，特別是用在描述非蛋白過敏原所引發的反應。有此類的症狀，如喉頭黏膜炎、頭痛、活動過度（機能亢進）、水腫以及某些的皮膚問題，是由於外界物質所引發的敏感反應。

和數年前相比，現代人已經可以理解食物過敏的問題。但食物本身是否就是引起過敏的罪魁禍首，還有許多爭議。動物飼養過程中所施打的荷

爾蒙和抗生素，以及噴灑在蔬果上的化學肥料、殺蟲劑和除草劑等，都可能會引起食物過敏。現在，人們已經看到食品添加物引發過敏或敏感反應的例子，因此開始對食品製造商施壓，要求他們停止添加不必要的化學物質。

　　和傳統的過敏反應一樣，引發這些敏感現象的主要原因，還是壓力。因此，不論過敏原的種類或過敏的形式為何，芳療師的主要工作仍是設法安撫、鎮靜和放鬆患者的情緒，在解決眼前症狀的同時，也要儘可能減輕患者的壓力。由於過敏所牽涉的問題太過廣泛，因此不妨為患者推薦一位訓練有素的營養師或臨床醫師，為患者做些飲食或其他方面的建議。

　　請同時參看「氣喘」（2-12）、「溼疹」（2-42）、「花粉熱」（2-59）和「蕁麻疹」（2-149）；也請參閱「壓力」（2-136）以了解壓力和過敏之間的關係。

2-8 脫髮症 Alopecia

　　「脫髮症」這個名詞，是用來描述暫時性的突然脫髮，它和持續脫髮而導致的永久性禿頭、而且無法治療的「雄性禿」不同。芳香療法或其他的治療方式，都可以改善暫時性的脫髮和突然大量掉髮等脫髮的問題。

　　一場疾病之後，可能出現暫時性脫髮的問題，有時暫時性脫髮反而是疾病的前兆：例如，掉髮可能是甲狀腺或腦下垂體功能出現缺失的徵兆，也可能和卵巢功能異常有關。如果頭髮脫落的情形是逐漸而全面的，即頭髮是逐漸而均勻地脫落和變得稀薄，讓頭皮漸曝露出來，沒有某一個地方特別禿，那麼這種脫髮可能就是疾病引起的。曾有文獻記載，當人們面臨重大打擊、喪親、意外事件或鉅大的壓力時，可能會局部和大量的脫髮，出現一個或更多的禿頭區域，醫學上稱為「簇狀禿髮」。這些神秘變禿的

頭皮，可能會突然再度生出頭髮，但是成為禿頭的事實，或出現局部禿髮的問題，經常形成患者的困擾、壓力，而延遲了新髮的生長契機。

　　解決壓力、打擊和其他的心理、情緒問題，是芳療師最拿手的工作，只要治療師能對症下藥，新的頭髮很快就會再長出來。治療局部脫髮的問題，應用局部按摩來促進頭皮的血液循環和健康；讓頭皮內層的毛囊（俗稱髮根）能獲得足夠的營養，早日長出新髮。完全禿髮或頭髮變得很稀薄的嚴重脫髮，都可以用迷迭香、薰衣草和百里香精油按摩頭皮，來刺激頭髮生長。如果頭上還有頭髮，可以選一種上述的精油，滴入杏仁油或荷荷芭油中調成保護營養劑，每星期在頭髮上輕輕塗抹一～二次，並且用熱毛巾包裹以利吸收，二小時之後再用天然、溫和的洗髮精洗淨。這個保養法可以讓剩下的頭髮更健康，減少脫落的危險，患者不再覺得頭髮越來越少，進而提振患者的情緒。雖然這些按摩、保養的程序，都是由治療師來進行，但患者也必須學會按摩的技巧，才能自己每天按摩頭皮、刺激頭髮生長。

　　利用芳香療法，可以減輕壓力和治療其他精神創傷，本書的相關章節都會提到，因而在此不多作贅述。只強調一點——按摩是非常重要的，若再配合芳香泡澡效果會更完美。

　　如果是疾病所引起的脫髮症，只靠芳香療法是不夠的，還要配合醫師、自然療養師、針療師或其他受過訓練的合格醫療人員才有可能根治。治療疾病引發的脫髮，方法和上述治療其他問題所引發的脫髮症狀相同。

　　有時，染髮、燙髮、工業用等有刺鼻氣味的代學物質，以及食物引起的過敏，也會導致全面或局部的脫髮。治療這類脫髮的首要之務，當然是除去引發掉髮的刺激物，而除去刺激物之後，可以藉著精油的作用來促進新髮的再生。

　　某些藥物的副作用，正如大家所熟知的用於治療癌症的藥物就會引發

脫髮的症狀。最近，挪威的芳療師已經成功地用薰衣草精油讓癌症患者的頭髮再度生長。

想要維持健康的頭皮和光滑亮麗的頭髮，就必須攝取充足的營養，特別是適量的蛋白質、少量的蔬菜油以及維生素 B 群。

請同時參看「禿頭」（2-15）。

2-9 神經性厭食症 Anorexia Nervosa

字典上「厭食症」的定義很簡單—失去食欲，但醫學上「厭食症」的意思，卻是指精神不穩定而造成「不能吃」的問題。以往的年輕女孩和婦女，比較容易罹患厭食症；但近幾年，罹患厭食症的男生，卻也有逐漸增加的趨勢。只靠芳香療法，是無法治癒厭食症的，但如果能夠巧妙地配合諮商或心理治療，效果卻好得驚人。許多厭食症的患者都很排斥，甚至厭惡自己的身體，此時按摩是一種很有效的方式，因為它可以讓患者接觸到自己的身體；此外，應用巴赫花朵療法中的山楂子，也可以改善厭食的情形。許多罹患厭食症的女孩，都幻想自己過度肥胖，但實際上她們卻都是非常憔悴和瘦弱。

患者個人的喜好和需要，是選擇精油的重要依據，但精油本身的效用也必須被考慮在內。像薰衣草、洋甘菊、橙花、依蘭和快樂鼠尾草等精油，具有鎮定、安撫和抗憂鬱的效果，都是很好的選擇。佛手柑是治療厭食症中重要的精油，它不但可以振奮意志，還能夠調整食欲。許多書上都記載佛手柑可以增加食欲。但針對厭食症，我認為佛手柑在調整情緒和減輕患者的壓力上扮演了極重要的角色，才是讓患者重新恢復食欲的最主要因素。歐白芷有刺激食欲的功效，而且特別適合體質虛弱、體重過輕、神經質或神經衰弱的人，因此也非常適合用來治療厭食症。

通常，罹患厭食症的女孩都會害怕長大，因此她們的身材會一直維持著小女孩的模樣，沒有明顯的女性特徵。玫瑰可以改善這個情形，它可以影響女人每一階段的性徵發育，包括身體和情緒，讓女人感到被寵愛的感覺，進而珍視自己。茉莉花也有提振自信的功效，也是另一種不錯的選擇。

一旦芳療師找出最適合患者的精油配方後，患者便可以利用這種配方，進行芳香泡澡，也可以在潤膚乳中加入同種精油配方，沐浴後塗搽全身。

在下一次的按摩療程之前，患者如果能進行芳香泡澡，對按摩療程會更有幫助。在泡澡時，患者會產生被寵愛、被照顧的感覺，此時精油的珍貴與美妙展露無遺。另外，讓患者在自己身上塗搽潤膚乳液，也是治療的一部分，如果患者的情況有了改善，接著便可以讓患者使用調和了精油的乳液，在家自己進行按摩。

建議厭食症患者補充大量的維生素和礦物質，特別是維生素 B 群和鋅。剛開始，可以讓患者依少量多餐原則吃些水果、生菜和微量的乾果、堅果類的食物，這些食品含有許多重要的營養素，又符合患者的「瘦身」理念，患者比較容易接受。最後，再逐漸讓患者接受正常的飲食。

注意：芳療師和患者之間，必須建立起一種相互關心和信賴的關係，才能使治療順利進行，患者恢復健康。

2-10 焦慮 Anxiety

在某些情況下，焦慮是種非常健康的反應。一般來說，面臨嚴格的面試或考試時，略感到焦慮是正常的；而且這種焦慮的感覺還是有益的─可以激勵我們做複習或預習的工作。孩子逾時未歸，父母擔心焦慮是正常

的，但如果孩子一不在眼前，父母就非常擔心，這就有些焦慮過度了。

　　焦慮過度，就是一種病態，例如：焦慮的狀態持續很久；為雞毛蒜皮的小事引起很大的焦慮及無緣無故地焦慮等，都不是正常的焦慮。不幸的，二十世紀的人們要焦慮的事很多，如行車安全、尋找職業，甚至地球最終的命運等。焦慮會引起許多生理症狀，像肌肉緊繃、消化系統毛病、偏頭痛、過敏、失眠和心臟病等，也會增加人們罹患其他嚴重疾病的機率。

　　治療焦慮的問題，芳香療法和西藥的對抗療法有很大的差異：使用芳香療法，不必服用精神異常的藥物，也不需要肌肉鬆弛劑。任何一種具有鎮定效果的精油，都可以減輕焦慮，常用的精油有：安息香、佛手柑、洋甘菊、雪松、快樂鼠尾草、絲柏、乳香、天竺葵、牛膝草、茉莉、杜松、薰衣草、馬鬱蘭、香蜂草、橙花、廣藿香、玫瑰、檀香、檸檬馬鞭草和依蘭等。芳療師必須要根據患者的人格特質、生活形態、生活背景、焦慮來源以及個人對香味的偏好等條件，選出最合適的精油。患者個人的香味偏好含有許多的訊息，一般而言，患者自己選擇的精油。通常即透露了患者本身的生活現狀，由這些綜合的訊息加以診斷，往往比芳療師直接和患者晤談的收穫還多。上述的精油，雖然都有鎮定的效果；但個別的效果和影響都不一樣，因此須視患者的情況，選出最恰當的精油，才能使個別的精油有最出色的表現機會。

　　很明顯的，焦慮症患者的症狀能否減輕，端賴芳療師的功力。利用精油進行按摩，是治療焦慮症的基本方法，按摩是一種最直接的表達關懷方式，不需要任何語言就能讓患者感到安全、關愛和關心。患者平時在家若能利用精油進行芳香泡澡，也會對整段療程很有幫助，特別適合有失眠症狀的人。如果患者特別喜歡他們在療程中使用到的某種精油的香味，你可以鼓勵患者將此精油當作個人香水使用，或在房間中噴灑適量精油當室內

芳香劑；讓精油的影響力延續不斷，在診療室之外也能持續進行芳香治療。

　　芳香療法可以配合自體調整、瑜伽、冥想或簡單的放鬆運動等，及其他減輕壓力的方法共同作用。具有整體治療概念的芳療師，不但會使用芳香療法，還會教導患者其他減輕壓力和焦慮的技巧，或介紹其他優秀的師資以供患者學習。

2-11 關節炎 Arthritis

　　關節炎是一種體內的化學物質無法平衡所導致的疾病。人體產生的尿酸一旦無法全部排出體外，並堆積在體內，則不管其他的致病原因為何，很快就會引發關節炎。有些人的體質，特別容易排出尿酸，而在某些情況下，如面臨壓力和焦慮時，我們排出毒素的速度卻會減慢。此外，不正常的飲食、環境裡的污染物等，都會增加我們體內的毒素，加重身體解毒、排毒的負擔，一旦身體裡堆積了過多的毒素，就會出現疾病，不同的個體，因體質不同，出現的病症也有差異。

　　關節炎是因為過多的尿酸變成結晶存放在關節囊中，進而出現發炎、疼痛、僵硬和關節活動無法自如等症狀，漸漸的損傷會擴散到骨關節，表面使用機率高的關節越容易受損，例如運動、舞蹈或某些特別消耗體力的職業常用到的關節。另外，因過度肥胖卻又姿勢不良，特別承受體重的幾個關節（髖、膝和踝關節），這些過度使用的關節及早期曾受創傷的部位，都會比較脆弱。痛風（關節炎的一種）患者的腳趾和手指關節，是最容易受到影響的部位，症狀發作時，關節會感到劇烈的疼痛，伴隨著紅、腫、發炎。發作幾次後，大量的尿酸結晶（俗稱痛風石）堆積，會造成永久的關節腫大和變形，此變化在指關節間尤為明顯。

發炎風溼性關節炎的特徵之一，有時是急性的發作，但往往它是令人怨聲連連的宿疾。以往人們認為：病毒所引發的感染，可能是導致風溼性關節炎發作的主要原因。但最近也發現：自體免疫反應可能也會導致風溼性關節炎，例如在患者對自己的身體組織產生過敏反應時。

一般來說，骨關節炎不是發炎引起的，而是關節表層的平滑膜退化後，直接磨損骨骼所造成的。中年或老年人，比較容易罹患骨關節炎。

根據目前的醫學觀點來看：關節炎是無法治癒的；只能藉助止痛藥和抗發炎藥物來紓緩疼痛（雖然可能會出現許多副作用）。如果關節組織退化得很嚴重，也可以進行關節移植手術，不過這種手術只限用於髖、膝關節等大型關節，而且費用昂貴。

多數的天然療法，特別是芳香療法和自然療法，治療的重點在改變身體的化學性質。首先，必須先排除體內的有毒物質才能避免堆積更多的尿酸。其次，必須儘可能刺激身體修復已受損的組織。要增強受損關節部位的循環，一來可以清除有毒物質，二來提供受損組織更多的養分，以利復原。

如果能善加利用精油，就可以達到這些目的。使用絲柏、茴香、杜松和檸檬等能除去毒素的精油，進行芳香泡澡或按摩，可以幫助身體排除毒素。使用安息香、洋甘菊、薰衣草和迷迭香等精油，進行芳香泡澡、局部按摩或敷在受損關節上，可以減輕疼痛。黑胡椒、薑和馬鬱蘭等發熱性精油，可以增加局部血液循環。不管是以熱水泡澡、熱敷或溫暖按摩的方式，在受損僵硬的關節熱起來之後，要趕快讓關節儘可能地活動，以免熱量鬱積反而對關節有害。這些方法進行之後，可以減輕關節疼痛，讓關節活動更順暢。如果患者可以獨立進行一些活動，治療師可以在按摩之後，慢慢疏通和擴大患者關節的活動範圍。紓緩的活動，可以維持關節的活動力，瑜伽一直是最好的選擇。

一個具有整體治療觀念的芳療師，絕不會只緩解關節炎患者表面的症狀，她／他還會深入審視患者個人以及患者的生活環境。一般來說，影響關節炎的因子很多；營養不均衡、壓力和肥胖等，或營養不良而引發了關節舊傷。根據我的經驗，容易隱藏憤怒、悲傷、憎恨情緒的人，或無法展現特殊才華的人，容易罹患關節炎。芳療師必須仔細審查這些因子，根據患者的個人特質和需求，決定最適合患者的精油種類和使用方法。

　　如果患者已經有很長的關節炎病史，要完全恢復關節的受損，恐怕不容易。但是利用芳香療法，仍然可以減輕患者的疼痛、增加關節的活動力以及避免病情更加惡化。如果在關節炎早期就接受治療，比較容易完全治癒。

　　膳食建議也治療關節炎的重要方法；避免攝取有害物質，可以協助排除體內毒素，增強身體的恢復能力。因此，在關節炎的疼痛和發炎症狀消除之前，必須恪守飲食限制。為了健康，某些食物最好永久避免食用，如紅肉（特別是豬肉或豬肉製品）、茶和咖啡等；儘量少喝酒（最好是滴酒不沾）。患者可能還發現了其他讓關節炎更加惡化的食物也都要避免。治療的初期，切記要補充維生素和礦物質，特別是維生素 A、B 群、E 和泛酸鈣。此外，有些藥草學家發現：有一種名為「南非鈎麻」（1-23）的藥草，可以減輕許多人關節炎的症狀。

2-12 氣喘 Asthma

　　氣喘是指肺部小通道（細支氣管壁）的肌肉痙攣，所引起呼吸困難的症狀。呼吸空間的窄縮，使空氣無法由肺部排出，通常呼氣要比吸氣困難許多，以致氣喘患者常有哮喘聲音。呼吸道窄縮和氣流縮減的影響，使得黏液堆積在肺部，讓呼吸更加困難。同時，黏液也是細菌的溫床，因此氣

喘很容易併發支氣管炎。有時候，像塵土、小蟲、動物的毛或羽毛等，會引發過敏造成氣喘，另外一個常見的例子是由冷空氣引發過敏而導致的氣喘，甚至感冒也會引起氣喘。過去十年來所增加的氣喘病例，大部分是空氣污染造成的，特別是車輛排放的廢棄物。另外，壓力和突然的焦慮，也是引發氣喘的必然原因，而這可說是一個惡性循環——擔憂自己會馬上氣喘，最後真的發生了。

綜合這幾項事實，我們可以發現：芳療師治療的重要，要能配合患者氣喘的突發狀況，使得更有彈性和機動。嚴重的患者，必須立刻吸入能抗痙攣的精油，直接從瓶口吸氣、在衛生紙或手帕上滴幾滴精油再吸氣等，都比吸收蒸汽精油來得安全。蒸汽的熱度，會增強黏液的發炎反應，讓空氣阻塞的情況更嚴重。此外，保持肺部的溼潤度也很重要，因此在溼潤器內添加幾滴精油，會是個不錯的主意。

大多數的人，都是在氣喘發作之後才就醫；只有芳療師的親人或親密的朋友，才可能在發病當時就接受治療。而發病後的治療，最重要的是避免下次再發作；這時，可以按摩患者的胸腔部位，包括背部，並且稍加施力讓胸部和肩膀擴張。進行按摩時，可以按摩一號的肺部指壓點，每次輕壓一～二秒。選擇精油的方法很多，要考慮患者是否有感染、氣喘發作的原因（過敏還是情緒因素引發）等。如果壓力和憂鬱是引發氣喘的主因，佛手柑、洋甘菊、快樂鼠尾草、薰衣草、橙花和玫瑰等精油，既可以抗痙攣又可以抗憂鬱，可說是最好的選擇。同時，佛手柑和薰衣草可以治療胸腔感染，而洋甘菊還可以治療過敏。還有一種精油在所有治療氣喘的參考資料裡都不曾提到，但我覺得它非常有效，那就是乳香。乳香可以治療支氣管炎和鼻喉黏膜炎，因此可以治療氣喘的呼吸管道阻塞或感染。乳香更重要的功能是：它可以延長和加深呼吸度，這就是乳香也常用在冥想和打坐的原因。乳香鎮定的效果很好，我覺得它是最適合治療氣喘的精油。

瑜伽和所有可以改善姿勢、擴大胸腔的溫和運動，都能減輕氣喘病情。此外，增加患者的營養，也可以減少氣喘發作的頻率和嚴重程度。

2-13 香港腳 Athlete's Foot

引發香港腳的黴菌，最喜歡在溫暖、潮溼的運動鞋中滋生；而不幸的，即使不是運動員，也可能會遭到黴菌感染，如更衣室就是最容易感染這類黴菌的場所。有好幾類的黴菌，都會寄生在皮膚這層，這些頑強的香港腳黴菌，就算是正統的西藥，也無法完全消滅、根治香港腳。

我曾經利用薰衣草和沒藥的混合油或茶樹油單獨來治療香港腳。這幾種精油都可以殺死黴菌，同時可以滋潤皮膚，治癒皮膚潮溼、發癢和裂傷的問題。如果皮膚已經裂傷，還會疼痛；可以搽些金盞菊乳霜。最好將精油溶在酒精中，在皮膚上塗搽個幾天，直到皮膚潮溼的現象消失、轉為乾燥；接著繼續塗搽含有 3～5% 精油的油膏或乳霜，直到皮膚痊癒為止。

此外，經常清潔腳趾甲和手指甲是很重要的；這樣可以避免黴菌窩藏在趾甲下，造成重複感染。

除了腳以外，黴菌還會感染鼠蹊部（熱帶區域較常見，英國殖民印度時期最常見；又稱「印度洗衣工癬」）、手指間和頭皮（即頭癬）。

2-14 背痛 Backache

現代人經常為了背痛的問題四處求醫、搜尋秘方，但每個人背痛的原因，卻都各不相同。因此，在面對整脊療法、整骨療法、針灸療法、亞歷山大技術、按摩（不論是否使用精油）等種種治療方法時，應該先謹慎評估自己背痛的原因，再做選擇。

芳香療法中的按摩，非常適合治療肌肉疲倦、痙攣或緊張所引起的背痛，同時。許多精油都有迅速減輕肌肉疼痛，逐步治療肌肉問題的功效。薰衣草、馬鬱蘭和迷迭香等精油，是最常用的幾種，如果背部突然痛得很厲害，有時也使用數種由香料提煉的熱性精油，像黑胡椒或薑等。

合格的芳療師，必定具備充足的解剖學知識，能夠判斷患者是否需要接受整骨治療或整脊療法。如果患者已經接受三～四次的精油按摩，但背痛的情況卻沒有改善；即使患者沒有明顯的脊椎或關節移位問題，仍要做更深入的檢查。引發背痛的原因很多，比較明顯的原因有：運動傷害、家庭或工作拉傷（像舉重物、姿勢不良、工作或開車的坐姿不良等），另外如心智、情緒和其他身體的問題，例如：腎臟感染或異常，各種婦科問題以及脊椎退化等也會引發背痛，此時必須讓合格的專業醫師，進行詳細的檢查之後才能發現背痛的真正原因。

壓力，是引發背痛的元凶之一。許多人在面臨壓力時，會不知不覺地繃緊肌肉，而背部肌肉是最常被拉緊的部位。上背部、脖子和肩膀的肌肉是最容易表現此類緊張的部位；而脖子部分肌肉的緊張，經常造成下背部（骶骨）的肌肉緊張。芳香療法是治療這類背痛最有效的方法，利用精油進行按摩，不但可緩解生理上的疼痛，還能減輕引發背痛的壓力。按摩，能讓緊繃的肌肉鬆弛，大多數人都沒有察覺：在面對壓力的時候，這些部位的肌肉變得多麼緊繃僵硬。透過按摩，可以掃除肌肉緊張，達到放鬆肌肉的目的。如果是心智／情緒問題引發的背痛，就必須謹慎地選擇合適的精油，才能真正對症下藥。

如果壓力是引發背痛的主因，使用能放鬆、止痛或抗憂鬱的精油，進行芳香泡澡，是非常有效的自助治療。在兩次專業按摩之間進行芳香泡澡，不但可以讓療效更持久，還可以避免肌肉再度緊繃。

如果必須調整脊椎或其他骨骼的位置，在調整前、後都利用精油進行

按摩，則可以減輕疼痛、增進療效。越來越多的整骨治療師堅持：要進行整骨的部位，必須先接受徹底的按摩。有些整骨治療師自己進行按摩，有些則邀請專業按摩師駐診服務。任何一種調整治療，都會導致肌肉拉緊；但如果患者已經先熱身、放鬆肌肉，拉緊程度就可以減到最小。接受調整治療之後，這些拉緊的肌肉可能會引起表面疼痛，但只要利用止痛精油，就可以減輕不適，同時還能幫助肌肉恢復活力和結實的

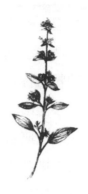

野馬鬱蘭

原樣。迷迭香之類的精油，還能讓整個治療的效果更好！

　　如果背部肌肉的功能受損，即肌肉無法支撐脊椎或脊椎相連的關節（例如脊柱的骶骨與骨盆的髂骨相連部分，又稱骶髂關節，屬不可動關節），患者就必須接受調整治療。長遠來看，最能促進肌肉健康的方法就是運動，但背痛患者必須謹慎小心地選擇運動的種類，以免弄巧成拙，反而使背痛更嚴重。一般來說，整骨治療師會建議合適的運動，瑜伽教師也能提供專業的諮詢。在治療背傷或骨位矯正的期間，最好不要進行背部活動，直到治療完成，再開始進行復健活動。

　　處理背痛這種問題，最好的方法還是那句老話：「預防勝於治療」，加上經常使用精油進行芳香泡澡或按摩的話，還可以減輕壓力、促進肌肉健康、放鬆緊張的肌肉，讓人產生幸福安適的感覺，進而達到預防背痛的目的。

2-15 禿頭 Baldness

　　禿頭分成永久性和暫時性：永久性的禿頭，通常發生在男士身上，因此又稱為「雄性禿」；而出現的原因，則和遺傳以及雄性荷爾蒙—睪固

酮—的濃度有關。相反的，罹患暫時性禿頭的對象，則沒有特定：不論男性、女性或小孩，都可能因為疾病、壓力、營養不良、藥物或其他原因，而出現暫時性掉髮的現象。

許多上市的產品，號稱可以治療禿髮，事實上已經停止生長的毛髮，目前我們還無法恢復它的生長能力。這些藥物，只能增加頭皮上毛囊細胞的健康，間接保護從毛囊長出的頭髮；如果在禿髮的前兆—脫髮—出現時，就使用這些藥物，或許比較能夠保住頭髮。

所有精油中，最能影響頭髮和頭皮健康的就是迷迭香，因此經常規律地使用迷迭香精油按摩頭皮，對頭髮的健康大有幫助，因為按摩可增加局部循環，為頭皮和毛囊帶來大量的充氧血。傳統增加頭髮的秘方，像在頭皮上塗搽新鮮的洋蔥或放些多刺的蕁麻等，都是為了相同的目的—增加局部的循環。

暫時性的禿頭可以很容易地治癒，而拉丁文的 Alopecia（脫髮症），就是用來指稱這種暫時性的禿頭，以便和永久性禿頭的雄性禿區分開來。運用精油治療暫時性禿頭的方法，請參看「**脫髮症**」（2-8）。

2-16 出血 Bleeding

有些精油具有止血的功能，也就是說，它們能加速傷口的血液凝固，減少血液流失。止血效果最好的精油是檸檬，但天竺葵和玫瑰的效果也不錯。

稀釋過的檸檬精油，可以搽在各種刀傷、擦傷和其他輕傷傷口上，幫助止血。如果傷口很深、血流不止，可以將沾滿稀釋檸檬精油的紗布，緊壓護住傷口。注意：在這種情況下，**絕對不可以使用未經稀釋的純精油**。檸檬精油的效力很好，只要用冷開水稀釋成 1～1.5%，就可以除去疣和肉

瘤。使用現榨的新鮮檸檬汁，也有相同的功效。檸檬是很好的抗菌劑，因此可以幫助輕微傷口的癒合，如果和等量的薰衣草精油混合，就會具有更強的抗菌效果。如果患者受到嚴重的外傷，可以先用檸檬精油做緊急處理，直到正式的救援趕到。

檸檬精油也可以治療流鼻血：將沾滿稀釋檸檬精油或檸檬汁的棉花球，儘可能地塞入患者的鼻腔中，讓患者安靜地躺好，直到止血為止。

拔牙後的止血工作也可以利用檸檬精油：將沾滿稀釋檸檬精油或檸檬汁的棉花球壓住牙齦，或直接在口中含著稀釋的檸檬精油或檸檬汁。但不要像含漱口水一樣振動口腔內的液體，以免破壞血液凝固。

絲柏精油可以減少過多的經血，另外還有好幾種的精油，可以處理出血問題。但請注意：**這些精油都只能當作緊急救護用，若有內出血情形時，必須請醫師或合格的醫護人員找出真正的出血原因。**除了上述的天竺葵和玫瑰之外，尤加利和沒藥的精油也具有止血的效果。

參看「月經」（2-89）。

2-17 水泡 Blisters

穿鞋而磨出來的水泡，可以敷滴有薰衣草油的紗布來治療；如果水泡很大，先用徹底消毒過的針刺破水泡然後搽上純薰衣草精油，再覆蓋一層紗布，可能會覺得比較舒服。如果傷口很潮溼，可用等體積混合的薰衣草和沒藥精油，敷在傷口上。敷過薰衣草之後，再敷上安息香精油，可以幫助傷口癒合。

不要用繃帶把水泡包得密不透風，可以略微用紗布包住傷口以保持傷口的透氣性。在水泡痊癒之前，儘量不要穿鞋子和襪子，讓皮膚維持通風和透氣。

　　慢跑者、健行者、運動員和芭蕾舞者等容易罹患水泡的人，可以在腳趾或其他脆弱的地方塗搽安息香酊劑（修道士香脂 Friars Balsam）；以預防和治療水泡。

2-18 疔癤 Boils

　　將精油熱敷在疔癤上，可以清除疔癤、加速癒合。茶樹和薰衣草具有抗菌效果，是最有效的精油，洋甘菊的效果也不錯。使用方法：每天用稀釋成 1～3%的薰衣草或茶樹精油，沖洗生長疔癤的地方三次。

　　身上長出很多疔癤的患者，特別是經常長疔癤的人，必須要降低體內的毒素，利用精純而可以祛毒的精油，如像杜松或薰衣草等，進行芳香按摩或芳香泡澡，都很有幫助。每天服用大蒜膠囊，或飲用茴香、蕁麻等藥草茶、藥草浸液，也可以幫助排毒。改善飲食也是很重要的，特別要避免過度精製的食物，且要多吃新鮮的蔬菜和水果。在身體恢復健康之前，最好再補充維生素和礦物質。

　　我們生病和面臨壓力而使得抵抗力降低時，疔癤就很容易侵犯我們。因此，除了上述的精油之外，我們可能還需要其他的精油來提振我們的生命力，以防止疔癤的出現。

2-19 支氣管炎 Bronchitis

　　支氣管炎，是一種支氣管的發炎反應。在開始討論合適的芳香療法之前，我們必須先釐清兩個名詞──急性支氣管炎和慢性支氣管炎。

　　急性支氣管炎會引起數天的發燒症狀，並且引發急促而疼痛的咳嗽。剛開始是屬於乾咳，後來感染促使肺部分泌黏液，有了黏液的潤骨，咳嗽

就變得容易些，也沒這麼痛苦了。一般來說，急性支氣管炎發生的原因，是由感冒、喉嚨痛等的病毒侵害，引發上呼吸道感染，進而入侵肺部所引起的症狀。

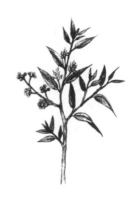

尤加利

芳香療法的治療重點，在於對抗感染、退燒、紓緩咳嗽和排出痰液。在第一階段，吸入安息香、佛手柑、尤加利、薰衣草或檀香的蒸汽，可以減輕、紓緩痛苦的乾咳。佛手柑和尤加利精油，是有效的退燒良藥，而上述幾種精油，都可以增強身體的免疫力，對抗感染。在急性支氣管炎第二階段的重要工作，就是清除肺中的痰以避免併發症，可以祛痰的精油都很有效：羅勒、安息香、佛手柑、馬鬱蘭、沒藥、檀香或百里香等，而我較常用的精油有：安息香、佛手柑、檀香或百里香等。退燒之後，咳嗽的症狀還會出現一陣子，繼續吸入祛痰精油的蒸汽、進行芳香泡澡或局部按摩胸部、喉嚨，可以縮短痊癒所須花費的時間。

罹患急性支氣管炎的患者，最好多在床上休息並保持溫暖，同時避免任何會引發咳嗽的刺激物，如煙霧、非常乾燥的空氣等。如果屋內裝設了中央空調系統，空氣很容易變得乾燥；最好在患者的房間內蒸發一些水氣，讓患者能夠更舒服、更順暢地呼吸。老式的蒸汽鍋，就是專門用來增加空氣中的水氣，也可以在暖爐上放個溼潤器，或使用傳統燒水壺，一天蒸煮二～三次，睡前蒸煮最後一次，也可以蠟燭或夜燈使水氣的蒸發更緩慢而持久。如果在水中加入幾滴上述的精油，效果會更好。

大多數罹患急性支氣管炎的成人，在經過上述的照料之後，都能夠很快的復原而不會出現併發症。但老年病患、身體很差的人、嬰兒、兒童和具有心臟病以及肺部疾病史的患者，他們的危險性就比較高，必須接受合格的看護、照顧。如果必須服用抗生素，我們仍然可以安全地使用上述的

芳香療法，同時別忘了服用大量的活天然酵母菌優格，或大量的酵母錠，以補充抗生素所殺死的腸內益菌。

慢性支氣管炎，從「慢性」這兩個字，我們就可以知道：它是一種長期的病症，且沒有發燒的症狀。由於肺部會持續產生黏液，因此慢性支氣管炎的特徵是：患者會出現長期有痰的咳嗽。

正常的肺，平時也會分泌少量的黏液，而支氣管上細毛狀的突起（稱作纖毛）會持續地擺動，以排除這些黏液。在正常的情況下，黏液的分泌量很少；而支氣管的纖毛可以將這些黏液推送到咽喉附近，讓我們在無意間，將混合了唾液的黏液吞下，因此我們不會注意到平時肺部產生的黏液，以及支氣管纖毛排除黏液的過程。如果支氣管接觸到刺激物，如遭到病菌感染、空氣污染、煙霧或其他外來的物質等，肺部就會產生大量的黏液，這些厚重的黏液覆蓋在纖毛上，使得微小的纖毛無法擺動，就無法排除黏液，因此，只能藉由咳嗽，將黏液咳出氣管。

按照病情的嚴重程度，慢性支氣管炎可以分成三個等級：簡單型慢性支氣管炎，症狀比較輕微但會持續咳出透明的痰；膿痰型支氣管炎，患者經常咳出比較濃厚而色黃的痰（這就是細菌感染後所產生的膿液）；如果持續的感染、發炎和咳嗽，造成支氣管結構的損傷，就形成了阻礙型支氣管炎。這時，支氣管的內膜增厚，出現傷口癒後的結痂，使得支氣管的管腔變窄了。同時肺部也失去部分的彈性，使得呼吸變得較為困難，必須更用力，才能吸到足夠的空氣。如果肺部也出現損傷，肺泡組織的數目就會減少。肺泡是一層布滿微血管的薄膜，空氣中的氧氣透過肺泡進入血液，而血液中的二氧化碳和其他廢氣，也透過肺泡排除到空氣中。如果肺泡數目減少，心臟就必須要加重工作，才能提供身體足夠的氧氣。

英國人死於支氣管炎的機率，遠高於其他世界各國，英國溼冷的氣候和空氣污染，以及兩者混合而成的塵霧，都是引發支氣管炎的主要原因，

但最重要的兩個原因，卻是抽煙和營養不良。

因為吸煙而死於慢性支氣管炎的人數，比死於肺癌的人還多，因此想要避免罹患慢性支氣管炎，戒煙是最好、也是最重要的方法。此外，還要特別改善飲食的營養情形，特別要避免所有可能引發黏液分泌的食物。對大多數人來說，乳製品和精製的澱粉食物，都是必須避免的。這兩者之中，又以乳製品的影響最大，因此一旦罹患了支氣管炎，就立刻暫停食用所有的乳製品食物—也許停止幾個星期，嚴重的話幾個月—病情通常會有較大的改善。接著，才慢慢開始在食物中添加少量的乳酪、牛奶等食品。對某些體質較特殊的人來說，可能需要永遠戒除這些食品。羊奶所引起的黏液分泌反應比牛奶少，所以可以當作牛奶的替代食品。澱粉也會引發大量的黏液分泌，而精製的澱粉（白麵粉和所有它的產品）的影響，要比粗麵粉大得多。食品添加物，像化學香味、色素和防腐劑等，也會引發大量黏液分泌，也應該避免食用。最好和最簡單的方法，就是儘量吃當地原產的食物，也就是說，避免攝取加工、乾燥、冷藏、包裝或先處理過的食物，最好攝取生的或略微烹煮過的食物。

解毒的過程中除了精油之外，另外在料理時可搭配添加新鮮大蒜烹煮，或服用大蒜膠囊、藥丸等。雪松、乳香、杜松、沒藥和迷迭香等精油，都可以減輕黏液的分泌，同時也要使用一至二種以上祛痰的精油來幫助肺部清除黏液。我發現，這些種類的精油之中以安息香最有效，將安息香、沒藥和乳香的複方精油，加入洗澡水中，同時吸入它們的混合蒸汽，是種非常有效的治療方法。還有一種精油，人們不會將它和慢性支氣管炎聯想在一起，但我卻發現它確有奇效，那就是薑。依照傳統的中國醫學，人體受到溼氣的侵害時（不論是內在或外在），經常使

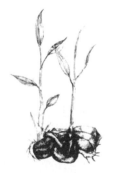

薑

用薑來治療，而慢性支氣管炎正是最適用的情形—肺部無法有效地排除內部的溼氣（黏液），如果再加上外部的溼氣，像英國的氣候或不良的住屋，病情會更加惡化。新鮮的薑片泡在水中做成的浸液（或稱薑茶），是非常美味且溫暖的飲料。把薑根切成厚度均勻的六片薄片，加入一大杯水中，燉煮十分鐘後加入半茶匙的蜂蜜，調勻後即可飲用。這個飲料一天可以喝二～三次，寒冷的冬天喝起來更舒服。

　　上述的精油雖然都可以治療慢性支氣管炎，但仍然需要其他條件的配合。比方說，我們雖然不能改變氣候，卻可以改善潮溼的房屋。此外，每個人也必須對自己所吃的食物負責，改變自己不良的飲食，而如果不戒煙，所有的治療、努力，都只是白費工夫。

2-20 瘀青 Bruise

　　有好幾種精油可以減輕瘀傷。瘀傷一出現時，立刻在傷處塗搽茴香、牛膝草或薰衣草等精油，就可以減輕傷勢，以冷敷的方式使用這些精油效果更好。稍後再使用薰衣草精油，還可以減輕疼痛。順勢療法中所用到的山金車草，可說是治療瘀傷最好的藥材，而山金車油膏可以當作緊急狀態下的急救良藥。

　　當瘀傷的顏色轉成綠或黃色，利用迷迭香等具有激勵作用的精油，進行局部按摩，可以促進局部血液循環，排除碰傷時流到周圍組織中的血塊，幫助消散瘀傷。如果是意外所造成的嚴重瘀傷，再配合使用會激勵脾臟的精油，像黑胡椒、洋甘菊和薰衣草等，效果會更好。

　　容易瘀傷的人，腎臟的功能可能不太好，必須再找合格的醫護人員，像針灸治療師、順勢治療師、醫師或藥草醫師等，再做進一步的診斷和治療。

2-21 貪食症 Bulimia

現代社會，嚴重的飲食問題越來越多，或許是現代的女性，總是設法讓自己的身材標準，但卻無法如願的壓力引起的。女士們總喜歡拿自己的身材和媒體上的模特兒、電影明星、歌星等人相比，而罹患貪食症的女士，總覺得自己過胖（即使她並不胖）。貪食症的病因和厭食症非常類似，患者都怕破壞自己的身材，只是厭食症的患者拒絕食物，而貪食症的患者則會拼命地吃，再強迫自己吐出來或使用大量的瀉藥。由於食物在患者消化道內停留的時間過短，因此患者通常無法吸收足夠的養分，而有嚴重營養不良的病症。

就和治療厭食症一樣，芳香療法雖然不能治癒貪食症，但卻可以和精神治療師一起配合。

切記：每個患者的狀況都不一樣，因此選擇最適合的精油種類和治療方式的方法。請參看「神經性厭食症」（2-9）。

2-22 燒傷 Burns

不論是大面積的燒傷或局部小塊的燙傷，薰衣草精油是治療燒、燙傷的最佳選擇；而茶樹，也有不錯的療效。

純的薰衣草精油，可以直接塗在小塊的燒燙傷皮膚上，如果在燒傷之後立刻塗上，根本就不會起水泡。薰衣草精油不但是很好的抗菌劑，還是很好的止痛劑；可以減輕燒、燙傷的疼痛。它可以促進傷口快速的癒合，並且避免疤痕的出現。如果能在燒傷之後立刻塗上薰衣草精油，皮膚上根本不會留下疤痕。

處理大面積的燒、燙傷時，必須將薰衣草精油倒在無菌紗布上，覆蓋所有燒、燙傷的皮膚，每隔幾個小時更換一次，如果燒燙傷的面積很大，就必須再尋求合格的醫療協助。如果患者受到驚嚇，有嚴重脫水的情形，就必須立刻就醫，在醫護人員到達之前，可以先用薰衣草精油做初步的急救。

蓋特佛塞醫師（René-Maurice Gattefossé），創造「芳香療法」這個詞彙的法國人，在本世紀注意到精油療效的原因，就是起源於他親身的經歷：在一次實驗室的意外爆炸中，他燒傷了手，情急之下將手浸在薰衣草精油中，卻讓他的燒傷奇蹟似地復原。

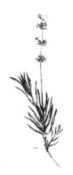

薰衣草

瓦涅醫師利用薰衣草精油，來治療中南半島戰爭中遭戰火燒傷的士兵，最近還有燒傷患者接受英國倫敦醫院的義工芳療師，運用薰衣草精油的治療。

2-23 癌症 Cancer

在此我必須先聲明一點：芳香療法不能治療癌症。宣稱芳香療法可以治療癌症，是卑鄙且違法的行為。芳香治療所能做的，就是在患者選定合適的治療方法之後，提供患者無限的慰藉、支持以及增強患者的求生意志。究竟是要選擇正統醫學途徑，像放射治療、手術或化學治療，還是要嘗試其他的療法，像膳食治療、冥想療法等，只有癌症患者本身才能決定，但不論患者的決定是什麼，芳香療法都是一種有價值的附加療法，可以提供額外的保護。

但必須注意：基於職業倫理和病人的安全、幸福，在進行芳香治療前，都必須先知會癌症患者的主治醫師，取得他的同意後方可進行。

有些醫師反對讓癌症患者接受按摩，他們擔心按摩會刺激淋巴系統，因而加速腫瘤的轉移。但現在他們已經知道：接受劇烈的按摩才會有這方面的顧慮，如果接受柔軟的輕柔按摩，就不會有危險，同時還能幫助患者放鬆，增加舒適感。只有罹患霍奇金氏病（惡性肉芽腫）和骨癌的患者不能接受按摩。

自從化學治療出現之後，醫師就一直警告：**進行化學治療的期間或化學療程剛結束時，都不能使用精油，除非等到身體將所有殘餘的細胞毒素藥物排除之後，才可以使用。**化療所使用的藥物，可以在肝臟和身體組織中長久積存，人體必須花費相當長的時間，才能清除這些毒素。根據專家的評估：每個人的體質不同，因此排除毒素所需的時間也有差異，從數星期到數年的時間都有。這段期間必須禁用精油的原因是：精油會加速人體排毒的過程，還會促使體內殘餘的藥物毒素排除到血液中。我們要特別注意的是：**加速人體排毒的過程，可能會引發許多難受的副作用，還可能導致嚴重的後果。**癌症患者所用的藥物，毒性都非常高，使用的劑量必須嚴密監控。醫師所用的劑量，必須在毒殺癌細胞和毒害病人的夾縫中求平衡。每個人對化療藥劑的接受程度和排毒速度都不相同，因此每接受一次化療，醫師就必須計算還有多少毒素殘留在患者體內，以作為下次用藥的參考。

有些人開始質疑這個完全禁用精油的規定，他們認為只要周詳考慮患者的狀況，像患者已經接受幾次化學療程、使用藥物的劑量和時間、接受化療後是否進行了排毒治療（例如膳食排毒）等；還是可以適度使用精油。事實上，針對不同的病例，我們必須考量患者的每個條件，甚至健康狀態，才能決定是否使用精油。過去二十年來，化療所用的藥物劑量越來越精確，而現代醫師所用的劑量，也遠低於 1970 年代，這些都可以減少排毒太快而引發的危險。如今，醫院和癌症救援中心裡，有越來越多的芳

香師加入了治療癌症的行列。還有許多護士，也接受芳香治療的訓練，將芳香療法融入他們原本的醫療過程中。

在療養院中照顧末期癌症病患的芳療師和護士，經常使用精油為病患進行溫和的按摩。芳香療法可以緩解患者的疼痛，減輕手術後肢體水腫的問題。薰衣草精油除了可以避免和治療褥瘡，還能促進睡眠。許多末期癌症的患者，身體非常虛弱；連一個短暫而溫和的頭、臉部按摩或手腳按摩都無法進行，但芳療師發自內心的關懷式接觸，再加上精油的作用，可以讓患者的身心紓緩、安適。有些癌症患者，特別是接受大型截肢手術，或被輻射線燒傷的病人，很容易排斥自己的身體，或認為自己的身體很髒。這種情況下，人類的接觸是很重要的，別人的接觸象徵一種接納，認同癌症患者原有的尊嚴和價值。

有些精油內含有抗癌成分，可惜目前尚未證實它們的療效，雖然如此，但許多藥草的確可以治療癌症的證據，也讓芳香療法成為搭配正統療法的最佳選擇。如佛手柑、雪松、丁香、絲柏、尤加利、大蒜、天竺葵、牛膝草、洋蔥和紫羅蘭葉等精油，都很適合癌症患者。此外，可以減輕疼痛、緩解治療所產生的副作用或鼓舞患者士氣的精油，也是很好的選擇，但要注意：罹患乳癌或其他和雌激素有關的癌症患者（例如子宮內膜癌），不能使用具有動情激素作用的精油。

有兩類白千層屬的精油——綠花白千層和茶樹精油，可以用來減輕放射線鈷所造成的皮膚燒傷。在要做放射療法的皮膚上，先塗一層薄薄的精油，就可以保護皮膚。在挪威，人們用薰衣草油來治療輻射燒傷以及減少疤痕。接受化學療法之後，大多數人都有毛髮脫落的情形，此時可以用迷迭香來刺激毛髮生長，改善落髮的情形。但還是要先知會主治醫師。

不管芳香治療對癌症的生理貢獻有多少；站在整體治療的觀點來說，它最大的貢獻在於重建癌症患者的心理／情緒層次。具有振奮、撫慰、安

撫和抗憂鬱效果的精油，再加上治療師仔細而小心的照料，可以讓癌症患者享受特殊而有品質的生命，不論最終的結果為何。

2-24 念珠菌 Candida

念珠菌是酵母菌的一種，每個人一出生時，體內就有了。平時腸管內的益菌會控制念珠菌的生長，因此我們都無法感受它的存在。當我們服用抗生素以對抗害菌時，同時卻也殺死腸管內的益菌和微生物；念珠菌就會趁此機會大量增生，並且移居腸道之外，侵害我們的身體。

念珠菌大量滋生所引發的病症，最常見的就是鵝口瘡，但如果念珠菌的數目實在增加得太多，就會出現噁心、頭痛、憂鬱、異常疲倦和種種其他病症。目前已經證實：大多數慢性疲倦或病毒感染後疲倦症的患者，出現病症的真正原因其實都是念珠菌在作祟。

利用精油和膳食治療念珠菌增生的方法，請參看「鵝口瘡」（2-143）。

2-25 鼻喉黏膜炎 Catarrh

鼻腔或呼吸道的黏膜如果發炎，就會分泌許多黏液，形成黏膜炎。著涼、流行性感冒等病菌感染，或花粉、塵土所引發的敏感，都是造成黏膜炎的原因之一。

吸入精油蒸汽可以有效、立刻紓緩黏液阻塞呼吸的困擾。薰衣草、薄荷、迷迭香、尤加利、百里香或茶樹等精油，都可以紓緩阻塞的情形，並同時對抗感染。如果是花粉或其他過敏物所引發的黏液炎，可以選用薰衣草或洋甘菊精油，使用方法，請參看「吸入法」（5-25）。

臉部按摩，特別是在鼻子或鼻竇附近仔細按摩，可以排除過多的黏液。除了薰衣草精油之外，上列的精油效力都太強，不適合在臉部直接使用，若要使用的話必須先用基礎油稀釋成 1.5%或更低的濃度。按摩的方法是：用手指在鼻子和臉頰的部位畫圓，鼻子部分畫小圈的圓，而臉頰部分則畫大點兒的圓。此外，也可以按摩脖子：由上往下輕柔地推揉脖子。

食物和黏膜炎的關係也非常密切。乳製品和小麥製品經常是引發黏膜炎的元凶之一，經常罹患黏膜炎的人，應該禁絕這些食品，觀察病情是否有和緩的趨勢。如果答案是肯定的，以後就應該謝絕這些食物，或少量攝取。如果可能對其他食物過敏，必須要用同樣的方法，找出引發黏膜炎的食物並避免之。

2-26 蜂窩組織炎 Cellulitis / Cellulite

蜂窩組織炎的英文字 cellulitis，引起許多爭議：在醫學上，它是用來稱呼由染毒創傷引發的感染，即蜂巢組織發炎的普遍說法；而美容師、婦女雜誌和許多另類療法醫師，都認為皮下的脂肪細胞遭受體液和有毒物質的入侵，會形成蜂窩組織炎。還有些醫師認為：根本沒有蜂窩組織炎的疾病，它只是脂肪的別名而已！為了避免混淆，許多人改用法文「cellulite」來稱呼蜂窩組織炎。許多罹患蜂窩組織炎的婦女，都有體重過重的困擾，但蜂窩組織炎也會侵犯苗條的婦女──最起碼我就知道有個厭食症患者，她也罹患了蜂窩組織炎。

幾乎每個婦女都有可能罹患蜂窩組織炎，而它的成因有可能和荷爾蒙的平衡有關。大腿的外側，是最常出現蜂窩組織炎的區域，有時還會蔓延到臀部，由於患部的皮膚會異常的增厚，因此又有人稱它為「馬靴大腿」。此外，患部也會出現縮皺的特徵，和周圍平坦的脂肪不同；因此也

有人稱它為「橘皮症」。這種皺褶是因為皮下的脂肪細胞逐漸增厚，囤積了許多膠原纖維，使得體液和有毒物質鬱積其中，無法順利通透出細胞外。

幸好，芳香療法是可以成功地治療蜂窩組織炎的方法之一，但我們卻不能忽略它和營養、運動的密切關係，因為從事長坐工作的婦女，特別容易罹患這種疾病。罹患蜂窩組織炎的婦女，可能把它當作一個美體上的缺乏，但具整體治療觀的醫師會認為：罹患蜂窩組織炎，不但代表遇上了難纏的疾病，還可能是身體中毒素堆積的象徵，也是淋巴系統工作遲緩、排毒效率降低的證明。

為了改善這些病症，我們需要多功能的精油；必須具備解毒、刺激淋巴系統功能、平衡荷爾蒙和利尿功能，才能徹底解決問題。治療的時間，可能要持續數星期或數月之久；端看病症的嚴重程度、病史和患者是否願意配合調整自己的膳食而定。經常變換精油的種類，也是很重要的工作。依照我自己的習慣，一開始我通常是使用天竺葵和迷迭香的複方精油，接著再換為黑胡椒、樺木、葡萄柚或杜松的複方精油。我通常會用特殊的淋巴排毒按摩方法來運用這些精油，以刺激淋巴系統的運作，然後再請患者把剩下的精油帶回家泡澡。治療期間，如果患者經常使用絲瓜絡、刷子或按摩手套按摩患部，效果會更好。另外，我建議患者進行清潔飲食：連續三～五天只吃新鮮水果和礦泉水，接著改吃純天然的營養食品及生菜。

壓力通常是引發蜂窩組織炎的原因之一，因為人體在面臨壓力時，會累積更多的毒素，但排毒的速率反而降低。如果患者的蜂窩組織炎是由壓力引起，不妨將刺激淋巴功能的按摩，換成一般可以減輕壓力的芳香療法所使用的按摩方法，才能真正對症下藥。

請參看「淋巴液／淋巴系統」（2-85）。

2-27 水痘 Chickenpox

　　利用精油治療水痘，可以加速水痘痊癒的時間、減輕病情以及增加患者的舒適感。茶樹精油在英國出現之前，可以抗病毒的佛手柑和尤加利精油一直是治療水痘的良方。現在人們雖然多用茶樹精油來治療水痘，但換成另兩種精油也是很好的選擇。

　　如果孩子的年齡夠大（四歲以後），就可以在泡澡、噴霧水或化妝水中加入精油，以減輕發癢的感覺。如果孩子太小，可以每隔幾小時讓孩子泡在加了精油的微溫水中，同樣可以達到止癢效果。精油的用量和配方是：二滴的茶樹油和二滴的洋甘菊，可以減輕皮膚發癢和乾燥的感覺，也可以用佛手柑、尤加利、洋甘菊和薰衣草各一滴，產生同樣的效果。

　　年紀較大的孩子，可以增加劑量：茶樹、洋甘菊和薰衣草各五滴，加入五十毫升的金縷梅純露中；搖晃均勻後，再加入五十毫升的玫瑰純露或蒸餾水即可。覺得癢的時候，就可以在水痘上塗搽。用這種方法治療水痘，水痘消失得比較快；如果使用傳統在水痘上塗搽爐甘石乳液的方法，因它會阻塞毛細孔，反而使痊癒過程延緩。

　　成人罹患水痘，通常比兒童來得嚴重；患者起先會發高燒，接著每冒出一顆水痘，就會感到急邊地疼痛。遇到這類患者，只要在每次洗澡水中加入茶樹精油三滴，佛手柑、洋甘菊、薰衣草精油各一滴，再配合更具止痛效果的潤膚水：六滴茶樹精油，佛手柑、洋甘菊、薰衣草各十滴，加入五十毫升的金縷梅純露和玫瑰純露，蒸餾水可代替玫瑰純露。每次使用前，記得先將溶液搖勻。如果患者體力還夠，最好每隔幾小時就泡一次澡；而在水痘的末期，一定要記得時常塗搽這種潤膚水，不但可以加速水痘的消失，還可以避免留下疤痕。

2-28 分娩 Childbirth

　　幾百年前，人們就知道利用精油按摩來幫助分娩的過程。近代的婦女們，揚棄了高科技的生產方式，回頭尋求比較溫和而自然的分娩過程，使得可以幫助她們度過生命中非常重要時刻的精油，又再度受到重視。

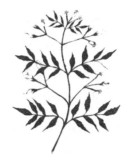

茉莉

　　卡爾培波在他的著作《助產士指南》中提到：「如果分娩發生困難，可以在產婦的胃部和其周圍塗搽混合了甜杏仁油、百合花和甜酒的混合油。」到現在，甜杏仁油還是按摩時最常用的基礎油。芳香療法中沒有用到百合花，我們可以選用其他有助分娩的精油來替代，這些精油可以加深、加強子宮肌肉的收縮及減少疼痛。茉莉和薰衣草是最有效的精油，也有人使用快樂鼠尾草精油，但有位產婦告訴我，她覺得快樂鼠尾草精油的效力太強，似乎會讓子宮收縮的動作過於激烈。瓦涅醫師建議使用丁香，但我沒有認識使用過丁香的產婦，因此不敢妄加推薦。薰衣草和茉莉精油的效果很好，且普遍的被使用，較不用擔心它們的安全性。

　　陣痛開始時，就可以在肚子或下背部塗搽精油；也可以預先準備—從預產期前幾天就開始塗搽。究竟是要按摩肚子還是下背部，完全取決於產婦個人的喜好；看看按摩哪個部位，能讓處於陣痛中的產婦覺得比較舒服而定。

　　某些強調自然接生的助產士會幫產婦按摩，但這個按摩的工作最好讓其他人，或由能和助產士輪替的人來做。孩子的父親可以擔任這項工作，實際幫助產婦分娩或產婦的親密女友，也很適合擔任這項工作。不管是誰

擔任按摩的工作，一定要事先分配清楚，這樣每個人才能清楚自己的工作，以及自己所擔任的角色。雖然不需要為此而拜師學藝，但必須要學會如何塗抹精油及恰當的力道、手勢。在下背部進行圓圈狀的按摩運動，可讓產婦舒服些。此外，產婦必須在事先指引負責按摩的人，怎樣的動作和力道，可以讓她覺得舒服。

最好事先就調好精油，以免到時手忙腳亂，調配錯誤。此外，如果在分娩時刻接近時才調精油，很容易驚慌失措而失手打翻精油瓶；使得分娩室中充斥著高濃度的精油揮發氣體，造成產婦和身邊其他人員出現噁心反胃的症狀。況且打翻精油也會造成不少的財物損失。

預產期前一週才可以開始進行溫和的按摩，**記住：不要太早實施，否則可能提早引發子宮肌肉收縮而導致早產。**曾有早產、流產記錄的產婦，更要注意這點。懷孕的最後一週，可以進行芳香泡澡：在熱水中加入六滴茉莉或薰衣草精油即可，如果可能的話，剛開始陣痛時最好也泡一下。這個泡澡可以使產婦放鬆，同時讓子宮肌肉做好準備，以迎接即將開始的艱難工作。

薰衣草和茉莉精油的特性非常相似，但功效有些細微的差異。這兩種精油都能夠止痛，但茉莉對增強子宮肌肉收縮的效果比較好，可以縮短分娩時間，但有些人覺得：產婦分娩時，產房會維持得很溫暖；而生產時肌肉劇烈的收縮會讓產婦體溫升高、汗水淋漓，這時再聞到茉莉精油的強烈氣味，恐怕就令人生厭了。具有清新、清純氣味的薰衣草精油，產婦比較容易接受，而且除了按摩之外，薰衣草精油還有其他的功用。幾滴薰衣草精油加入冷水中，就變成非常清爽的溶液，產婦覺得很熱時，可以用海棉沾些薰衣草溶液，輕拭她的臉和身體。在燈座中滴加幾滴精油、讓精油揮發或噴些精油噴霧，可以讓產房內的空氣更清新、清潔。

生產後，母親就可以立刻塗搽茉莉精油，讓胎盤更迅速、完整的脫

落。它還可以強化子宮肌肉，促使子宮及早恢復懷孕前的狀態。茉莉精油也是很好的抗憂鬱劑，能夠幫助罹患產後憂鬱症的婦女及早恢復。有人說，茉莉精油可以促進乳汁分泌，但這個說法還沒有完全證實。相反的，人們使用茴香油、茴香茶和蒔蘿種子（一種類似茴香的植物）製品來增進乳汁，已有好幾百年的歷史了。

注意：懷孕的前幾個月，禁用這些可以幫助分娩的精油，以免刺激子宮收縮導致流產。其他懷孕期必須小心使用的精油，請參看「懷孕」（2-107）。

2-29 感冒 Colds

一般的感冒，都是由病毒感染鼻腔或喉嚨所引起的。目前，研究人員發現：至少有三十種不同型的病毒會引發感冒症狀，而這些病毒還經常突變、產生新型。鼻腔和喉嚨的黏膜，如果受到病毒侵犯而發炎，就會變得非常脆弱，很容易讓細菌乘虛而入；進而引起鼻竇炎、耳朵感染和支氣管炎等比最初感冒還嚴重得多的二度感染。

幸好，有非常多種類的精油，不但可以減輕感冒症狀的不適，還可以降低二度感染的危險。為什麼會有這麼好的功用呢？除了這些精油本身就是良好的殺菌劑之外，它們也能夠刺激人體自身的免疫系統，協助對抗病菌的入侵。功效良好的精油有：薰衣草、尤加利、茶樹和關係非常密切的綠花白千層。也有人使用薄荷、迷迭香和松樹，而吸入百里香精油的蒸汽可以治療喉嚨痛。利用馬鬱蘭進行芳香泡澡，可以減輕顫抖和疼痛，還可以治療感冒所引起的頭痛。

利用精油治療感冒時，最常使用吸入法和泡澡法。如果在剛出現感冒症狀時，立刻進行茶樹精油泡澡，就可以避免感冒病症的進一步惡化。另

外，吸入適當的精油蒸汽，也有很多好處：精油可以清除充血阻塞的鼻腔、紓緩發炎的黏膜；還可以殺死細菌。吸入溫度很高的蒸汽（在不燙傷鼻腔和喉嚨的前提之下，儘可能提高蒸汽溫度），可以阻礙病毒的生長，如果再加上尤加利或茶樹等能抗病毒的精油，效果會更好。這兩種精油比較適合白天使用（如果想變化一下，不妨改用迷迭香和薄荷），因為它們具有刺激的作用，會干擾睡眠。晚上，可以改用能幫助睡眠的薰衣草精油蒸汽。

夜晚洗澡時，在熱水中加些薰衣草精油，或再添加些馬鬱蘭精油，可以促進夜晚安眠，還能幫助患者早日康復。如果患者出現咳嗽症狀，可在臥房內灑些薰衣草精油，減輕患者的不適。

大蒜藥片、膠囊以及新鮮的大蒜，不但可以治療感冒，還可以預防感冒。多攝取富含維生素 C 的新鮮蔬菜水果，也可以避免感染；而大量攝取維生素 C（最高是每天十克），也可以縮短感冒期間。如果這幾種方法能夠配合芳香療法，將會出現最大的療效。

請參看「咳嗽」（2-33）、「流行性感冒」（2-72）和「喉嚨痛」（2-131）。

2-30 便秘 Constipation

有許多種精油都可以減輕便秘，但我覺得有幾點必須提醒大家。首先必須留意：精油不是藥劑。只要沿著順時針的方向在腹部按摩，就可以幫助排便，這個方法既簡單又有效，很適合每天在家裡使用。按摩油中最適合添加的精油是馬鬱蘭和迷迭香，單獨使用或混用的效果都很好。有時候，我還會加入少許的黑胡椒或茴香精油。每天喝個幾杯茴香茶，也能幫助排便。

治療便秘最好的方法，就是改變軟食。每天的膳食，以粗糙的澱粉類食物、生的蔬菜水果、各類的高纖食品、大量的開水、果汁和花草茶等為主，且儘量少吃脂肪、乳製品和精製糖及澱粉的食物。這個大腸清潔計畫可以幫助大腸維持長久的健康。

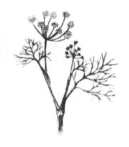

茴香

有時候，壓力、焦慮、意外的打擊和情緒問題等過度壓抑，也會引發便秘。遇到這類的病例，就必須要針對引發便秘的原因著手治療。選擇適當的精油，進行溫和的全身按摩或芳香泡澡，都可以幫助減輕壓力和焦慮。如果患者的便秘是由長期的情緒問題所引起；可能必須花費數週到數月的時間才會見到成效。此時我們應該選擇對紓緩患者的情緒、治療壓力有關的精油做中期和長期治療，期間再配合溫和的腹部按摩和高纖膳食來改變腸胃的消化狀態。利用按摩立刻排除便秘的困擾，可以提振患者的士氣、增加信心，但必須針對引起便秘的原因，做深入而徹底的治療，才是真正的治本之道。

2-31 接觸型傳染病 Contagious Disease

「接觸型」傳染病，是指直接接觸到患者而受到感染，和空氣傳染、水傳染或其他傳染途徑的疾病不同。而一般我們所說的傳染病，是包括上述各類型的傳染病。如果讓生活環境中處處充滿精油，特別是定時進行芳香泡澡，就可以保護身體、避免接觸型傳染病。丁香、尤加利、薰衣草和茶樹精油，都是很好的選擇。

2-32 康復療養期 Convalescence

康復療養期，可以指罹患傷風或流行性感冒之後，接連幾天覺得異常疲倦的時期；也可以指發生意外或接受手術後，一段漫長的恢復期。

芳香療法特別適合在康復療養期使用，它可以增強病人的復原和再生能力。根據病人的生理需求、情緒和個人喜好，有各式各樣的精油可供選擇。瓦涅醫師建議：「具有強健作用的檸檬和百里香精油，非常適合康復療養期使用。」也可以再用少量具有香料氣味的精油，增加患者的食欲和活力，根據我的經驗，最有效的精油是迷迭香和葡萄柚。迷迭香具有滋養和溫和刺激的效果，而葡萄柚可以刺激食欲（一般人病後最容易缺乏食欲）以及提振精神（避免常見的康復期憂鬱症）。

如果可以的話，最好定期接受按摩，以便加速康復、放鬆心情和享受樂趣。如果找不到人來按摩，或兩次按摩間的空檔時間，不妨洗個芳香泡澡，可以從上述精油中選擇一種，也可以挑選其他對患者有益的精油。

如果是在接受手術或發生意外後的康復期，則選用還可以減少疤痕的精油。加了薰衣草和橙花精油的杏仁油（75%）和小麥胚芽油（25%）混合，就可以減少疤痕的產生。當傷口開始癒合時，馬上就可以開始使用，每天輕柔的在患部塗搽一到二次。

適當的休息和充足的營養，也是很重要的。大多數病後初癒的人，都需要補充複合維生素和礦物質，利用人蔘進補也非常有益。

2-33 咳嗽 Coughs

咳嗽是支氣管（呼吸道）的一種反射動作，目的是為了清除阻塞呼吸

道的塵土、花粉或過多的黏液。因此，咳嗽具有保護的功能，我們不該故意壓抑咳嗽。有時候，喉嚨黏膜發炎會引起乾咳，讓病人咳得死去活來卻咳不出東西。有些原本有痰的咳嗽，也會逐漸轉化成無痰的乾咳，此時雖然已經失去了原有的功能，但這種乾咳卻很容易持續不斷。呼吸道外部的壓力也可能會引發咳嗽，像百日咳患者的咳嗽症狀，就是由腫大的淋巴所引起的。

芳香療法中，蒸汽吸入法最適合用來治療咳嗽，吸入的芳香蒸汽可以撫順喉嚨和支氣管，化解痰液組織，讓患者可以輕鬆地咳出痰。如果要治療細菌感染所引起的咳嗽，可以選用具有殺菌效果的精油。百里香的效果最好，其他像安息香（安撫喉嚨的效果特別好）、尤加利、乳香、薰衣草、馬鬱蘭和檀香等精油，也都非常有療效。

初步感染病菌之後所出現長期乾咳的症狀，用檀香治療的效果非常好。除了蒸汽吸入法之外，選用上述任何一種精油，在喉嚨和胸部進行芳香按摩，效果會更好，這兩種方法也可以搭配一起使用。在夜晚用薰燈或其他的噴霧器，讓精油分子飄散在空氣中，對病情更有幫助。

飲用熱蜂蜜檸檬汁或藥草茶等古老的療法，也可以撫順喉嚨敏感的症狀。

如果這些自助療法，不能在幾天之內減輕患者的咳嗽症狀，那麼患者必須就醫，尋求合格的西醫或中醫的協助。

請參看「感冒」（2-29）、「支氣管炎」（2-19）和「流行性感冒」（2-72）。

2-34 皮膚裂傷 Cracked Skin

不管是腳跟皮膚乾燥變硬而導致的裂傷，或是接觸寒冷天氣、浸泡水

中或清潔劑中過久、從事戶外工作所引發的裂傷，都可以用安息香、金盞菊、薰衣草或沒藥精油治療。

如果皮膚裂傷的傷口出現感染發炎的症狀，可以將安息香和薰衣草或茶樹精油混合，直接塗搽在傷口上，直到感染的症狀消失。也可以在自製或購買的油性乳霜中滴加精油，再塗抹在皮膚上，可以軟化皮膚並避免擴大裂傷。

如果皮膚在潮溼的情況下裂傷，沒藥再加上安息香或薰衣草精油是促進傷口癒合的最佳良方。如果要治療嘴唇裂傷，可以塗搽滴加安息香精油的乳膏，一天塗搽幾次即可。

2-35 囊狀纖維化 Cystic Fibrosis

體內許多生化反應失調，會導致囊狀纖維化，主要影響肺臟和消化系統的功能。如果選擇適當的膳食、補充適當的消化酵素，可以改善消化系統無法消化脂肪的問題；而芳香療法最大的醫療價值，在於治療呼吸系統的問題。

囊狀纖維化的患者，肺臟會產生大量的黏液，造成痰液凝滯、呼吸困難，還會引發多次感染（因為過多的黏液，會成為細菌孳生的溫床）。醫師們常教患囊狀纖維化病童的父母每天進行數次物理治療，以幫助排除痰液。使用精油可以增加物理治療的效果，還能預防和治療肺部的感染。

為了達到這個功效，我們必須選用能化痰、袪痰和抗感染的精油，同時只有長期持續使用精油，才能見到成效；因此儘可能的交替使用有此類效果的不同精油，以免造成對同種精油的依賴性。我覺得最適用的精油有：安息香、欖香脂、乳香和沒藥等樹脂性精油，可以輪替使用。另外，我會加些薰衣草、松紅梅、綠花白千層、羅文莎葉和茶樹精油，來增加抗

感染的功能；而添加佛手柑、雪松、尤加利（藍膠、澳洲和檸檬尤加利）、土木香、松樹和檀香等精油，可以提高免疫系統的功能。如果使用複方精油（混合上述的樹脂類、刺激免疫類和其他類的精油各一），別忘了每週變換複方精油的成分。但使用複方精油最好不要超過三個星期的使用期限。

幼兒使用的精油製品，濃度必須低於 1%；隨著年齡的增加，可以漸增為 2%。利用精油在胸部和背部進行按摩，是每日物理治療過程中最重要的項目；因為它可以幫助兒童咳出痰液，減少罹患支氣管炎和其他併發症的危險。我建議每位芳療師：治療囊狀纖維化病童時，可以將調好的複方精油給予病童的雙親，讓他們可以每天在家裡使用。

精油蒸汽吸入法是讓精油進入肺部的良好方式，而芳香泡澡，可以增進免疫力、降低感染併發症的危險。使用噴霧器、定時將精油噴灑到空氣中的效果更好，目前已經證實：這種方法治療各類呼吸系統疾病的效果都非常好。

注意：照顧囊狀纖維化患者的人，生理上和情緒上的負擔通常很大，這時我們要想到有誰來關心這些看護？別忘了，要適時讓看護協助進行放鬆的芳香泡澡，或進行芳香按摩以紓解壓力。

2-36 膀胱炎 Cystitis

膀胱炎，通常是由細菌感染膀胱引起的；但有少數的病例，是由尿液中的結晶堆積而引起發炎的。女性罹患膀胱炎的比例要比男性為高，因為感染膀胱的病菌，是由尿道（將膀胱的尿液輸送到體外的導管）向上蔓延，女性的尿道長度約只有一・五英尺，而男性尿道的長度卻是女性的四～五倍，因而更能保護男性的膀胱。如果在尿道感染的初期就立刻使用

精油治療，可以避免尿道炎發展成膀胱炎。

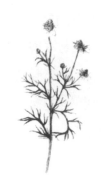

佛手柑、洋甘菊、尤加利、大蒜、薰衣草、檀香和茶樹等精油，都能有效治療這種既痛苦又令人抑鬱的病症。這幾種精油中，我覺得最有效、可作為第一線防禦的是：佛手柑和茶樹精油（作為局部外用清洗液和包紮）、洋甘菊（飲用洋甘菊茶）、大蒜（服用大蒜藥片或膠囊）。洋甘菊精油也可以加入外部清洗液中，以減輕刺痛和發炎症狀。**切記：塗搽在黏膜上的精油，濃度必須低於 1%，且要用煮沸而放涼的開水稀釋精油，才能用來定時清洗尿道口。**同時，還要儘量飲用洋甘菊茶、純礦泉水或自製的檸檬大麥水。洗澡水中也可以加入六滴左右的佛手柑或茶樹精油，每天至少洗一次，能增加次數的話，效果會更好。

洋甘菊

混合佛手柑和薰衣草（或洋甘菊）精油，進行下腹部按摩，可以減輕病症。如果患者覺得很疼痛，可以在患部熱敷洋甘菊精油。用上述的精油進行全身按摩，可以抵抗感染並減輕患者的憂鬱。

如果尿液中出現血液或膿濃，或尿液的溫度非常高，請立刻就醫治療，以避免膀胱炎擴大成為腎臟炎。這時就必須使用抗生素治療，由於對付不同的細菌，所用的抗生素種類不同，因此我們必須先進行尿液檢體的分析，找出引起發炎的細菌種類，才能真正對症下藥。如果使用抗生素治療是勢在必行，也可以再加上芳香療法，以增加療效。

引起膀胱炎的細菌，大多數都寄居在人類的腸管中，但腸管內的益菌會控制這些細菌的數目。使用抗生素治療膀胱炎的最大缺點就是：抗生素在殺死入侵膀胱細菌的同時，也會殺死小腸內的益菌，可能會導致許多婦女懼怕的惡性循環：膀胱炎→抗生素→膀胱炎……。服用抗生素的期間多吃一些活性優格，可以補充腸內益菌的數目，重新建立小腸內平衡的菌

數。規律性地使用精油，特別是將精油加入洗澡水中，可以破除惡性循環，避免重複感染膀胱炎。避免穿著合成布料的內褲和緊身褲，改穿鬆緊合適的褲子也有幫助。

幾個世紀以來，印度人一直把檀香當作尿道殺菌劑；如果需要長期使用，也可以更換成佛手柑、茶樹等精油。

2-37 缺水性皮膚 Dehydrated Skin

缺水性皮膚，是指皮膚缺乏水分；和天然油脂（皮脂）不足而形成的「乾性」皮膚不同。不過，皮膚缺乏油脂也會導致皮膚乾燥，因為皮膚表層的油脂，可以幫助維持皮膚的水分。

缺水性皮膚常會感到緊繃、冰冷，也很容易出現皺紋。這類皮膚大多出現在老年人身上，但中央空調和冷氣的普及，也使得皮膚乾燥的情況越來越普遍。

皮膚缺乏水分和油脂，都和內分泌不平衡有關，因此能調整內分泌的精油，就可以改善這個問題。天竺葵和薰衣草精油，是最合適的。選擇洋甘菊、橙花和玫瑰，也是能撫順皮膚的溫和精油。缺水性皮膚，比較適合用潤膚乳液而非乳霜，可以將上述精油加入乳液中以增加療效。每天要補充數次乳液，以便隨時保護皮膚、避免水分流失，在大熱天或非常乾燥、多風的天氣出門時，更要注意皮膚保溼的問題。

多吃大量的新鮮蔬菜和水果、多喝天然果汁和礦泉水，都有益皮膚保溼。酒精對皮膚的傷害非常大：不光是皮膚，連全身都受到影響，導致乾燥，因此最好避免喝酒，如果無法避免，最好也能淺嚐即止。此外，抽煙也有害皮膚健康。

如果要進行按摩，力道要非常地輕柔。直接在臉上塗抹蜂蜜，或用蜂

蜜、酪梨或香蕉果肉泥作成敷面劑來敷臉，對缺水性皮膚也非常有益。

2-38 沮喪 Depression

引起沮喪的原因很多，且沮喪引發的症狀也很分歧；幸好慷慨的大地之母，賞賜我們許多種植來減輕我們人類的沮喪。可以抗沮喪的精油種類很多，所適合的症狀也各不相同，芳療師必須具備高超的技巧，配合患者狀況的改變，選擇或調配合適的精油（患者的需求，可能數天甚至數小時就變化一次）。

如果患者覺得疲倦或昏昏欲睡，使用具有強力鎮定效果的精油，會讓情況更惡化。相反的，如果沮喪導致敏感、緊張而無法入睡，這類的精油就非常適合患者使用。洋甘菊、快樂鼠尾草、薰衣草、檀香和依蘭等，都是具有鎮定和抗沮喪功效的精油，而佛手柑、天竺葵、香蜂草和玫瑰等精油，則具有提振精神的功效。

如果沮喪伴隨著焦慮出現，最適合使用橙花精油，而傳統的茉莉精油可以增強自信和面對挑戰的信心。

按摩可以直接接觸治療師，因此具有非常重要的功效，此外，泡澡也很有效，因為患者可以每天進行。或在覺得沮喪的時候為自己做件事，這些都有助於減輕患者的沮喪。

幫助沮喪的病人時，除了要非常熟悉芳香療法之外，還要注意病人喜好和選用的精油，這些線索可以幫助治療師在適當的時機，選用適當的精油。療程中，患者喜愛的精油種類可能會改變，這也可以提示治療師：患者的心情和需要已經改變，芳療師必須根據患者的變化，再選擇合適的精油。

以芳香治療沮喪的患者時，「傾聽」是非常重要的一件事。有些芳療

師曾接受過晤談技巧的訓練，因此可以提供患者芳香療法之外的諮商服務，但沒有接受過這方面訓練的芳療師，可能會建議患者和諮詢師或精神科醫師晤談。在提供這項建議時要特別小心，有許多人依然認為：只有精神不正常的人，才需要和精神科醫師晤談。

請同時參看「焦慮」（2-10）和「壓力」（2-136）。

2-39 皮膚炎 Dermatitis

這兒所指的皮膚炎是廣義的：泛指所有皮膚炎或疼痛的症狀，而不是專指某種會引起皮膚變紅、發癢的特殊皮膚病症。

皮膚接觸到敏感物質，可能是引發皮膚炎的近因，而壓力等情緒因素，是屬於引發皮膚炎的潛在原因。

想知道適合治療皮膚炎的精油種類和方法，請同時參看「溼疹」（2-10）。

2-40 腹瀉 Diarrhoea

經過小腸消化的食糜進入大腸之後，大腸壁的細胞會吸收食糜中大多數的水分，最後形成軟硬適中的糞便，而非流質般的水狀物。如果改變食糜通過大、小腸的速度，糞便的狀態也會改變。如果食糜通過腸道的速度很慢（膳食中缺乏纖維常引起的狀況），使得大腸吸收了過多的水分，造成糞便乾硬和便秘的情形。食糜通過腸道的速度很快的話，大腸細胞沒有足夠的時間吸收水分，使得糞便中的含水量過高而造成腹瀉。

腸管發炎，是造成食糜快速通過腸管的主要原因，而病毒或細菌感染、刺激性藥物、中毒、過敏等，都是引起腸管發炎的原因。腸管的肌肉

細胞受到刺激之後，變得過度活躍，腸管蠕動的速度
加快，使得食糜迅速通過腸道造成腹瀉。

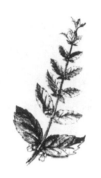

香蜂草

　　腸管的功能，受到內分泌和神經系統的影響，其
他如震驚、恐懼、焦慮或長期壓力等情緒因子，也會
影響這兩個系統而間接引發腹瀉。

　　具有撫順和鎮定腸管內膜、減輕腸道肌肉痙攣和
收斂效果，或能夠鎮定神經系統的精油都可以用來治
療腹瀉。我們必須依據引起患者腹瀉的原因，選擇適當的精油。洋甘菊、
絲柏、尤加利、薰衣草、橙花和薄荷等精油，具有非常好的抗痙攣效果，
可以用來減輕腹瀉。

　　如果引起腹瀉的原因，是由於病毒感染，使用具有抗病毒潛力的尤加
利精油是最好的選擇。如果是治療食物過敏引起的腹瀉，首先必須停吃所
有會引起過敏的食物，再使用能減輕過敏的洋甘菊精油。有時候，具有溫
暖和驅風功效的精油，像安息香、薑、茴香或黑胡椒等，可以減輕腹瀉引
發的疼痛。在腹部輕微按摩，也可以減輕腸管肌肉劇烈收縮所引發的疼
痛。

　　不論是短期或長期恐懼、焦慮或壓力所引起的腹瀉症狀，都可以用洋
甘菊、薰衣草或橙花精油來治療。特別是處在令人害怕的壓力環境時，總
是很容易消化不良而導致腹瀉；這類問題最適合用橙花精油解決。對腹瀉
問題的擔心、憂慮，也可能成為引起腹瀉的元凶，但只要用洗個橙花泡
澡，或用橙花精油按摩腹部，甚至在面對壓力前聞一聞橙花精油的氣味，
這些都能夠撫順情緒和腸管。我認為像考試、面試、試鏡和其他短期的壓
力事件，都非常適用橙花精油。有時候，長期面臨壓力、焦慮、恐懼的
人，很容易出現習慣性腹瀉。要幫助這類患者，必須雙管齊下——除了嘗
試立刻停止腹瀉之外，還要設法減輕患者的壓力。

大多數的腹瀉症狀，一～二天內就會消失，如果症狀持續很多天，就必須找合格的醫師求診，確定腸道的健康狀況。長期腹瀉是種非常危險的情形，可能會造成身體脫水—特別是患者還出現嘔吐的症狀。如果這些症狀出現在幼童身上，必須立刻就醫治療，因為幼童脫水的速度比成人快，延誤處理可能會有生命危險。

不論治療哪一類型的腹瀉患者，一定要讓患者補充大量的水分，避免造成脫水。進食會延後患者的復原，因為進食後腸道會出現一大堆消化後的廢物，這些廢物正提供一個非常適合的環境，讓這些引起腹瀉的細菌大量繁殖。不過，任何一類的腹瀉患者，大都會失去食欲。

2-41 乾性皮膚 Dry Skin

如果表皮下方的皮脂腺，無法分泌足夠的天然潤滑液和皮脂來保護皮膚免於冷、熱、風和其他環境因子的損害，皮膚就會顯得乾燥。屬於乾性膚質的人，年輕時皮膚會有類似木紋的細密紋路，非常迷人。但年紀漸大之後，卻比油性或中性的皮膚更容易衰老、長皺紋。改善乾性皮膚，市售的化妝保養品，把重點放在塗搽多些潤滑油，而芳香療法則是採取內外兼顧的措施：一來採用潤膚油脂（杏仁油、酪梨油、可可油等），二來利用精油溫和刺激皮膚腺的分泌。其他能幫助皮膚健康、增加皮下血液循環的方法，都值得一試。

乾性皮膚非常脆弱且敏感，因此非常適合洋甘菊、茉莉、橙花或玫瑰（最佳選擇）等溫和的純露。天竺葵、薰衣草和檀香等能平衡皮脂腺分泌的精油，也非常有幫助。各位或許會發現：這三種精油也很適合油性皮膚使用，因為它們可以依照皮膚的需求，增加或是降低皮脂腺的分泌，使皮脂腺的分泌正常化。

　　規律的按摩，可以促進小血管（微血管）的循環，讓更多的血液流到皮膚生長層，促進皮膚的健康。此外，還要經常使用純植物油、蜜蠟和精油調成的營養和潤膚乳霜，特別是要在惡劣的天候下出門時。

　　如果膳食中缺乏脂肪，皮膚也會變得異常乾燥。每天補充一茶匙食用油（最好是橄欖油），情況就會改善很多。

　　請同時參看「**皮膚**」（2-130）和「**護膚**」（5-36）。

2-42 溼疹 Eczema

　　溼疹引發的症狀和導致溼疹的原因都非常多而分歧，因此溼疹並不是一種單純的病症。也由於這個原因，芳療師在處理溼疹問題時，必須非常有彈性。藥書上雖然記載了多種有益溼疹的精油，但並不是每種精油都適用於每個病例，同時也不是每種精油都可以直接塗搽在皮膚上。

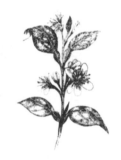

橙花

　　幾乎每個溼疹病例，都和壓力有關；因此每位試圖治療溼疹的芳療師，一定要設法減輕患者的壓力，單單在皮膚上塗塗抹抹，是無法根本治療溼疹的。洋甘菊、薰衣草、香蜂草和橙花精油，都是非常有益溼疹患者的精油，可以每天利用這些精油，在家進行芳香按摩或芳香泡澡，患者感到情緒特別煩悶、不安時，也可以使用。治療兒童溼疹時，小孩經常會鬧情緒或抗拒治療，讓父母親非常擔心、焦慮，因此不妨讓父母和孩子一同接受治療，效果會更好。

　　有些溼疹是過敏引起的，而我們已經知道壓力和過敏之間有著非常密切的關係，再一次我們又看到了減輕壓力的重要性——唯有同時減輕壓力和避開引發過敏的物質，才能真正控制溼疹病情。患者的過敏症狀可能是

接觸過敏物引起的；可能的過敏原有：肥皂、化妝品、清潔劑或其他家庭化學藥劑、塵土、植物等。此外，患者也可能對一種或多種食物過敏，如果自己找不出來，不妨尋求慢性過敏治療師的協助。

有時候，人體試圖將體內鬱積的有毒物質，經由皮膚排除體外時，也可能會引發溼疹，特別是營養不良或經常攝取食品添加劑的人，特別容易出現這類溼疹。治療這類溼疹，可以在按摩油或洗澡水中滴加具解毒功效的精油，如果配合短期禁食或攝取清潔膳食會更好。剛開始進行治療時，患者的溼疹症狀可能會有突然加劇的情形，請不用擔心，這是身體正在排除毒素的證明。患者必須鼓起勇氣、堅定信心地持續治療，直到病症好轉為止。杜松的解毒效果最好，它不但具有解生理毒的功效，還有解心理情緒毒的療效。

我發現洋甘菊是最適合直接塗抹皮膚上，以治療溼疹的精油（除了少數幾個比較棘手的案例之外），但實際使用香蜂草精油的效果比較好。有些芳療師喜歡將洋甘菊和香蜂草精油混合使用，但我比較傾向一次使用一種精油，這樣我才知道哪種精油對患者的療效較好。香蜂草是療效非常強的精油，因此塗搽在皮膚上的香蜂草精油，濃度必須很低（1～0.5%），否則可能會引起更嚴重的過敏。再頑強的溼疹，只要碰上一丁點低濃度的香蜂草精油，也會很快就會消失得無影無蹤。

通常，我會將精油加入市售的無香料化妝水或水狀乳液中，可能有很多溼疹患者已經發現：基礎油和油膏會加重病情。如果不想使用精油，也可以使用純露：輕拍或冷敷，可以有效緩解溼疹引發的奇癢。治療大面積溼疹時，除了使用芳香泡澡之外，利用上述的植物純露劑也是非常有效的方法。

天竺葵、薰衣草和其他精油，也都可以幫助溼疹病症；只不過每個人的真正情況不同，可能需要多嘗試幾次，才能找出最適合自己的種類和劑

量。切記：使用這些精油時，最初必須先將濃度稀釋為 1～1.5%。

2-43 流行病 Epidemics

自古以來，人們就知道使用芳香植物來保護自己、避免流行病。最著名的例子，就是中世紀到十七世紀末橫掃全歐洲的瘟疫。有許多記錄證實，從事芳香植物或精油相關工作的人，像栽種薰衣草的農夫、看守藥草園的守衛、使用精油處理毛皮的揉皮工人和手套製造商等，大多能逃過瘟疫，而其他人就沒有這麼幸運了。幾百年來，人們一直認為人體的氣味不好，就是生病的徵兆，因此接觸氣味好聞的香氣植物期待改善病症，但現在我們已經知道這些具有香氣的植物，除了都有非常強力的殺菌力之外，有些還有殺死病毒的功能。

讓家中散發著具強力殺菌和殺病毒效果的精油蒸汽，可以保護家人、避免感染流行病（簡單的使用方法，請參看「**噴霧產生器**」（6-2）、「**噴霧器**」（6-3）和「**薰燈**」（3-2）。如果可能在外面接觸到其他傳染病患者，不妨在手帕或衣服上噴灑些精油，讓自己能隨時吸到精油氣味來保護自己。每天利用精油進行芳香泡澡，更加強另一層的保護功能。

丁香、尤加利和茶樹精油，最適合噴灑在空氣中（非常有趣的，它們都屬於桃金孃科植物）。瓦涅醫師曾敘述：「荷蘭人入侵摩鹿加群島後，損毀所有的丁香樹，結果出現了前所未見的傳染病。」另一現象是居住在澳洲的土著民族，很久以前就將尤加利樹視為他們的守護神。在流行性感冒肆虐期間，我經常在屋內撒些茶樹精油，因而健康平安地度過無數個冬天。有時，我也會在冬天燃燒丁香和橙的複方精油，代替傳統香氣迷人又能抗感染的傳統香包。

丁香和橙都會刺激皮膚，因此不能加入洗澡水中。其他像薰衣草、迷

迷香、茶樹或百里香精油等，也都能提供保護、避免感染。

　　如果家中有病人可以在病房或周圍地區持續噴灑精油，一來可以避免患者二度感染，二來也能保護家中其他成員。

　　可參看「傳染性疾病」（2-70）、「流行性感冒」（2-72）和「水痘」（2-27）、「麻疹」（2-87）、「百日咳」（2-157）。

2-44 癲癇症 Epilepsy

　　有許多種精油，可能會使具有癲癇症傾向的人發病，因此，在治療任何患者之前，必須先確認他是否患有癲癇症。任何一位合格的芳療師，在治療每一位新病患時，一定會問這個問題。

　　如果是自行購買使用，癲癇症患者要避免使用快樂鼠尾草、茴香、牛膝草、苦艾和迷迭香等精油。傳統的芳香治療認為：微量的迷迭香有助於癲癇症，但我從來沒有聽說任何真實的案例。直到最近，我和一位在郊區為身心殘障兒童服務的朋友聊天時他才告訴我，他所服務的對象中，有許多是癲癇症患者，而醫護人員總是人手一瓶威藍達迷迭香泡澡液，只要有兒童抽搐、痙攣，他們就會在患者的鼻子或臉頰塗些威藍達迷迭香泡澡液，很快就能幫助他們安靜下來、不再抽搐。這個溶液中含有迷迭香精油、杏仁油和軟性肥皂水；也就是說，裡頭所含的迷迭香精油，濃度非常的低。任何一種稀釋過的迷迭香溶液都具有相同功用。

　　有些精油具有抗痙攣的效果，最著名的是薰衣草精油。不過，我不建議單獨使用芳香療法來治療癲癇症。但經過醫學訓練合格的芳香療法師，則可考慮以此方法來治療癲癇症患者。

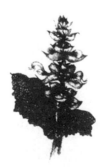

快樂鼠尾草

2-45 **眼睛疾病** Eyes

精油絕對不可以接觸眼睛，就算是稀釋後也不可以。如果眼睛不小心接觸了精油，一定要趕快用杏仁油、橄欖油或葵花油等純植物油沖洗，絕對不要用水沖洗—用水沖洗只會讓情況更糟。如果眼睛中精油的量很多，或眼睛感到持續或劇烈的疼痛，請趕快連絡醫師或急救中心。

如果要治療結膜炎等眼睛感染病症，可以使用洋甘菊、接骨木花、小米草等的藥草浸液，或用蒸餾過的玫瑰純露、矢車菊純露，也可以考慮使用順勢療法製成的小米草液。藥草店和精油經銷處都可以買到這些品質優良的純露。我們也可以用自製藥草茶的方式製作藥草浸液。等藥草浸液溫度降低、變涼之後，就可以用來清洗眼睛，一天清洗三～四次即可。沾了玫瑰純露、矢車菊純露或藥草浸液的脫脂棉，可以敷在眼睛上加強效果，特別是夜晚睡覺時。如果是用洋甘菊茶包作成洋甘菊浸液，放涼的茶包也非常適合敷在眼睛上。

眼睛的傳染病傳染性非常強，患者的兩眼很容易相互傳染，也很容易傳染給其他人。因此患者和其他人，都必須特別注重洗手的工作，沖洗眼睛和清洗患者所用的器具時，都要特別重視清潔和消毒的工作。

2-46 **昏厥** Fainting

當我們突然覺得很害怕，或承受了情感上的重大打擊，人體的副交感神經系統會引導大量的血液進入腹部，使得供給腦部血液的動脈血壓降低。腦部的供血量降低，會使得我們失去意識，但這並不是嚴重的問題，只要讓患者躺下、使腦部和心臟維持在相同的水平高度，血液很快就會流

回腦部、使患者清醒。

可以幫助暈厥患者清醒或讓受驚患者甦醒的精油種類很多，最重要的莫過於薄荷和橙花。如果一時找不到這兩種精油，也可以用薰衣草和迷迭香替代。

使用方法很簡單：只要將打開瓶蓋的精油放在患者鼻子下方，或在手帕、紙巾上滴一～二滴精油，讓暈厥患者聞一下精油的氣味即可；或滴一滴精油按摩患者的太陽穴也是很有效的方法。

這個方法，可以讓感到暈眩的人恢復神志、避免暈眩，也可以幫助昏厥的患者及早清醒、恢復意識。

然而最能幫助昏厥患者的，卻不是芳香療法，而是巴赫急救花精。我經常將巴赫急救花精當作急救的第一步驟，有需要時再接續使用芳香療法。如果患者還有意識，可直接在患者的舌頭上滴四滴藥水；如果患者已經失去意識，就只能用幾滴藥水簡單地潤溼患者的嘴唇。必須等到患者恢復意識，才能再服用四滴藥水。

正感到頭暈目眩或剛從暈眩中清醒的患者，絕不能飲用酒精類飲料。對患者來說，加了蜂蜜的熱飲比酒精類飲品好得多，而薄荷茶可說是最佳選擇。

如果患者很容易感到暈眩，或沒有明顯的原因就昏厥，可能需要醫生、順勢治療師或藥草師做更仔細的檢查，找出引起昏厥的真正原因。

2-47 疲倦 Fatigue

歸類為「興奮劑」的多種精油，都具有對抗疲倦的效果，但它們卻沒有服用咖啡、茶、酒精或藥物等刺激物所可能出現的副作用。精油可以幫助人體消除疲勞，而不是壓抑疲倦的感覺。使用羅勒、天竺葵、肉豆蔻、

迷迭香、百里香、馬鬱蘭、松樹等單一精油，或混合二～三種上述精油進行按摩，可以撫慰身體、洗滌心靈，讓人重新獲得能量。用六滴天竺葵、迷迭香、百里香或馬鬱蘭精油進行芳香泡澡，可以振奮精神，但使用香料植物的精油時要特別小心：洗澡水中加入的香料植物精油只要超過三滴，就非常容易引起皮膚過敏。除了單一精油之外，也可以改用複方精油：二滴的丁香和肉豆蔻精油，再加上四滴其他類的精油即可。

上述的精油都能減輕生理上的疲倦，而迷迭香和羅勒（羅勒的效果稍差）還可以有效地減輕精神勞累。

很顯然的，經歷了長期的辛勤工作、旅遊或焦慮之後，可以使用這些精油來消除身心疲勞，但它絕不是治本之道。不論是想利用精油幫助自己消除疲勞，或協助別人提振精神，都不可以忘記一點：精油只算治標之道，獲得充足的休息、減輕過多的工作負擔和其他的治本方法，才能真正解決和避免長期疲倦的問題。

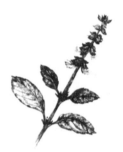

羅勒

芳療師還會使用另外一種方法，協助患者減輕疲倦：利用具有鎮定、撫慰和促進睡眠效果的精油，幫助患者獲取足夠的睡眠和休息，使患者以最天然的方式重新獲得能量。一般來說，薰衣草和洋甘菊精油是最佳的選擇，但每個人的喜好不同，因此仔細閱讀每種精油的說明，有助於找出最合適的精油。

如果患者經常感到疲倦，卻找不出引起疲倦的明顯原因，這時就必須考慮患者是否飲食均衡；也許是缺乏維生素和礦物質造成的。垃圾食物和高澱粉膳食，經常會使得血糖值高低震盪而造成異常疲倦。

食物過敏也是引起疲倦的潛藏因子，找出和排除不當食物，往往也有非常驚人的效果。如果我們無法提供足夠的營養建議，而芳香療法已經不

能改善患者的病症時，不妨將患者轉介給營養師或慢性病諮詢師，讓他們來檢查食物是否就是引起患者長期疲倦的罪魁禍首。

異常的疲倦也是憂鬱、念珠菌感染、病毒感染後疲倦症和其他生理病症的前兆，因此不要輕忽這個問題而延遲就醫的先機。

2-48 足部 Feet

以芳香療法的觀點來說，足部是人體非常重要的部位，因為足部有許多反射點，可以影響人體每個器官和部位，此外足部也是非常容易吸收精油的部位。

根據一項古典的實驗：在受試者足部塗搽大蒜油，十分鐘後就可以在他的呼氣中測出大蒜味。大蒜油是種揮發性很強的油脂，因此從這個實驗中，我們就可以看出足部皮膚的吸收力有多強了。足部皮膚也可以吸收其他的精油，只是可能需要長一些的時間。

另外一種使精油迅速進入人體的方法，就是利用精油泡腳，根據其他芳療師的研究顯示：做完反射治療之後再用精油泡腳，可以增大精油的吸收量。

許多芳療師在用精油治療時，還會參照反射治療，有時甚至會將精油塗在某個特殊的反射點上。如果不熟悉這些反射點也無所謂，只要小心謹慎地按摩患者足部的每一部位，也會有非常好的效果。

足部是我們自己可以很輕易觸摸的地方，因此沒有別人可以幫助我們的時候，我們可以很容易地進行自助治療。

按摩足部可以平衡和促進能量流動；特別適合經常需要動腦思考的人。每次我替病人按摩完頭部之後，我總會把我的雙手從患者的頭部移到足部，握住患者的雙足幾分鐘；讓患者體內的能量充分調和，避免出現頭

重腳輕的現象。

　　有關在足部使用精油的方法，請同時參看「足浴」（5-20）和「反射療法」（5-34）。

2-49 發燒 Fever

　　當身體受到外來病菌的侵犯時，經常會升高體溫來抵抗感染，所有的自然療法也都將「發燒」視為重要的療養過程。發燒幾乎可以增快每個生理反應的步驟，像心跳和新陳代謝等，這些加快反應所得的能量可以用來增強天然抵抗力以對抗感染。不過，有些微生物（特別是病毒）入侵時，患者的體溫並不會特別上升。一般人發燒時體溫會升得相當高，直到患者大量排汗、沈睡一段時間之後，藉著汗液排出過多的熱能，體溫才會恢復正常。這個過程，通常稱為「康復的關鍵時期」。一般的西醫（對抗療法）經常用非自然的手段退燒，雖然可以讓患者覺得比較舒服，但卻延緩甚至抑制了患者的康復過程。

　　精油可以從兩方面來幫助發燒的病人。有些精油屬於發汗劑，可以幫助患者發汗、排除過多的體熱，另外還有些精油可以直接降低體溫；但只有在體溫已經升高到非常危險的地步（例如幼童發燒超過華氏一〇四度，即攝氏四十度）時，才可以使用直接退燒的精油。嬰兒和幼童發燒時，如果體溫升得很高且遲遲沒有退燒，可能會出現痙攣的症狀。

　　如果需要藉助排汗來降低體溫，可以試試羅勒、洋甘菊、絲柏、杜松、薰衣草、迷迭香和茶樹等精油（這些精油的作用非常神奇，只要患者的體溫恢復正常，它們就不會再讓患者出汗）。如果患者還可以洗

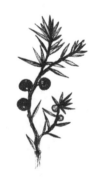

杜松

澡，不妨在上述精油中任選一種，或改用複方精油，滴加八滴到溫度適當的洗澡水中。此外，為患者進行溫和的精油按摩（例如按摩背部），也非常有幫助。

可以直接降低體溫的精油有：佛手柑、尤加利、薰衣草和薄荷。各位應該會發現，薰衣草和薄荷既可以促進排汗，又可以直接降低體溫；這是因為這些精油的主要功用，就是促使體溫恢復正常。使用這類精油要特別注意，精油的劑量必須非常低；只要在一碗微溫的水中滴幾滴精油即可（不要用冷水調精油，否則冷水和體溫之間的溫度差過大，可能會引起不良反應）。不時用沾了精油水的海綿搽拭患者，直到患者的體溫脫離過熱的險境。

請同時參閱「水痘」（2-27）、「麻疹」（2-87）、「猩紅熱」（2-123）等病症和各類精油的說明，進一步了解各類精油的特性和治療特殊病症的方法。

2-50 胃腸脹氣 Flatulence

任何一種驅風排氣的精油，都可以排除消化系統內的氣體，同時還能緩解脹氣時所產生的疼痛。這些精油可以和基礎油混合，再以順時針的方向塗搽在肚子上。如果這種胃腸脹氣的毛病是暫時性的，比方說剛吃完一些特別容易產生空氣的食物，就只需要如上所述、搽搽驅風的精油即可，但如果經常有脹氣的困擾，就必須再檢視自己的日常膳食，最好同時配合合格的營養師或藥草師所建議的清腸膳食計畫。有時，服用抗生素之後也會出現脹氣的現象，這是因為抗生素在殺死入侵病菌的同時，也消滅了腸管中大量的有益細菌，使得消化作用無法完全進行，導致食物在腸管中腐敗而造成脹氣。補充乳酸桿菌錠或食用大量的天然活性優格，都可以重建

益菌菌叢、改善這種情形。在新的益菌菌叢建立起來之前，可以使用能驅風除氣的精油來紓緩種種腸管的不適症狀。

2-51 性冷感症 Frigidity

性冷感是指女性無法達到性高潮的情況，一般人經常將性冷感和性無能混為一談，但事實上他們是不同的。性冷感並不會影響性功能，只是無法享受性樂趣而已。和陽萎相同，只有極少數的性冷感案例是由生理病因引起的，大多數患者的病因可分為兩類：簡單型的原因，多為性伴侶反應遲鈍；複雜型的原因，多半有恐懼、忽視女性身體和功能、幼年創傷、教養方式、宗教禁忌、害怕懷孕以及其他種種複雜的原因。

冷感症的女性，對自己的評價多半非常負面，有時候可說是不喜歡自己的身體。小心而溫柔的用精油為她們按摩，可以幫助這些婦女接受並享受自己的女性特質。按摩，可以幫助患者享受非性關係的皮膚接觸。

玫瑰和女性的性能力有特殊關係，茉莉則可以增加自信，這類奢侈的精油對性冷感的患者最有幫助。雖然這類精油很貴，但它們療效的價值絕對超出它們的價格，而且每次按摩的使用量也只有一點點。如果患者出現了焦慮的症狀，可以用些橙花精油，具有香甜味道的依蘭精油，也是能鬆弛情緒的另一選擇。有些女士特別喜好快樂鼠尾草和檀香等傳統上比較屬於陽剛性的精油。

在沐浴油、香皂、乳霜、潤膚水和嬰兒油等清潔保養用品中加入精油，可以讓患者學習寵愛自己，增強患者對自己的正面評價，同時感受到自己的價值和魅力。如果患者的伴侶非常體貼而關愛患者，他／她也可以選擇患者喜愛的精油、為患者進行溫柔的按摩（如果他／她不是，就不必管這些建議了）。

除了玫瑰精油以外，上述我所提到的精油，每種都有壯陽的名聲，因為它們都能幫助患者放鬆情緒、減低對性的焦慮和恐懼。玫瑰精油具有滋補和清潔子宮的功能，對整個女性生殖系統都非常有幫助。玫瑰精油可以同時對女性的生理和心理層次起作用，進而影響、改變女性的性能力，可說是最能治療女性性冷感的精油了。

有些性冷感患者希望接受輔導來改變現況，不妨考慮接受完形心理治療或其他的心理治療，但在接受輔導之餘同時使用芳香療法，可以更增強治療的效果。

請同時參看「**催情劑**」（5-6）和「**陽萎**」（2-68）。

2-52 膽結石 Gallstones

膽汁中的固體沈澱，就會形成膽結石。最常見的膽結石，是由膽固醇固化而形成的。

治療方法多離不開改善飲食，如果病症非常嚴重，可能需要接受手術治療。在膽囊的部位輕輕按摩（膽囊在橫膈右側的下方、肝臟下面），可以減輕疼痛。薰衣草和迷迭香是最有幫助的精油。

迷迭香也可以治療另一種常見的膽囊病症——膽囊發炎。

如果出現膽囊發炎的症狀，就必須要禁絕任何含有脂肪的食物，而以後最好只攝取微量的植物性脂肪。

2-53 齒齦炎 Gingivitis

齒齦炎是種細菌感染引起齒齦發炎的病症（拉丁文 gingivia）。患者的齒齦會感到疼痛，刷牙或食用較硬的食物時就會有出血的現象。齒齦也

會變軟、變得更退縮，使得更多牙齒暴露出來，造成牙齒提早脫落。

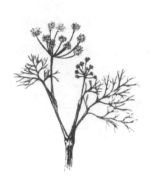

茴香

具有正確的口腔保健常識是非常重要的，不但可以治療更可以預防齒齦炎。添加了精油的漱口水，可以協助維持口腔健康。

可以殺死細菌、治療齒齦炎的精油很多，最常用的是茶樹和百里香（大多數漱口水中都添加了百里香精油的衍生物，百里香酚）。茴香和桔（Mandarin）精油也有強化齒齦的功效，而沒藥的治療和調理性質，更使它成為漱口水中不可或缺的成分。

「附錄C」中收錄了製作漱口水的方法，但我們可以不必一成不變的照做。我們可以用茶樹取代百里香，也可以各加入一半的量（十五滴）。如果比較喜歡桔精油的味道，也可以將茴香換成桔精油。

調好的複方精油要用有螺旋蓋的瓶子裝好，只要在半杯溫水中加入二茶匙的複方精油，就是非常有效的漱口水了。每天至少要徹底漱口兩次。

如果發炎得很厲害，可以直接在發炎的部位塗擦沒藥精油。溫和地按摩齒齦，可以促進局部血液循環、加速傷口痊癒。在按摩齒齦之前，必須先將雙手徹底清潔，指尖再塗上一～二滴未稀釋的混合漱口精油。溫和但穩固地按摩牙齦，特別是每顆牙齒的週圍。當齒齦疼得無法刷牙時，最適合使用這個方法。

積極的補充維生素C，也有助於齒齦炎的痊癒，可同時參看「口腔潰瘍」（2-92）。

2-54 痛風 Gout

痛風，是種體內化學物質失衡的病症：尿酸無法有效而順利的排出體外，會很容易形成結晶、堆積在關節中形成痛風。最常出現痛風的關節，也是老年型痛風的典型位置，就是大腳趾關節。痛風發作前毫無警訊，一旦發作起來可真是痛徹心扉：關節會變得紅、腫、熱、痛和發炎。

芳香療法的治療方式包括：冷敷、按摩和改善飲食，細節和關節炎患者相同，因為基本上痛風只是急性的局部關節炎。

2-55 苦惱、悲傷 Grief

有時在芳香療法的書籍中，可以看到某些精油可以消除苦惱的敘述，但我認為：治療師充滿愛心的照顧要比精油的功效重要得多（也就是說，光用這些精油進行泡澡，未必能有期待的功效）。不過，利用某些精油進行按摩，的確能讓病人感到格外的舒服。

玫瑰可說是效果最好的油。有時候我單獨使用玫瑰精油，有時將它和安息香精油一起混合使用，增加溫暖的感覺。馬鬱蘭也是非常溫暖的油，如果在悲傷苦惱之外還有點寂寞的感覺，例如面臨親人過世的情況等，馬鬱蘭精油可說是最好的選擇。不過，當事人內心深處的情緒和感受，不一定會告訴芳療師，因此身為一個芳療師，必須具備敏銳的觀察力和感受力。其他像具有振奮作用的佛手柑，溫順的洋甘菊、薰衣草和香蜂草等精油，也都是很好的選擇。

巴赫花精療法也可以配合芳香療法減輕患者的苦惱，但有時候其他的協助也很重要，像鼓勵當事人接受協談、諮商服務以傾訴心中的愁苦，也

會有所幫助。

2-56 痔瘡 Haemorrhoids

位於肛門口上方的靜脈曲張病變，就稱為痔瘡。造成痔瘡的原因很多，直腸的血液循環不良可說是最常見的原因。懷孕時子宮壓迫直腸，可能造成暫時性的痔瘡。肝臟病變和長期便秘等病症，可能會導致永久性的痔瘡。非常不幸的，罹患痔瘡引起的不適，很容易降低患者排便的意願而引發便秘，因此，痔瘡和便秘這兩種病症很容易相互增強。

治療痔瘡是件非常重要的事，撇開痔瘡造成的痛苦不談，痔瘡還會引起靜脈出血，雖然每天流失的血液量不多，但長期下來也會造成貧血。

有好幾種精油可以治療痔瘡，改善循環的狀況。絲柏、杜松和乳香等精油可以直接塗揉於患部（當然必須經過適當稀釋），也可以加入洗澡水中。補充大蒜膠囊或增加膳食中新鮮大蒜和洋蔥的含量，也可以有效改善循環。

如果患者有便秘的困擾，改變膳食習慣可說是比較長遠的解決方法。不過，以順時針方向在腹部按摩迷迭香、馬鬱蘭或茴香等精油（稀釋成3%），可以刺激腸管的自然蠕動，達到短期改善便秘的效果。

2-57 頭髮 Hair

「角質素」是構成頭髮的主要蛋白，指甲和皮膚細胞的外層也都是由角質素組成的。角質素不是活的物質，它只是當毛囊（髮根）活細胞死亡時才被製造的物質。

由此看來，頭髮是「死」的東西，因此芳香療法無法有效改善頭髮狀

態。芳香療法所能做的，就是增進頭皮的健康，間接改善頭髮的狀態。

　　迷迭香可以調理頭髮、增加頭髮的健康，特別適合深色的頭髮。幾百年前，多種和頭髮或頭皮有關的商品就已經添加了迷迭香精油。迷迭香精油的使用方法很簡單：洗頭時，將幾滴迷迭香精油滴入最後一次清洗頭髮的清水中即可。另外，在一百毫升的高純度伏特加酒中加入五毫升的迷迭香精油，製成以酒精為基礎液的頭皮按摩液，也有很好的護髮效果。

　　利用洋甘菊精油浸泡頭髮、維護頭髮美麗的方法，已經施行好幾百年了，洋甘菊精油可以讓頭髮增添美麗的金黃色光澤。只是，它也會讓頭髮變得乾燥，因此乾性髮質的人在使用洋甘菊精油之前，最好先用營養油滋潤頭髮。做法很簡單：用荷荷芭油按摩頭皮後，用膠膜或塑膠套包住頭髮，外面再覆蓋熱毛巾，一～二小時後就可以開始洗頭了。油性髮質的人，可以不必有這麼多的顧忌，最後一次清洗的清水中可以加入大量的洋甘菊精油。

　　精油也可以有效地處理頭皮屑。用基礎油將薰衣草、茶樹或兩者的複方精油稀釋為 3%，再用上文提到的方法處理，一週做個一～二次就可以有效改善乾性頭皮屑的問題。處理油性頭皮屑時，佛手柑或檀香會是更合適的精油，它們可以平衡皮脂腺的分泌。每次洗頭時，將溫和的洗髮精（許多市售的去頭皮屑洗髮精都會過度刺激頭皮）適量地倒在手掌上，再加入一～三滴精油，接著徹底而均勻地將洗髮精抹在頭皮上，並讓它在頭上停留五分鐘左右，接著即可開始進行正常的清洗程序。按這個方法每週洗頭二～三次，就可以改善油性頭皮屑的症狀。

　　頭髮和頭皮的健康，和個人的健康、營養狀態有密切的關係，想要有一頭健康亮麗的頭髮，最好的方法就是從日常膳食中攝取平衡的礦物質和維生素，額外補充營養劑也是可行的辦法。盡量選擇溫和的洗髮精，強力洗髮精會破壞頭髮和頭皮的天然保護，皮脂是一層由毛囊中的皮脂腺所分

泌的油性蠟狀物質。頭髮上的皮脂，可以讓頭髮看起來柔順、有光澤，如果失去了皮脂的保護，組成頭髮的死細胞就會很容易地脫落，造成頭髮分岔、乾枯而毫無生氣。如果頭髮喪失過多的皮脂和其他油性物質，就只能用一些具有保溼作用的護髮用品，來增添並恢復頭髮的光澤。不過，讓天然的皮脂執行它保護頭髮的工作，是最好不過的。

2-58 手 Hands

如果沒有手，就不會出現芳香療法了！我覺得：手，可說是治療精油和患者之間的聯繫。

不過，有些時候手也需要協助，特別是手部的皮膚，不論是工作或在家，經常在寒風或低溫中接觸泥土、水、清潔劑或其他化學物質，因此非常容易出現乾燥、粗糙、裂傷或疼痛的情形。這些症狀，所有可以治療傷口和殺菌的精油都能改善，但最適合的精油有：安息香、金盞菊、薰衣草和檸檬。這幾種精油都是很有效的殺菌劑，而金盞菊和薰衣草精油還具有加速傷口痊癒的效果。裂傷的皮膚很容易造成冬天雙手疼痛的症狀，此時最適合使用安息香精油。

「附錄 B」中所列舉的自製乳霜，都非常適合作為護手霜，而用可可油製成的乳霜，特別適合在戶外工作的人使用，因為這種乳霜比較濃稠、含油量高，可以保護雙手不受土壤和其他粗糙物質以及氣候的傷害。任何一種自製乳霜中都可以加入二～三種上述精油。檸檬精油具有溫和漂白的作用，蔬果或泥土沾染在手上的顏色，都可以用檸檬精油除去。

有時工業或家庭用的化學製劑中含有某些過敏原，但我們卻很難避開這些物質，因此會經常出現手部過敏的症狀。洋甘菊和香蜂草精油是最適合抗過敏的精油，它們都能緩解溼疹和雙手的接觸型皮膚炎。再一次強

調，在乳霜中添加這些精油，不僅具有治療的作用，更有保護雙手的功效。薰衣草精油也很適合加入乳霜中。不過，最重要的還是：預防勝於治療，辨識出過敏原並避免接觸這些物質，才是最佳的方法。如果因為工作所需、無法避免接觸過敏物質，不妨考慮戴上手套，儘可能減低接觸過敏原的機會。

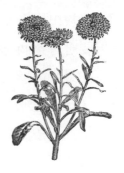

金盞菊

　　進行例行性按摩時，可別忘了雙手也需要按摩、保養。人們在焦慮或面臨壓力時，經常會不自覺地緊握雙手，長期下來會造成雙手過於緊繃，適時地按摩有助於放鬆雙手。此外，手上有許多反射點和穴道，足部適用的反射療法也可以適用於雙手。不過，就算不懂反射療法，只要仔細而徹底地簡單按摩雙手，也會有很大的幫助。

2-59 花粉熱 Hay Fever

　　花粉熱是種鼻黏膜接觸到過敏物質而引發過敏的病症，有時候也會出現眼睛和喉嚨過敏的現象。嚴格來說，按照字面的意義，它是專指某種草本植物的花粉所引起的過敏，但現在所有花粉或菌類孢子所引起的類似反應，都稱為花粉熱。大家對花粉熱的症狀應該十分清楚——流鼻水、打噴嚏等，如果引起過敏的花粉漂浮在空氣中，還可能引起流眼淚的症狀。

　　有許多種精油可以改善花粉熱的症狀，有些人覺得這種精油有效，有些人卻認為另一種比較好，就像引起每個人過敏的花粉種類不見得相同。可以緩解一般感冒症狀的精油都可減輕花粉熱，特別是吸入薰衣草和尤加利精油的蒸汽，可以減輕打噴嚏和流鼻水等症狀。不過，我個人治療花粉熱的第一選擇，多半是可以緩解過敏症的洋甘菊和香蜂草等精油，這兩者之中，又以洋甘菊的效果較好。但每個人的狀況不盡相同，只有不斷地嘗

試才能找出個人最適合的精油。此外，有時候一種精油會很快失去療效，如果要應付整個花粉季，可能需要輪流使用二～三種精油才能緩解症狀。

如果覺得蒸汽吸入法的高溫很不舒服，可以直接將精油滴在手帕或面紙上，隨身帶著，一旦有需要就拿出來嗅一嗅。按摩這些精油也非常有效，精油被皮膚吸收、進入血液之後，也可以降低過敏反應。

大量補充維生素 C（每天至少三克）可以減輕花粉熱患者的不適，此外，注意每天的飲食狀況也會有所幫助。乳製品和精製的澱粉類食物會促進黏膜的生成，減少這類食物的攝取量，的確可以幫助很多人減輕過敏病症。

如果眼睛也出現紅、痛等過敏的症狀，冷敷玫瑰純露或洋甘菊浸液（不是精油）可以減輕不適。

2-60 頭痛 Headaches

有多種精油可以減輕頭痛，效果不輸阿斯匹靈又比它更安全。在所有能止痛的精油中，薰衣草和薄荷的效果最好，不論是單獨用或混合使用都非常有效。迷迭香精油也可以使頭腦清楚、緩解疼痛，特別適用於長期勞心後的頭痛症狀。

薰衣草精油可以直接塗搽在太陽穴上（只能塗幾滴），也可以用薰衣草精油冷敷太陽穴、前額或頸後等部位。將薰衣草和薄荷精油等量混合，效果更好，因為薰衣草精油可以增強其他精油的效果。各位或許會感到奇怪：「薰衣草精油具有鎮定功效，而薄荷卻有振奮的功用，這兩種東西混在一起不就相互抵消了嗎？」其實不然。市售的頭痛製劑中，除了一種或多種止痛劑之外，也都同時含有興奮劑（通常是咖啡因）。這樣安排的原因是：止痛劑通常會有輕微鎮定，甚至引起患者憂鬱的效果，為了平衡這

個副作用故加入一些咖啡因。使同時使用薰衣草和薄荷精油的功用也在此，但使用天然的精油不會出現合成藥物的危險副作用。

如果頭痛的病症是由鼻喉黏膜炎或鼻竇感染引起的，吸入薰衣草、薄荷、迷迭香或尤加利精油，可以同時治療兩種病症：一來可以緩解頭痛，二來還能清除引起頭痛的黏膜阻塞物。這些精油都具有殺菌效果，因此在減輕頭痛的同時也可以治療、對抗鼻腔感染。

大多數的頭痛症狀都可以很輕易地追蹤出原因—疲倦、通風不良、眼睛疲倦、緊張等。如果找不出引起頭痛的明顯原因，而頭痛的症狀卻一直持續或經常發生，就可能需要找醫師再做更進一步的檢查。這類的頭痛，多數都和患者的生活形態、飲食或生活環境有關，少數病例中頭痛反而是更嚴重病症的前兆。

請同時參看「偏頭痛」（2-91）。

2-61 心臟 Heart

心臟是由特殊肌肉組成的「馬達」，從我們出生前到我們死亡前的這段時間，它不停地跳動、工作，夜以繼日，甚至我們失去意識時，它仍盡職地跳動。右半邊的心臟負責將血液送入肺中，讓血液在肺臟中收集我們不能缺乏的氧氣，同時排出二氧化碳和其他的廢物。左半邊的心臟，則將充滿氧氣、養分和必須營養素的新鮮充氧血送往全身各組織、器官。

有少數幾種精油對心臟很好，像龍腦、大蒜、薰衣草、馬鬱蘭、薄荷、玫瑰和迷迭香等，都具有滋養心臟功能的特質，也就是說，它們具有強化心肌的實際功效。薰衣草、香蜂草、橙花和依蘭精油也可以治療心悸等問題，但我認為使用這些精油必須特別謹慎，如果沒有受過專業醫學訓練，最好不要輕易嘗試。利用這些精油進行泡澡和按摩以解決心臟問題，

最好交給合格的芳療師來做。

　　有許多我們歸類為心臟病的病症，其實並不是心臟的問題，而是循環系統的毛病，最常見的是：供應心臟養分的動脈血管發生了脂肪病變。如果血管內壁堆積的脂肪降低或阻斷了流往心臟的血流，心肌就會出現缺氧的現象，而沒有任何一種肌肉可以在缺氧的情況下持續工作數分鐘，因此心臟很快就會停止跳動。這就是我們所說的「心臟病發作」或「冠狀動脈血栓症」。幸好，有數種精油可以減輕這類循環不良的問題，細節請參看「循環」（6-15）。

2-62 疱疹 Herpes

　　幾乎每個人身上都帶有會引發口唇疱疹的第一型單純疱疹病毒，雖然有些人從來沒有出現任何病症。當我們遭受其他病菌感染時，例：感冒、過度疲勞或健康情況不佳時，疱疹的病症就會出現。有些人的體質特殊，天氣特別熱或特別冷都會引發疱疹。

　　佛手柑、尤加利和茶樹精油等，都非常適合治療疱疹，在疱疹剛出現時治療的效果最好。治療疱疹的精油製劑，是以酒精為基劑：一般化學藥品店可以買到的異丙醇就是不錯的基劑，或使用伏特加酒的效果也很好。以五毫升醇類溶液中加上六滴精油的比例調成製劑，可以只滴一種精油，但混合二～三種精油出現的效果會更好。此外，直接塗搽茶樹精油也是種很好的方法。一旦出現了疱疹，就經常在患部塗些精油製劑，可以防止其他的疱疹出現，如果疱疹還是一直冒出來，通常我會改塗純的薰衣草精油，它能像治療燙傷的水疱一樣很快地讓疹子消失。

　　生殖器官的疱疹，是由第二型單純疱疹引起的，但我們還無法完全確定口唇疱疹病毒和生殖器官疱疹病毒是否真的不同。也有可能它們是同一

種病毒，只是在不同的部位致病。可以治療口唇疱疹的病毒都有助於治療生殖器官疱疹，特別是佛手柑精油，它對泌尿生殖系統的親和力特別強，因此特別有效。當然，精油使用前必須經過適當的稀釋。做法如下：先將四滴佛手柑、二滴茶樹精油加入五毫升的酒精溶液中，再將此酒精製劑加入一公升煮沸過的冷水中均勻混合，即成為局部清洗液，具有很好的預防效果。如果不幸已經出現疱疹，就和治療口唇疱疹一般，用棉花棒沾些純茶樹精油或精油／酒精製劑塗搽患部。長期處在壓力下的人比較容易罹患這兩類型的疱疹，因此適時接受按摩，或用抗憂鬱和抗壓力的精油進行泡澡，都有助減輕和預防疱疹。

請參看「帶狀疱疹」（2-161）。

2-63 愛滋病毒（H. I. V.人類免疫不全症病毒）

現代人大多認為——人類免疫不全症病毒就是引起愛滋病的禍首，任何人只要身上帶有愛滋病毒，就難逃罹患愛滋病的命運，而死亡更是不遠的事。對愛滋病研究得越多，我們就越了解：上述那段話有些錯誤。只有30%的愛滋病毒帶原者最後真正罹患了愛滋病。另外還有許多人，自己根本都不知道自己是愛滋病毒的帶原者，因此罹患愛滋病而死亡的人數，恐怕不到帶原者的 30%。我們對愛滋病研究得越多，就越容易發現：有許多愛滋病帶原者和愛滋病毒和平共存了很長一段時間—有些病例可長達十年都沒有生病的現象。也有一些人感染了愛滋病毒之後雖出現了愛滋病的症狀，但最後卻康復了，雖成為愛滋病毒帶原者卻沒有任何病症出現。還有一些人出現了一些類似愛滋病的症狀，但他們卻完全沒有感染愛滋病毒。因此，我們可以了解：愛滋病毒並不是引發愛滋病的唯一條件。

想要了解某些人會罹患愛滋病，而大多數人卻不會的真正原因，就必

須先了解愛滋病毒。和所有的病毒一樣,愛滋病毒必須寄生在活細胞中,才會具有複製、繁殖的功能。病毒進入寄主細胞之後,就開始利用這個細胞的生化資源進行複製。愛滋病毒選擇免疫系統的協助 T 細胞為寄主。本書的其他部分會提到免疫系統,故在此不多作贅述,但簡單來說,協助 T 細胞可以加速和促進免疫相關反應;而相反的,如果感染的威脅已經消除,抑制 T 細胞就會壓抑和中止成串的免疫反應。一般健康人的體內,協助 T 細胞的數目應該遠超過抑制 T 細胞的數目,但愛滋病毒侵犯、破壞協助 T 細胞之後,很容易造成抑制 T 細胞比協助 T 細胞的數目還多的情形。

在這種情況下,身體失去了抵禦外來微生物入侵的能力,使得細菌、其他病毒和黴菌(例如念珠菌)在體內大肆破壞。這些稱為「機會性感染」,也就是說,這些微生物趁身體失去保護防禦能力時,大量繁殖、複製。

正統西醫是以藥物攻擊愛滋病毒的方法治療,但後來卻發現:只要服用這類藥物一星期,愛滋病毒就會出現具有抗藥性的突變種。因此目前的研究方向,是以尋找能對抗愛滋病毒的疫苗為主要重點。

整體療法治療的重點,不在消滅入侵的病毒,而在「人」身上,企圖以各種方法增強患者的免疫力和健康程度。任何可以強健免疫系統和刺激免疫力的物質,都可以減少愛滋病症狀的出現和患者死亡的機率。

曾有人體實驗的證據指出:如果愛滋病毒帶原者採取自然療法,以改善營養、學習放鬆等方式治療,則患者全面爆發愛滋病症狀的機率將會降低。如果患者已經出現愛滋病症,採用自然療法也可以讓患者度過較長的平靜期,提高患者的生命品質。

在這些自然療法中,芳香療法具有相當的重要性:具有激勵和調順功能的精油可以直接協助免疫系統,如果患者出現恐懼、憤怒等情緒,也可

以利用具有滋潤、放鬆功效的精油，讓患者感受平靜
和安全。

能刺激免疫力的精油很多，像百里香、茶樹和其
他白千層屬的精油，以及藥效較弱的松紅梅、羅文莎
葉和花梨木等。而其他能維持患者心理、情緒和精神
上平靜的精油，也都非常有幫助。

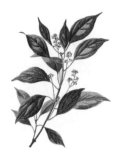

羅文

越來越多的芳療師，透過教會和救援組織等團體
來協助愛滋病毒帶原者，他們認為這是件非常有意義且具有挑戰性的工
作。

很明顯的，治療愛滋病毒帶原者和已經出現愛滋病症患者的工作內容
有相當程度的重複，在「**愛滋病**」（2-5）單元中我們還會做更詳細的介
紹。

請參看「**免疫系統**」（2-67）。

2-64 高血壓 Hypertension / High Blood Pressure

在劇烈運動或受到壓力時，心縮壓（心臟收縮將血液擠入動脈的壓
力）上升是非常正常的，但就一個健康的人來說，升高的血壓應該會很快
下降、恢復正常。

血壓長期居高不下是很危險的，即使我們沒有感到任何不舒服，長期
罹患高血壓，會讓心臟、血管和腎臟承受過高的壓力和張力。腎臟和血壓
之間存在一種非常巧妙的關係，因此過高的血壓會破壞這個平衡關係，進
而損害腎臟。倒過來說的話，腎臟疾病會干擾腎臟血流和腎酵素（一種控
制血壓維持在正常的荷爾蒙）的分泌，進而會造成高血壓。由於後期的腎
臟疾病所引起的高血壓，和高血壓所引發的腎臟疾病很難判別。因此治療

高血壓的芳療師一定要特別注意——必須確定患者已經接受合格醫師的檢查和診斷。

長期高血壓會使得心臟承受過多張力。起初，心肌會增大來處理增加的負荷，但不久之後它可能就無法繼續維持正常的血液循環（心臟衰竭）。高血壓患者所面臨的主要危機之一，就是他們罹患中風或冠狀動脈栓塞症的機率較一般人高很多，這可能和動脈粥樣化（動脈管壁堆積大量脂肪沈積物）和動脈硬化（動脈管壁增厚、變硬）有關。

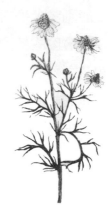

洋甘菊

芳香療法可以降低血壓，但只有同時調整飲食習慣和生活方式，才有真正長久而持續的效果。利用一至數種可以降低血壓的精油進行按摩，可說是降血壓的最有效方式，由於大多數的高血壓患者都具有不易放鬆、不斷驅策自己或承受過多壓力等特質，因此選擇具有鎮定、撫順和深度鬆弛、放鬆效果的精油，才容易達到降血壓目的。英文用來描述高血壓的兩個字：pressure 和 hypertension，除了可以表示生理上的高壓力、高張力症狀之外，也暗示心理／情緒方面的問題。根據倫敦一所教學醫院所做的研究顯示：按摩的確可以有效降低高血壓，且它的影響可以延續一段時間。按摩的影響具有累積性：如果持續規律地接受按摩，血壓下降的效果可以延續好幾天。

薰衣草、馬鬱蘭和依蘭等是最適合治療高血壓的精油，而依蘭精油特別適合治療呼吸急速而短促或心跳急促的徵狀（高血壓患者多半具有這類症狀）。利用這些精油進行按摩或泡澡，通常都能令患者感到愉悅和舒適。

如果維持降低血壓的成果，只靠芳香治療移除不適症狀是不夠的，患者必須設法改變自己的生活形態和目標。定期接受芳香療法，享受舒適而

能消除壓力的按摩，可以幫助患者逐步調整生活形態。通常，我會依照患者的特殊需求，將可以降血壓的精油換成其他具有鎮定、抗憂鬱和振奮功能的精油，以協助患者度過此一過渡時期。洋甘菊、佛手柑、橙花、玫瑰和乳香等精油都是不錯的選擇。

在患者改變飲食的同時，我也會配合使用茴香、杜松和檸檬等具有清潔、解毒功能的精油，來讓血壓維持在正常範圍之內；此外，大蒜也是很重要的，最好能每天服用大蒜膠囊或直接食用新鮮大蒜（如果不排斥的話）。減少動物性脂肪的攝取量是很重要的工作，因為過量的動物性脂肪正是動脈粥樣化的主因。鹽的攝取量也要大幅降低，而像茶、咖啡和酒精等刺激性物質的攝取量，必須要降至最低。如果能在短時間內全部禁絕這些物質，以後再慢慢調整到合宜的攝取量，如此一來對維持正常的血壓必定有很大的幫助。

溫和的運動是維持循環系統健康的最好方法之一，因此只要我能說服一位高血壓患者參加瑜伽課程，我就會感到非常高興。瑜伽是種溫和而安全的運動，能夠提供身心鬆弛和冥想的機會。冥想可以幫助我們學習如何放鬆，以及學會如何維持日常生活中的平靜。

2-65 低血壓 Hypotension / Low Blood Pressure

血壓低於正常血壓範圍的症狀，就稱為低血壓。低血壓的病例比高血壓少，而長期低血壓造成的傷害也沒有高血壓嚴重。然而，由於長期血壓過低，很容易使得血液無法順利流血腦部，造成腦部瞬間缺血的狀況，因此低血壓患者很容易出現暈眩和昏厥的症狀，也會比較容易感到寒冷和疲倦。

迷迭香精油可以讓血壓上升到正常範圍，它具有調理、刺激的功用，

能夠滿足低血壓患者所有的需求。其他像黑胡椒和薄荷等具有刺激性的精油也很適用，特別是經常出現暈眩症狀的患者，不過，這類精油用量不可過多。另外，還可以使用牛膝草和鼠尾草精油，但這兩種精油都有某種毒性和危險性，因此除了非常有經驗的芳療師之外，其他人最好不要使用。

　　按摩（較平時更有活力更有勁）仍然是最佳的治療方法。除此之外，我還會建議患者規律地運動，可以從溫和的運動著手，逐步改善循環系統的效能。

2-66 歇斯底里症 Hysteria

　　洋甘菊、快樂鼠尾草、薰衣草、馬鬱蘭、香蜂草、橙花、薄荷、迷迭香和依蘭等精油都可以治療歇斯底里症，依照不同的時間和環境，可以選擇不同的精油。根據我的經驗，我覺得事先預防歇斯底里症的發作，要比病症發作後的處理治療更重要。歇斯底里症是情緒劇烈起伏的典型例子，上述的精油都可以讓患者的情緒平靜些，減少歇斯底里症發作的機會。光是預防和控制歇斯底里症是不夠的，我們還需要探究它的成因。任何一位具有責任感的芳療師，都會鼓勵患者尋求諮商輔導或精神醫師的協助。進行芳香療法時，患者身處的環境和他目前的情緒狀態，是我們選擇精油的最佳憑據。根據長期的研究，按摩是最有效的治療方式，其他像芳香泡澡、芳香噴霧、在房間燃燒精油或將稀釋精油當作個人香水等方式，也都相當有效。

　　如果患者的病症已經發作，就必須使用可以治療受驚（歇斯底里症就是人們面臨打擊的一種反應）的精油。香蜂草和橙花精油都很適用，我發現：如果患者的情緒摻雜著痛苦和悲傷，例如聽見親人意外逝世的消息，使用香蜂草精油可以很快地讓患者減低悲傷的情緒。

讓歇斯底里症患者吸入精油氣味是個很好的方法，但患者不見得會乖乖合作地吸入瓶子中的精油氣。遇到這種情況，我們可以將精油灑在患者四周，甚至也可以直接灑在患者身上。此外，我也會盡快讓患者服用巴赫急救花精。

讓患者飲用甜熱的飲料也是個好方法，只要患者可以稍微平靜地坐在椅子上喝飲料，就可以讓他飲用些具有鎮定效果的藥草茶，加了蜂蜜的洋甘菊、香蜂草或纈草都很合適。蜂蜜本身也具有溫和的鎮定效果。但要注意：**絕對不要讓患者飲酒**。

患者發病後最好可以盡快接受按摩，這是讓他迅速恢復平靜和平衡的最佳方式。當患者出現溫和、平靜而自絕於人群的徵兆時，我會用玫瑰和安息香的複方精油來處理，而其他各類不同的情況，可用薰衣草、橙花、香蜂草、快樂鼠尾草或依蘭等精油處理。歇斯底里症發作後，接下來幾天最好增加按摩、芳香泡澡的次數並多關心患者，因為這幾天特別容易出現極度憂鬱的情緒。

我認真的建議─需要照顧或治療歇斯底里症患者的人，最好自己也服用一些巴赫急救花精，或吸入一些可以鎮驚的精油，以幫助自己避免休克。

2-67 免疫系統 Immune System

身體保護自己、抵禦感染的方法非常複雜，通常有數種不同的器官和系統牽涉在內。

身體受到細菌、病毒或黴菌（通稱為微生物）的入侵時，就會出現感染的症狀。事實上每天都有無數的微生物進入人體，有些微生物甚至長期住在人體中卻從未傷害身體。只有當入侵的微生物在體內大量複製、繁殖

超過一定限度，會干擾身體機能時，才會出現感染症狀。

　　人體的第一道防線是皮膚和位於口腔、鼻腔、肺臟等部位內層的黏膜組織。如果皮膚沒有損傷，細菌是無法入侵人體的，此外，汗液和皮脂也有輕微的殺菌能力。黏膜組織的防禦力較弱，它只能阻絕一部分細菌而非所有的細菌。

　　當具有威脅性的微生物入侵人體時，身體會立刻出現一連串的防禦反應，多種血液中的特化細胞、淋巴系統、脾臟、胸腺和組織液等，都在動員的名單中，這個反應就稱為免疫反應。「白血球」是大多數參與免疫反應的細胞通稱，淋巴節和組織液等地方經常可以發現它們的蹤影。血液中也可以發現白血球的蹤跡，但卻不是它們發揮作用的主要地方，血液的工作，只是負責將白血球運送到需要它們的地方而已。

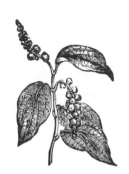

黑胡椒

　　在骨髓形成的吞噬細胞，是種大型白血球，它會直接纏繞或吞噬外來入侵者（包括細菌）並殺死它們。在這個過程中，巨噬細胞經常壯烈地犧牲自己而和入侵者同歸於盡。出現在傷口周圍的膿液，裡面就包含了大量的吞噬細胞和死亡的細菌。吞噬細胞也經常被稱為「清道夫細胞」。

　　在骨髓和淋巴組織（淋巴節、脾臟和胸腺）形成的淋巴球，具有完全不同的功能──它們負責生產專門對抗微生物的抗體。當同類型的微生物再次入侵人體時，體內早已具備了可以消滅這種微生物的抗體，因此這種微生物的生長和活性很快就會受到抗體的抑制。當人體具有足夠的抗體可以抑制、防止某種微生物引起病症時，我們就稱該人「免疫」了。

　　吞噬細胞和淋巴球的作用都需要 T 細胞的配合。協助 T 細胞可以刺激吞噬細胞和淋巴球的增生和活性，當感染所引發的危險獲得控制時，抑制 T 細胞就會減緩免疫反應。免疫系統正常運作時，協助 T 細胞和抑制

T細胞的比數約是二比一，但如果免疫系統受損或功能失常，協助T細胞的數目會降低。

免疫反應中，淋巴系統扮演著非常重要的角色。當有感染出現時，淋巴節會大量生產淋巴球以供身體所需，如果有異常大量的細菌進入淋巴循環，也會促使淋巴球的數目戲劇化地增加。淋巴節中還有一種大型的清道夫細胞，稱為巨噬細胞，它會過濾和吞噬病菌和其他無用的粒子。在身體遭受感染期間，淋巴節的活性增強，外加堆積在淋巴節中的活細胞和死細菌等因素使得淋巴節增大。這種現象，可以在脖子、腋下和鼠蹊部看到和感覺到，同時，淋巴腺腫大也是某些疾病的病徵，例如淋巴腺熱。

腎上腺也有參與免疫反應，它分泌荷爾蒙啟動某些免疫反應的步驟。長期壓力會使腎上腺功能衰竭，而這或許就是壓力會導致身體抵抗力下降的原因之一。

根據正統醫學的定義，結腸並不包括在免疫系統中，但現在卻有人發現——健康的結腸，是身體的正常防禦機制中很重要的一個要件。腸道中數以百萬計的益菌（腸內益菌），可以控制和抑制有害人體微生物的生長、數目和活性。

精油可以從兩方面著手來支援和強化免疫系統——精油可以直接對抗入侵微生物，也可以增加人體防禦細胞或器官的活性。有幾種精油同時具有這兩種功能，如佛手柑、尤加利、薰衣草、松紅梅、羅文莎葉和茶樹等幾種精油，它們可以對抗非常多種的病毒和細菌，同時也能增強身體的免疫反應。迷迭香和天竺葵精油可以強化腎上腺的功能，也能夠刺激淋巴系統。黑胡椒和薰衣草精油可以強化脾臟。善用這幾種精油，再配合上段提到的腸內益菌，可以幫助身體有效消滅和對抗感染。如果在感染症狀出現的初期就使用精油，效果會更加顯著。

不過，幾乎每種芳香療法所用到的精油都具有消滅一至數種細菌的能

力，且它們也都可以刺激白血球的增生，只是以薰衣草、佛手柑和茶樹精油的功效最為顯著。經常使用精油的人，或將精油視為日常洗澡、護膚和居家生活不可或缺物質的人，通常對疾病有較好的抵抗力，也比較不容易感染流行性病症。就算生病了，也復原得比一般人快。

通常小病不斷或久病不癒的人，免疫系統的功能都不太好，最好使用各類的精油持續治療一個月以上。如此一來，不但可以控制或消滅這些入侵的微生物，還能修復和增強免疫系統，使它更有能力應付未來的挑戰。

營養也很重要，要製造或生產各類白血球就需要各種必需營養素。每日攝取大量的新鮮生菜水果、適量蛋白質、種子和穀物外，加少許不飽和植物油，就可以提供人體所需的必需營養素。但如果免疫系統的功能不佳，補充這些營養物質就成了非常重要的事，在恢復營養素間的健康平衡前，都必須加強補充。

請參看「愛滋病」（2-5）、「愛滋病毒」（2-63）、「淋巴液／淋巴系統」（2-85）和各類精油的說明。

2-68 陽萎 Impotence

陽萎，是對當事人或他的性伴侶而言，都是件非常令人洩氣和沮喪的事。生理缺陷而造成陰莖不能勃起的案例很少，多數病人都是心理和情緒問題。擔憂自己無法滿足性伴侶或對自己的性表現沒有信心，這些都會造成男性無法勃起，而無法勃起又會造成更大的焦慮，如此形成一個惡性循環。外在的壓力和對經濟、健康、工作或負擔等其他事物的擔憂，也同樣的會引起焦慮而喪失性趣。

適度使用具有催情壯陽功效的精油，再配合具有減輕壓力的精油，就可以打破這個「焦慮－陽萎」的惡性循環。如果可以的話，接受治療師的

按摩治療是最有效的，按摩提供一個非性關係的皮膚接觸機會，也可以幫助患者放鬆和減輕焦慮。晚上睡覺前洗個芳香泡澡，是種簡單使用精油的方式（且可能會很有效），將具有陽剛氣味的精油當作香水或刮鬍後的潤膚水，也非常有效（許多男士的洗手間就有這類芳香劑），檀香就是個不錯的選擇。雖然按摩不一定是做愛的前奏，但如果患者的性伴侶能夠學會些簡單的按摩技術，在家為他按摩，這可說是治療陽萎最有效的方法。如果真的有效，那是最好，如果無法立即見效，也不要當作失敗而很挫折。

我曾經提過檀香是很有效的壯陽精油，而且大多數的男士都喜歡它的氣味。擁有「國王之油」美譽的茉莉是昂貴的精油，它也具有增強和重建男士自信的效果。如果男士陽萎的原因是焦慮，可以試試橙花精油。快樂鼠尾草精油可以促進深層放鬆，有時被稱為「安樂油」。雖然有少數人使用了快樂鼠尾草精油之後，會出現異常高亢的感覺，但它鬆弛情緒的效果真的很好，是非常優良的壯陽催情劑。此外，它具有眾多男士喜愛的生堅果般氣味，這也是一項優點。**要特別注意：如果喝了酒，就絕對不要使用快樂鼠尾草精油，至少必須禁用數小時。**不過，我想大家都應該知道：酒精是妨礙生育的最大敵人之一，能不喝，就不喝。

到目前為止我所提到的精油，它們壯陽的功效似乎都來自所具有放鬆情緒和心情的能力，然而或許另外還有些我們不清楚的影響力，例如茉莉和檀香精油都可能還有類似荷爾蒙的影響力。有些具有刺激作用的精油也歸類為壯陽劑，我對它們的療效非常懷疑。這些精油或許可以暫時幫助長期感到疲倦或衰弱的人，但使用時必須特別小心，就像使用其他的興奮劑一樣。有一～二種這種精油，如果過量使用會損傷腎臟。與其使用這些具有刺激、興奮效果的精油，不如選擇更安全的方法──攝取充足的營養、補充維生素和礦物質以及適度服用人蔘膠囊。

請參看「催情劑」（5-6）和「性冷感症」（2-51）。

2-69 消化不良 Indigestion

治療消化不良的方法很簡單：用洋甘菊、薰衣草或馬鬱蘭等具有撫順和放鬆作用的精油在胃部進行按摩，或用上述任一種精油熱敷胃部，不時更新敷劑以維持熱度等方式，都非常有效。

飲用洋甘菊、茴香或薄荷藥草茶也可以加速減輕症狀。

2-70 傳染性疾病 Infectious Illnesses

精油很適合治療傳染性疾病，它的作用方式有三：

1.精油可以增加身體抵抗細菌或病毒感染的能力。

2.精油本身可以殺死細菌或病毒。

3.精油可以避免感染蔓延、擴散。

所有具有抗病毒或殺菌能力的精油，都具有攻擊細菌或病毒的能力，它可以殺死入侵微生物或減緩體內病菌增生的速度。具有這種效能的精油太多，故在此不一一列出（幾乎每種精油至少都具有對抗一種微生物的能力）。有些精油可以對抗的細菌和病毒種類非常多，這類精油包括：佛手柑、尤加利、杜松、薰衣草、松紅梅、羅文莎葉和茶樹。這些精油也都具有增強身體免疫力的功效，又以松紅梅和茶樹精油的效果最好。

最好不要幫發高燒的人按摩（事實上，他們可能也不想接受按摩），改用微溫的水稀釋精油，再用海綿替他們搽拭身體可能會是較好的替代方案。如果患者的狀況還不錯，洗個添加精油的熱水澡會是更好的選擇。如果疾病影響呼吸道（鼻子、喉嚨、肺部），吸入含有蒸汽的精油會是非常有效的療法。此外，利用加熱燈、暖氣機來加熱、蒸發精油，讓房間中充

滿適當的精油香氣也有助病症的減輕。

　　請參看各類病症的說明，如「吸入法」（5-25）、「流行病」（2-43）。

2-71 發炎 Inflammation

　　發炎是身體受到損傷或打擊所出現的反應。細菌侵犯、受傷或接觸過敏原等事件，都會引發發炎反應，同時，發炎反應也是身體免疫機制啟動的徵兆。就這點來說，發炎是非常有用的：它可以增加血液供給和升高發炎部位的溫度，這些都能中和感染並加速復原。

　　不過，發炎反應卻常常反應過度——反應超過了真正復原所需，反而造成相當的疼痛或發癢，這時若能略微抑制發炎反應會更好。洋甘菊精油就是非常好的抗發炎精油，它可以有效地降溫、撫順和減輕疼痛。薰衣草精油的效果也不錯。如果是復原得很慢的傷口發炎，可以試試沒藥精油，像很深的刺傷或刀傷傷口等。

　　如果發炎引起患部痛楚的腫脹，可以熱敷該處，如果是表皮發炎，像接觸性皮膚炎，可以用冷的精油稀釋液沖洗患部。做法很簡單：將數滴洋甘菊精油加入煮沸過的冷水（溫度略低於體溫即可），想用的時候就溫和地沖洗患部。

　　身體內部也可能出現發炎症狀，像「關節炎」（2-11）、「膀胱炎」（2-36）等。治療這些內部發炎的方法，都詳列在各類病症的說明中。

2-72 流行性感冒 Influenza

　　流行性感冒是數種感冒和尚未鑑定出的病毒感染症的總稱。有些人或

許覺得這種說法不正確，真正的流行性感冒應該是種非常嚴重的感染症，約十年就會造成世界性的大流行。不過，我認為使用最初也是最常見的定義比較合適，因為這種感染症非常普遍，且利用精油自療的效果又特別好。

切記：任何感染症狀剛出現時就採取治療的行動，才能獲得最好的療效。剛出現流行性感冒症狀時，可在微熱的水中滴幾滴有抗病毒效果的精油，進行芳香泡澡，這可以促進大量的流汗，進而獲得深沈而非常放鬆的睡眠。通常不必我特別提醒，病人洗完澡後就會自動上床入睡。通常，洗個芳香泡澡就可以避免流行性感冒的症狀全部爆發，當然，只洗一次是不大夠的，接下來的二～三天都能持續洗，才會有最佳效果。最適合此時使用的精油是羅文莎葉和茶樹。如果手邊正好沒有這兩種精油，可以調製複方精油—薰衣草和尤加利精油各取三滴混合即可。

我必須澄清一點：這時使用精油的目的並不是抑制病症，也就是說，我們並沒有試圖掩蓋任何生病的症狀。為了詳細說明精油的作用方式，我們必須先了解病毒感染的過程。從病毒入侵人體到患者出現生病症狀之間的時間，病毒正在迅速地複製（病毒只能在寄主體內複製）。在病毒數目到達某種程度之前，患者是不會出現任何不適症狀的。如果患者的免疫系統功能非常強健，這些病毒可能會在致病前就全數遭到殲滅。這時，我們就稱此人的抵抗力特別好，這也就是有些人在流行病肆虐期間很容易感冒，而有些人卻很少生病的原因。

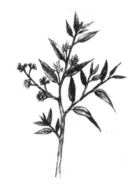

尤加利

當開始出現感冒症狀時，體內的免疫系統已經全數動員，此時如果使用具抗病毒效果的精油，將可以增強免疫反應、幫助銷毀病毒。尤加利、薰衣草、羅文莎葉和茶樹精油等，既可以直接攻擊病毒，又可以

刺激免疫反應，雙管齊下的結果，就可以迅速控制病毒的數目、抑制病毒的繁殖，而使病情不再惡化。

吸入精油蒸汽可以強化芳香泡澡的功效，在不適合洗澡的環境，或患者太虛弱而不能洗澡時，都可以改用這種方式，使用的精油種類和泡澡相同。

如果初步治療無法完全康復，起碼也可以遏阻病症的擴大，減少生病的時間和減輕病情。接下來，可以每天進行芳香泡澡（如果患者身體不會太虛），且每天至少吸入精油蒸汽三次。這些都可以避免呼吸道遭受細菌的二度感染。

罹患流行性感冒最危險的就是細菌感染引起的併發症，這也是過去幾次真正的流行性感冒造成數以千人死亡的真正原因。使用抗生素的確可以有效降低死亡率，但對幼童和老人來說，併發症的危險性還是很高，且抗生素比較適用在嚴重的併發症，否則易有濫用抗生素之虞。感染併發症時，請不要停止使用精油，精油只幫助我們減輕病症，不會和其他西藥衝突。

在病房薰香或噴灑精油是非常好的措施，茶樹或尤加利精油是最佳的選擇，再加佛手柑效果更好。其他具有抗感染能力的精油還有快樂鼠尾草，數百年前的人就知道用它來處理傳染病。不過要特別記住：**快樂鼠尾草精油會刺激皮膚，因此最好不要用來進行芳香泡澡。**

罹患流行性感冒通常要很長的時間才能復原，康復期時患者通常會感到非常虛弱且缺乏元氣。這些問題可以用佛手柑精油來改善，如果可以的話最好進行按摩，如果不行，改用泡澡效果也不錯。迷迭香精油具有調順和振奮的效果，可以幫助患者維持良好的情緒。適量服用人蔘也非常有益。

2-73 受傷 Injuries

輕微受傷用芳香療法治療的效果很好，遇到較為嚴重的傷勢，在接受合格醫護人員治療之前，可以先以芳香療法做初步急救。芳香療法適合治療的外傷有：破皮（刀傷、燙傷等）、扭傷、關節和肌肉拉傷等。

針對各類不同的傷勢，精油的使用方法也不同，如果患者的傷勢很嚴重，是一般人的處理能力無法應付的狀況，請千萬記住：**絕對不要貿然移動傷者，否則可能導致骨折而使傷勢更嚴重。**

受傷後經常會出現休克的狀態，即使是非常輕微的傷勢（例如患者只是摔倒而擦傷），也有可能會引起休克。因此，最好準備些精油和巴赫急救花精以備不時之需。

2-74 失眠 Insomnia

不論是治療暫時性或長期失眠症，芳香療法的療效都出奇的好。有好幾種精油可以安全而自然的引發睡意，完全不會有服用安眠藥所出現的副作用。此外，實施芳香療法的方式也非常簡單，只要洗個芳香泡澡，或在枕頭上滴幾滴精油，就有非常好的效果。

我發現薰衣草、洋甘菊和橙花等精油治療失眠的效果都非常好，而且這幾種精油也都能影響心理和情緒：讓人產生平靜、柔順、平衡的感覺，也能鬆弛緊張。任何一種具有鎮定效果的精油都非常有幫助，而對需要長期（一～二星期以上）使用精油來幫助睡眠的人說，經常變換精油的種類是非常重要的。

具有鎮定效果的精油包括：安息香（特別適用於外在憂慮引發的失眠

症）、佛手柑（特別適合憂鬱的失眠患者）、快樂鼠尾草（能有效的放鬆情緒，但絕不能和酒精混用，否則會引起惡夢或情緒強烈的夢）、馬鬱蘭（能令人產生溫暖而舒服感覺的精油）、檀香、杜松、依蘭等精油。上列這些精油之外，還有許多種其他的精油選擇，但我覺得這幾種精油的效果是最好的。這幾種精油都可以混合使用，因此我們可以不斷嘗試、找出最適合我們的精油。

上述的精油都可以加入洗澡水中，讓患者在睡覺前享受個舒適的芳香泡澡。洗澡水的溫度不宜過高，以免過度振奮精神而無法達到放鬆的效果。對成人來說，洗澡水中加入六滴精油就夠了。注意：**如果使用香蜂草或橙花精油，只要四滴就夠了，這類精油的用量過高，很容易引起皮膚過敏。**對兒童而言，洗澡水中加入三～四滴精油就非常足夠；另外還要特別注意，如果是嬰兒或幼童要進行芳香泡澡，精油一定要先經過稀釋的步驟，請參看「泡澡」（5-10）。最好不要連續二個星期以上的時間都使用同一種精油或複方精油，因為身體會逐漸習慣這種精油而使精油的效果打折扣。如果睡眠狀況無法在短時間內恢復正常，必須持續使用精油一段時間，最好一～二星期就更換精油或調和精油的種類。

這幾種簡單的精油使用法都非常安全，可以有效地讓連續幾晚無法成眠的短暫性失眠患者，享受正常的睡眠。有長期失眠問題的患者，只靠每晚洗個芳香泡澡和在枕頭上滴精油等方法的療效，恐怕沒有吃顆藥丸來得有效。這時，我們就必須探究引起失眠症的真正原因，才能對症下藥。

通常，引起失眠的生理因素都很簡單，像是太少運動、飲食不適當、晚上喝了茶或咖啡等刺激性飲料、床不舒服或身體不適等。增加運動、飲食清淡、換個床墊等都可以改善睡眠品質、促進睡眠。

安息香

　　除了生理因素之外，現代生活常有的焦慮和壓力等問題也會引起失眠症，因此適當放鬆自己有助於增進睡眠。瑜伽、冥想和呼吸技巧都非常有益，但最好的方法或許是規律地進行芳香按摩。芳香按摩包含了溫和、有療效的接觸，以及具有深層放鬆效果的精油，雙管齊下同時幫助心理和身體減輕壓力，睡意就會自然而然的湧現。大多數人在接受芳香按摩之後都能非常放鬆，甚至昏昏欲睡，因此晚上在家進行芳香按摩可說是最有效的終結失眠術。如果晚上無法進行按摩也不必灰心，白天去沙龍或診所按摩的放鬆效果，通常可以維持數小時或數天的時間，配合芳香泡澡效果更好。接受一～二次按摩可以治療暫時性失眠，長期的失眠症就需要長期的按摩治療。按摩的效果具有累積性：接受數次按摩後，患者的確可以明顯地感受到壓力減輕。

2-75 發癢 Itching

　　發癢可說是種神秘的現象─雖然我們知道外部的刺激，像昆蟲咬傷、接觸蕁麻或任何可能會引起我們過敏的物質，會引起我們的過敏反應而造成發癢，但沒有人知道「癢」的感覺是如何出現的。目前，我們找不到可稱為「癢接受器」的神經末梢，但痛覺接受器受到輕微刺激時似乎會出現癢的感覺。這或許就是「抓」可以止癢的原因：讓較強的刺激─抓或搔的動作增強痛覺、減輕癢的感受。另外，還有個無解的謎題──為什麼我們用想的就可以引起癢的感覺？例如有人談論頭蝨時，我們很容易不自覺地抓抓頭。事實上，許多過敏症患者或經常覺得皮膚發癢的人，在面臨壓力時症狀會變得更嚴重。

　　所有的精油中以洋甘菊的止癢效果最好，而薰衣草和非常低劑量的香蜂草精油效果也不錯。我發現洋甘菊和薰衣草的複方精油，效果勝過任何

一種單一精油，且在諸多洋甘菊精油中，又以藍甘菊的效果最佳。依照發癢部位和癢的程度，我們可以選擇將精油加在洗澡水（特別適用於大面積的患部）、乳霜或潤膚水中，如果患部面積很小，我們還可以直接塗搽少量（一～二滴）精油。

請同時參閱「搔癢」（2-109）。

2-76 黃疸 Jaundice

的確有少數幾種精油對黃疸有益，但我必須特別強調一點：黃疸是個嚴重的疾病，患者一定要接受合格醫師的治療。可以在接受診治的同時使用芳香療法以減輕患者的不適，並增強患者的復原能力。

最有效的精油是洋甘菊和薄荷，它們可以減輕患者初期的噁心症狀，而檸檬、迷迭香和百里香可以強化肝臟。瓦涅醫師還建議使用天竺葵精油，但我從來沒這樣試過。

用法很簡單：直接在肝臟、胃臟和腹部等位置進行芳香按摩即可。如果肝臟嚴重腫大不適合按摩，可以用洋甘菊、迷迭香或百里香等精油進行冷敷。只要患者的身體狀況還好、可以洗澡，就在患者每天的洗澡水中滴加六～八滴洋甘菊或迷迭香精油以強化肝臟。也可以改用檸檬、薄荷或百里香精油，但最多只能滴加三滴（過多很容易引起皮膚過敏），其餘的改用洋甘菊或迷迭香精油補足。

黃疸的復原時間很長，同時虛弱和消化不良等症狀還會延續數個月，有些病例的症狀會拖得更久。這段期間，進行芳香泡澡和按摩可以調和和振奮全身器官（當然包括肝臟和消化系統）。此外，康復期的病

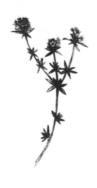

百里香

人常出現憂鬱的情緒，因此添加適當的抗憂鬱精油會更有益，而佛手柑是最適合在康復期使用的精油。

2-77 嫉妒 Jealousy

有幾種精油有時可以消除嫉妒的情緒，玫瑰、安息香和洋甘菊效果都很好。

雖然沒有人否定精油對心靈的影響，但我不確定：明確地指出「精油可以處理嫉妒情緒」的說法是否明智。或許應該更恰當地說：上列的每種精油都具有鎮定、平靜和撫順情緒的功效，精油再加上治療師的溫柔和關心可以讓嫉妒當事人真誠地面對自己的處境，以建設性的方法解決問題。

嫉妒，就像其他任何一種情緒一樣，可以任何形式出現，一個嫉妒的人可能會瘋狂地大吼大叫，也可能會意志消沈、非常沮喪。由此可知，精油種類的選擇和使用精油的方法，都必須按當事人特殊時刻的特殊需求而定，而治療師的技巧和直覺，也就格外的重要了。

2-78 腎臟 Kidneys

腎臟在人體內的生理地位非常重要，它的功能有：清除和過濾血液中的有毒物質，並藉著尿液將它們排出體外，控制血液中鉀鈉離子的平衡，調控體液量等。如果上述任何一項功能失常，體內鬱積的毒素將會威脅生命。藉著控制血量的多寡，腎臟還能協助維持血壓，對紅血球細胞的生成也有幫助。人體有一對蠶豆形的腎臟，位於下背部脊椎的兩側，由下肋骨保護。每個腎臟和膀胱之間都有一條導管，稱為「輸尿管」，可以將腎臟產生的尿液送到膀胱儲存。

精油對腎臟的影響很大，因為精油藉著血液循環全身，而每小時全身的血液就會流過腎臟兩次。食用精油和皮膚上塗抹過量精油（透過皮膚，精油可以很快進入血液），很可能會加重腎臟的負擔，而導致腎臟的損傷。

　　對腎臟有益的精油也是藉著血液循環而到達腎臟，很明顯的，我們必須特別注意劑量問題。按照書中說明的比例、方法和用量來使用，應該不會有什麼危險。洋甘菊、雪松和杜松精油對腎臟的親和力很強，也具有調順腎臟的功能，還可以治療腎盂炎和腎臟炎等腎臟感染問題。不過，必須再次強調：這類感染症絕對不能只依賴芳香療法來治療。所有的腎臟病症都需要立刻接受醫療，讓合格的醫師診斷、治療。精油可以當作送醫前的初步急救，和治療過程中增強腎臟功能和幫助腎臟復原的輔助，絕不能當作唯一的治療。

　　能利尿的精油可以增加尿液量，當體液遲滯或身體需要排除大量有毒物質時，這類精油就非常有用，但使用時要特別小心，且絕對不要長期使用。過度依賴利尿劑可能會忽略了需要緊急處理的嚴重腎臟病，還可能因為長期非自然地大量增加尿液，破壞了體液平衡和鈉鉀離子平衡的機制，進而嚴重危害身體健康。有利尿作用的精油，除了前面提到的三種之外，還有絲柏、尤加利、茴香、乳香、天竺葵和迷迭香等。

　　請參看「膀胱炎」（2-36）和「尿道炎」（3-146）。

2-79 喉頭炎 Laryngitis

　　喉頭炎是指喉部急性發炎的症狀，包括：感染引起的病理性發炎（通常發生在感冒、咳嗽或喉嚨痛等症狀之後）和大叫、抽煙或吸入過敏粒子而引發的機械性發炎。乾燥的空氣會使發炎的情況更加惡化，有些中央暖

氣系統或冷氣機也會使病症加重。由於聲帶位在喉部，因此聲音變得嘶啞或完全失去聲音，都是常見的併發症。感冒併發喉頭炎的患者，如果因為鼻塞而改用口呼吸，可能會使空氣未經溫暖、溼潤和過濾的步驟就直接進入喉頭，進而加重喉頭炎的病情。

吸入蒸汽可以治療喉頭炎，因為蒸汽可以紓緩呼吸並調順發炎病症。如果加入精油，效果可以加倍。古時候用來治療喉頭炎的「修道士香脂」，其實就是安息香，其他像薰衣草、檀香或百里香也都非常有效。

喉頭炎的症狀大多只延續數天，因此如果嘶啞等症狀持續了很長一段時間，這表示這些症狀是由更嚴重的疾病引起的，必須再做更深入的檢查。

2-80 白帶 Leucorrhoea

白帶是婦女陰道流出的白色或無色液體，有時這些分泌物只比平時正常的分泌物多些，而有時是陰道感染或過敏的徵兆。鵝口瘡（白色念珠菌感染）通常是導致白帶的罪魁禍首。

任何一種陰道問題都應該受到重視，並且要仔細找出原因以免忽略了更嚴重的病症。在接受過全面的檢查和治療時，可以配合使用佛手柑、薰衣草、沒藥或茶樹精油混成的局部清洗液，沖洗陰道。讓煮沸的水冷卻至體溫可接受的程度，再加入精油並將總濃度調為 0.5～1% 即可。最好不要過度或長期使用局部清洗液，否則可能會破壞陰道的正常分泌。使用茶樹陰道藥栓也是個不錯的選擇，有些健康食品店有販賣。如果買不到，可以用精油和可可油自製：每五克可可油就加二滴精油。

請同時參看「鵝口瘡」（2-143）。

2-81 蝨子 Lice

　　頭蝨一直是學校或其他人群聚集處常見的問題，現在這個問題更加複雜難解，因為頭蝨已經產生抗藥性，以前用來控制牠們生長的藥物大多失效了。

　　幸好，還有好幾種精油具有清除和避免頭蝨的功用：佛手柑、尤加利、天竺葵和薰衣草等精油是最有效的。若混合三～四種上述精油，效果將比單獨使用任何一種精油還好。

　　用葵花油或紅花油等基礎油調出精油總濃度在5～10%的按摩油，徹底而仔細地按摩頭皮和頭髮。把頭髮包住，讓精油在頭上停留個幾小時——如果可以的話，包著頭睡覺更好。最後再用溫和洗髮精清洗頭髮，用藥房出售的細齒梳子梳頭，清除洗髮精洗下來的頭蝨和卵。這個程序每隔四十八小時就要重複一次，這樣才能完全清除殘餘的頭蝨和卵。母蝨產卵時，會用膠性物質將蝨卵黏在頭髮上，因此非常不容易清除，但用精油和洗髮精處理後再用細齒梳子梳整，應該可以清除這些蝨卵。每四十八小時進行一次，三～四次之後就永遠擺脫蝨子的糾纏了！

　　為避免再度感染蝨子，要特別切記：蝨子和蝨卵都會潛伏在外套的領子或頭巾、帽子、圍巾和寢具上。把每件能洗的東西都拿去洗，並將床墊、枕頭、外套領子等等東西，都浸泡在含有 10%的上述精油（單獨或混合）的酒精溶液中。浸泡衣物時，我通常還會加些樟樹精油，但洗頭時就不會。手術用的酒精也可以用來調製浸泡液，而有時候我還會用加了精油的市售薰衣草純露來當作浸泡液。這個方法或許比較

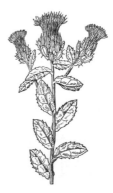

紅花

實際，一般人較難購買純酒精，而手術用酒精味道太難聞，改用伏特加酒的成本又太高。

和一般人的想法正好相反：頭蝨比較喜歡待在乾淨的頭髮和頭上，因此長頭蝨並不代表個人的衛生習慣不好。只有極少數的學童從來不曾在學校染上頭蝨，大多數人都至少有一次染患的經驗。只要孩子從學校把頭蝨帶回來，通常在他發覺自己有頭蝨之前，全家都已經染上頭蝨了。如果每次家人洗完頭時，都用加了精油的溶液當作最後一次的清洗液，就可以達到避免感染頭蝨的效果。任何一種上述的精油都很有效。當然，味道比較好的佛手柑和薰衣草精油是比較受歡迎的。

2-82 肝臟 Liver

肝臟是人體最大的器官（皮膚除外），它的功用非常複雜。肝臟位於腹腔右側，由下肋骨保護，雖然每個人的肝臟大小有所差異，但平均來說肝臟的重量約為三磅（一．五公斤）。肝臟的功能中，至少有四項和人的生命息息相關：製造、代謝、儲存和解毒。除此之外，執行這幾項功能時會牽涉非常多的化學反應，而這些反應所產生的熱能正是體熱的主要來源。

肝臟製造的物質包括：消化脂肪所必需的膽汁、避免血液凝固的肝素和大部分血漿中的蛋白。如果有需要的話，肝臟也可以利用胡蘿蔔素來合成維生素 A。

肝臟的活動和代謝非常有關，也就是說，把食物中的元素分解成小塊，再將它們合成身體所需的東西。例如：將從糖和澱粉中獲得的葡萄糖，轉變成可以提供肌肉能量的肝醣。我們所吃的脂肪，是沒有辦法被身體直接利用，必須經過肝臟的分解和氧化程序、將它們轉變成較簡單的形

式，之後才能被利用或儲存在肝臟中以備不時之需。胺基酸是蛋白質類食物的基本組成分子，對健康也有重要的影響，但人體每次能利用和儲存的胺基酸量有限。因此，如果一次攝取過量胺基酸，肝臟就進行「去胺基」的反應來分解過多的胺基酸。胺基酸和脂肪酸都可以轉換成肝醣儲存。肝臟儲存肝醣和其他營養素的目的，在於調節供應身體所需：當體內含量過高，就儲存在肝臟，一旦身體需要，能立刻從肝臟釋放出身體的需要量再進入血液中。脂溶性維生素 A、D 和鐵質，都儲存在肝臟。

肝臟的第四項重要功用就是解毒。任何會損傷我們身體組織的物質，像酒精、藥物和毒素等，都會被肝臟分解成毒性較低、可以藉由糞便或尿液排出體外的物質。除了分解外來攝取的有毒物質之外，肝臟也會分解、排除體內自然產生的有毒物質。如果不立刻將這些自己產生的有毒物質排除，就可能會毒害自己、危害生命。這些物質包括了死亡的紅血球和荷爾蒙。肝臟將紅血球中的血紅素轉變成膽汁中的膽色素，最後隨著糞便排出體外。如果這個過程出錯，膽色素無法迅速排出體外，就會堆積在血液和細胞中，讓人的膚色變黃，這即是黃疸。

有幾種精油，特別是標上適合肝臟的，都可以調順和幫助肝臟，並強化肝臟的各種功能。最重要的是迷迭香精油，它可以刺激膽汁的產生和分泌、減輕黃疸和調順肝臟。其他還有同時幫助肝臟和消化系統的洋甘菊和薄荷，可以減輕肝臟淤塞的絲柏、檸檬和百里香，以及幫助肝臟解毒作用的杜松精油等。

用這些精油進行一般的身體按摩或芳香泡澡，可以讓精油迅速進入血液、到達肝臟，但要想緩解肝臟的不適，最好的方法就是在肝臟部位進行熱敷（不要太燙）。如果要處理黃疸或肝臟淤塞等問題，可以用精油進行冷熱敷交替（最後一次必是冷敷），這可以

薄荷

刺激肝臟、促進它的功能回復。

所有具有毒性的精油都會損害肝臟，進而導致嚴重的疾病甚至會引起死亡。

有關於肝臟的一切，可以用"Hepatic"這個字來代表。藥草書籍和芳香療法典籍中經常出現這個字，以描述某些植物調順肝臟的功能。具調肝功能的精油有：洋甘菊、絲柏、天竺葵、檸檬、薄荷、迷迭香和百里香等，根據我個人的經驗，最後三種精油的效果最好。

參看「附錄 A」。

2-83 失去食欲 Loss of Appetite

有許多種精油可以刺激食欲，特別適用於病後康復期或情緒不好、失去食欲時。最為人知或可稱為最有效的精油是佛手柑，其他從烹飪用藥草或香料中提煉的精油，也有類似的功效。最常用的有：藏茴香、檸檬和芫荽。

用少許這類精油進行泡澡或按摩，可以刺激全身器官、組織，可說是最有效的方式。有些芳療師認為薑和茴香的效果也很好，但有些人認為茴香會降低食欲。這可能是因為茴香的功用，不在刺激或降低食欲，而在調節。用茴香和薑泡茶或作成浸液，不但好喝而且有效，加了佛手柑精油的伯爵茶也不錯。

如果失去食欲，是情緒壓力等問題引起的，治療這個情緒問題要比單獨刺激食欲來得重要。用精油進行芳香按摩可說是最佳選擇，因為精油的香氣和治療師的接觸，都可以讓患者感到舒服而放鬆，自然而然地恢復食欲。

請參看「神經性厭食症」（2-9）。

2-84 肺臟 Lungs

　　肺臟和皮膚是進行芳香療法最重要的器官，唯有透過它們，精油才能順利進入人體。

　　精油和空氣接觸之後就會蒸發，因此呼吸時很容易就將精油氣體一起吸入鼻腔、進入肺臟。兩條支氣管，將空氣分別帶往左右肺，而支氣管還會再分支，分支的氣管再分支……分支到最小的氣管稱作「細支氣管」。這些支氣管組織又稱為「支氣管樹」，用圖像來顯示會更清楚。想像一棵從上往下生長的樹：樹幹就是氣管，樹幹分支成兩個樹枝就是兩個主要支氣管，樹枝的再分支和分支的分支……就是肺臟中錯綜複雜的氣管分支。這樣的比喻，相信大家一定都能理解。從這兒，我們就可以看出空氣在肺臟中的分布情形。

　　最小的空氣通道，細支氣管，通往更小的管子，稱作「肺泡管」，每個肺泡管的末端都連著一個類似小氣球的構造。如果把它們放大來看，它們看起來很像成串的葡萄。這些氣球狀的組織就是肺泡，也就是氧氣進入血液、廢物排出體外等活動進行的場所。這個過程稱為「氣體交換」。

　　肺泡管壁是人體最薄的組織，使薄膜液體可以進入肺泡中。管壁表面總是保持著潮溼的狀態，這樣氧氣和其他可溶性分子才能溶解再進入肺泡。每群肺泡組織都由微血管組成的網路包圍著，而這些微血管的管壁也是非常的薄而溼潤。氧氣和其他可溶性物質可以穿透這層薄膜進入血液，而二氧化碳和其他的廢物也透過這層膜，排放到空氣中。

　　對芳香療法來說，了解呼吸的過程是件很重要的事，因為我們吸入的精油分子可以透過這些薄膜組織，它們也就是透過這個途徑而進入血液、循環全身。

　　請參看其他的肺臟問題：「氣喘」（2-12）、「支氣管炎」（2-19）、「咳嗽」（2-33）和「肺炎」（2-106）。

2-85 淋巴液／淋巴系統 Lymph/Lymphatic System

　　淋巴液是種無色液體，它的組成和細胞間質液（體液）非常類似。作為循環系統的一分子，部分體液會被微血管吸收而進入血液中，剩下的，包括體液中大部分的蛋白，就由小淋巴管吸收。這些淋巴管組成類似血液循環的系統，但卻缺乏中央動力組織（血液循環系統的心臟）來推動淋巴液的流動。相反的，淋巴管四周肌肉活動所產生的壓力，可以促進淋巴液的流動。如果我們的活動量太少，可能會導致淋巴循環不順暢。

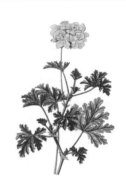

天竺葵

　　淋巴系統的功能有：吸收來自小腸的脂肪、收集和排除有毒廢物及身體對抗感染的反應有關，這點我們在「免疫系統」（2-67）中有詳細的討論。

　　淋巴系統的另一項重要功能就是排除體液，淋巴循環不良的人經常會出現局部或全身體液遲滯的現象。像因工作需要而必須長期站立的人，下班後足踝經常出現腫大的現象就是個常見的例子。好發於髖部、大腿和臀部等部位的蜂窩組織炎，其實就是有毒物質和體液遲滯所引起的，也和淋巴系統功能不張有關。

　　特殊的按摩可以有效地減輕腫大現象，並加強淋巴的排泄功能，如果再加上天竺葵、杜松和迷迭香等精油，效果會更好。使用這些精油治療一段時間後，可以用黑胡椒取代迷迭香，有些芳療師則改用樺木或廣藿香。

進行按摩時，是從肢體末端逐漸向鎖骨方向按摩，因為淋巴在此注入鎖骨下靜脈。淋巴按摩術有很多種，但大多數的芳療師都只學其中一～二種。這些淋巴按摩術可以促進淋巴液流入血液中，因而流經腎臟預備排出體外的液體也會大為增加。所以，接受淋巴按摩術之後，患者的尿液會增加很多，如果按摩時使用了可以利尿的精油，效果將更加顯著。

如果想增強淋巴按摩的療效，可以再用按摩時用的精油來進行芳香泡澡、從事溫和的運動或輕輕拂拭皮膚（用乾的軟毛刷，按照按摩進行的方向（從肢體末端到鎖骨）輕輕刷。此外，配合改吃健康乾淨的食物也是很重要的。

有少數幾個病例，淋巴按摩術無法改善體液遲滯的現象，或改善後很快就復發，這時就必須儘快接受醫藥治療，因為這可能是更嚴重疾病的徵兆。

月經前體液遲滯的現象，也可以用淋巴按摩法改善，只要在體液鬱積前一～二天進行按摩即可。

除了水腫和蜂窩組織炎等容易發現的病症外，淋巴系統功能不良還會引發許多和毒素鬱積有關的病症。鼻喉黏膜炎就是個典型的例子，而部分皮膚病、頭痛和偏頭痛等也是。

平時抵抗力不好的人，經常進行淋巴按摩也會有所改善，康復期進行淋巴按摩，也有很大的好處。這都和淋巴組織對抗感染的能力有關，在本書的其他部分有更詳細的解說。

癌症患者嚴禁進行淋巴按摩。惡性腫瘤就是靠淋巴系統在體內流竄、轉移，並將癌細胞散布全身，因此不要讓癌症患者接受淋巴按摩，以免癌細胞擴散。

請參看「蜂窩組織炎」（2-26）、「經前症候群」（2-108）和「免疫系統」（2-67）（在這單元中我們會詳細討論淋巴的免疫功能）。

2-86 病毒感染後疲倦症 M. E.

　　病毒感染後疲倦症還有很多別名：慢性疲倦症、病毒感染後疲倦症和長期疲倦免疫缺乏症（CFIDS）、艾普斯坦－巴爾症或另一個無禮的稱呼──雅痞流行性感冒。這些分歧的名稱，指出了醫師和一般人對這種長期奇怪病症的困惑。不同人罹患這種病卻會出現不同症狀的現象，加深了人們研究上的困擾，而目前這病症究竟是病毒或其他感染引發的，也還沒有定論。

　　有些最新的研究顯示：病毒感染後疲倦症患者身上常常可以發現白色念珠菌增生的情形，但這究竟是引發病症的原因還是病症引發的結果，則還無法說明。有些醫師乾脆否認這種疾病的存在，並認為這只是患者神經質或裝病的表現。幸好，隨著這種病例的增加，有這種觀念的醫師也越來越少。

　　我認為病毒感染後疲倦症絕不是單一種原因引起的。壓力、環境污染、感染等都有影響，我也曾見過經歷意外或精神打擊後就出現病症的人。

　　身為一位芳療師，我們沒有必要捲入這種學理上的爭論，我們主要的工作是幫助每位病毒感染後疲倦症患者減輕身體上的不適、滿足心理上的需求、改變生活形態等─可說是擔任一位整體治療師的工作。

　　每位病毒感染後疲倦症患者都會出現的症狀就是疲倦。有些人會不時感到肌肉疼痛，有些人虛弱到無法行走、只能依靠輪椅移動。同時，他們很容易失去協調性，容易暈倒、頭痛，還可能出現消化方面的問題─這一點兒也不令人意外，因為大多數患者都很憂鬱。

　　這些複雜的病症暗示：我們必須在不同的時候，配合不同的病症使用

不同的精油，但我認為最重要的治療目的在於增強免疫力。由於療程很長，因此茶樹和其他可以刺激免疫系統的精油都可以交替使用。具止痛效果的精油也可以用來止痛。根據我的經驗，具有調順作用的迷迭香和百里香精油，也非常適合每位病毒感染後疲倦症患

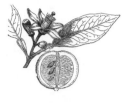

苦橙

者，在所有抗憂鬱精油當中，通常患者特別喜愛佛手柑、甜橙、苦橙葉和其他柑橘屬植物精油（這只是一般情形，我們還是必須仔細觀察每位患者不同的喜好和需要）。

非常虛弱和疲憊的患者，可能不適合接受全身按摩，但由於按摩可以提供他們極大的幫助，也是極重要的治療方式，因此最好儘量讓患者接受按摩。切記：**病毒感染後疲倦症患者的身體狀況經常在好轉後又突然惡化**（特別是他們很容易一覺得好些就多做很多事），因此有些人也許上次可以接受全身按摩，而這次卻只能接受手腳按摩。

有時適當的營養建議也是必須的，補充高單位的維生素和礦物質有很大的幫助，特別可以增強元氣。我在前面提過：病毒感染後疲倦症患者經常有白色念珠菌增生的困擾，對我來說，這就像是個「先有雞還是先有蛋」的問題一樣：究竟是患者虛弱的免疫系統造成念珠菌的大量繁殖，還是念珠菌的增生導致疲倦、痛苦等的症狀？不論是哪種情形，利用膳食療法減少念珠菌的數目都很有幫助，而在整個療程中加入茶樹和其他類似功用的精油也很有幫助。每天早晨在患者的肚子上塗搽些稀釋的茶樹精油是個不錯的方法，即使是最虛弱的病患都能接受，同時，它還能在生理上幫助患者早日康復。

這些只是簡單概略的介紹，每個患者的狀況不同，必須針對個別的情況選擇合適的方法和精油種類，才能發揮最大的療效。

2-87 麻疹 Measles

　　麻疹是由病毒引起的，麻疹本身不會造成人體很大的傷害，但罹患麻疹期間，孩童的抵抗力會變得特別虛弱，非常容易遭受細菌感染而生病。這些附加感染，特別是胸部和耳朵的感染症，是罹患麻疹最大的危險，如果謹慎運用精油，可以將這些危險降至最低。

　　最有效和最簡單的使用方法，就是用薰香燈或其他配備，在病童的房間內持續薰香茶樹或尤加利精油。如果沒有這些配備也沒關係，在和電暖爐相接的潤溼器上滴加精油，或在電暖器上方放溼衣服，並在上面滴些精油，甚至將精油裝在噴霧器中再定時噴灑等，都是非常可行的辦法。這些方法不但可以保護病童避免二度感染，還可以降低麻疹病毒蔓延的危險，減少家中其他成員患病的機率。瓦涅醫師建議，在患者四周圍起幕帳，並定時將尤加利精油噴灑在幕帳上。對幼小的孩童來說，這類精油蒸汽都是非常安全的。

　　如果孩童的年紀夠大（至少四歲以上），就可以直接在身上搽些德國洋甘菊或佛手柑等能退燒的精油來幫助退燒。方法如下：在一品脫微溫的水中，加入二滴佛手柑和二滴德國洋甘菊精油，每隔數小時再用海綿沾些液體輕輕搽在孩子身上。

　　蒸汽吸入法可以減輕隨同麻疹出現的喉嚨痛。如果孩子的年齡夠大，可以直接在喉嚨部位進行精油按摩，如果孩子還太小，可以改在孩子的房內薰香精油。

　　每隔二～三年就會出現一次麻疹大流行。在屋內噴灑或燃燒茶樹和尤加利精油可以提供孩子某種程度的保護，而年紀較大的孩子也可以在洗澡水中加入二～三滴上述精油。這些措施並不能避免感染麻疹，但可以減輕

麻疹發作的症狀並減少併發症。

別忘了孩子生病就必須要看醫生，只用精油治療兒童急性病症是很不負責任的做法。不論醫師如何診治，我們都可以配合使用上述的精油療法以增進療效。

2-88 更年期 Menopause

嚴格來說，更年期是指婦女完全停止排卵—也就是月經完全停止的時期。不過，大部分人都用這個詞來代表──月經開始改變直到完全停止之間數月到數年的時間。

大多數婦女的月經週期都在四十～五十歲左右就停止了，有些人沒有任何不舒服的症狀，生活也不受影響，而有些人的生活和身體卻受到些微的影響，還有些人卻出現了非常憂鬱而不規則的月經週期，並且出現長期大量出血、紅潮、失眠和其他種種不適症狀等，有時這些症狀還會延續數年。停經過程會出現的症狀是無法預期的，它和當事人以前月經週期的狀況、是否生孩子、結婚或單身等因素都沒有關係。有報告指出：有職業或有其他事要忙的婦女，比較不容易出現憂鬱和其他的生理病症，而專注照顧孩子和家庭的家庭主婦比較容易出現更年期的病症，且這些病症出現的時機多半和孩子離家獨立的時間相重疊。不過，我也曾遇過和完全不符這個理論的案例。

每位婦女更年期的症狀都不同，因此芳療師在治療這類病症時要仔細考量每個人的差異。許多可以幫助調整月經週期的精油都可以減輕更年期時所出現的生理病症，特別是可以調節荷爾蒙的天竺葵，以及可以滋養、清潔子宮和調節月經週期的玫瑰。具有溫和撫順、鎮定和抗憂鬱效果的洋甘菊精油，效果也不錯。所有能抗憂鬱的精油，像佛手柑、快樂鼠尾草、

茉莉、薰衣草、橙花、檀香和依蘭等，都很有幫助。

在更年期的早期，使用以下單元「月經」（2-89）所提的方法可以穩定不規則的月經週期，並減少大量出血。絲柏精油最適合用來減輕大量出血，但必須先和醫師或婦科醫師討論後才能使用，因為子宮肌瘤或其他病變也會出現大量出血的徵兆。子宮肌瘤並不是停經造成的，但它卻常在這時候作怪，因為這種肌瘤長得很慢，往往要花上二十年以上的時間才會大得讓人感到疼痛或造成大出血，而這時，正是一般婦女四十歲左右的年紀。

討論到停經的問題，就必須討論到荷爾蒙補充治療法（HRT）。當婦女體內動情激素的濃度降低，就會停止排卵，而更年期前後出現的種種症狀，像潮紅、骨質疏鬆症，以及提高罹患心臟病的危險等，都是動情激素不足所引起。雖然補充荷爾蒙有助於減輕病症，但有許多婦女卻不願服用，因為她們無法忍受服藥出現的短暫副作用，也不想擔憂以後是否會有其他長期副作用，更不願使用從懷孕雌馬尿液中所提煉的荷爾蒙藥物。幸好，芳療師和藥草醫師提供了其他的方法。快樂鼠尾草、茴香、八角茴香和龍艾等具有類似動情激素作用的精油及天竺葵精油，或貞節樹、假獨角根、斗篷草等具有平衡荷爾蒙作用的藥草製劑，都可以維持體內荷爾蒙的濃度。補充月見草油膠囊（或類似的油脂）也是非常重要的，因為它所提供的γ-亞麻油酸正是人體合成動情激素的重要原料。

適量的運動和充足的營養，有助於降低罹患心臟病和骨質疏鬆症的機率，因此這個階段的營養和運動變得格外重要。年長的女性必須攝取充足的維生素、礦物質和種種微量元素，同時攝取充足的鈣質也有助於預防骨質疏鬆症。

許多面臨更年期或月經已經停止的婦女，會擔心自己失去了女人特質，這個問題就交給玫瑰吧！玫瑰精油會讓她們重新感受到自己強烈的女

性特質、充滿愛心和欲望。這並不是「安慰」作用—玫瑰油的確可以減輕許多更年期的問題，例如它具有抗憂鬱、催情作用，也能夠減緩皮膚老化，這種種作用都能夠真正幫助婦女、重振女性信心。

2-89 月經 Menstruation

雖然現在已經沒有人再將月經視為一種病症，但伴隨著月經而出現的長期或暫時性不適症狀，仍然困擾著相當數量的婦女。而芳香療法，正是非常適合減輕這類問題的方法。

月經期所出現的問題中，最常見的大概就是經痛吧！經痛是由子宮肌肉痙攣性的收縮所造成的。用抗痙攣的精油在腹部輕輕按摩，通常可以很快的化解經痛。還有些婦女發現，在腹部進行熱敷並按時更換敷料、保持敷料的熱度，會讓人更好過。根據我的經驗，抗痙攣效果最好的前三種精油依次是馬鬱蘭、薰衣草和洋甘菊。有些婦女熱敷或按摩腹部就能減輕經痛，但部分婦女熱敷或按摩下背部的效果比較好，還有些人覺得同時在背部和腹部進行才能真正減輕疼痛。

有幾種抗痙攣精油同時還具有調經的功效；也就是說，這些精油可以促使月經週期正常或增加經血流量。經血流量正常或偏高的婦女，要避免使用這類精油來治療經痛，以免誤使經血流量大增。根據我的經驗，這類精油包括：快樂鼠尾草、沒藥和鼠尾草；而其他像羅勒、杜松、茴香和迷迭香等精油可能也有類似功效。為了安全起見，月經來潮的頭幾天最好不要使用這些精油。

很明顯的，這些具有調經作用的精油可以幫助婦女維持正常的月經週期。但要注意：任何可能已懷孕

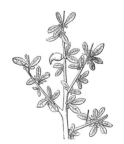

沒藥

的婦女都必須避免使用這類精油。此外，在懷孕五個月以前、流產機率還很高的時候，絕對不能使用這類精油。

有些婦女的經血量總是特別多，這讓她們非常困擾。絲柏、天竺葵或玫瑰精油都具有調節經血量的功能，很適合解決她們的問題。各類月經問題都非常適合使用玫瑰精油來處理，因為它不會直接增加或減少經血量或甚至改變月經週期；相反的，它可以調整月經週期，還具有調順子宮的效用。

如果月經週期非常不規則而無法預測，最好在前半段月經週期時使用具有動情激素功效的精油。在正常而規則的月經週期中，前半段時間體內動情激素的濃度較高，而後半段時間黃體素的濃度較高。要使月經週期規則的首要工作，就是重建體內正常的內分泌週期。使用具有類似動情激素功用的精油時間，不得超過十天（從月經開始第四天到第十四天）。使用時間過長，會使月經週期縮短至二十天左右。目前沒有類似黃體素功用的精油，因此後半段的週期最好使用具有調理和清潔作用的精油，再配合使用可刺激黃體素分泌的藥草酊劑即可。

月經開始第四天到十四天，可以每天用快樂鼠尾草精油按摩腹部。第十五天到第二十八天可以改用杜松、松樹和佛手柑的複方精油來按摩。此外，這段時間（十五～二十八天）還要再服用西洋牡荊的藥丸或酊劑。這個方法非常適合已經停止服用避孕藥並正企圖懷孕的婦女。事實上，這個方法可以正確預測排卵時間，因此非常適合每位想懷孕的婦女。這個方法治療經痛或經血流量過多等問題也非常有效。

如果月經週期非常不規則或毫無週期可言（但必須先確定患者沒有懷孕、卵巢也沒有其他嚴重病變等問題），可以將農曆每月初一當作月經週期的第一天，其他的日子就依次算下來。如果二十八天後仍然沒有經血出現，停四天再重來一次。如果連續進行三個月之後還是沒有任何顯著的改

善，最好直接求助婦科醫師。

事實上，任何長期或嚴重的月經週期問題，像是經血過多或嚴重經痛，月經週期不規則或異常出血等，都應該立刻到婦產科檢查，以確定這些病症的病因以及是否需要接受進一步的治療。如果真的有其他的疾病，也不必停止芳香療法。對婦科醫師來說，芳香療法是種非常有益的附加治療。但使用前一定要先知會醫師，並和醫師討論過才行。

請參看「荷爾蒙」（4-7）、「更年期」（2-88）、「動情激素」（4-10）和「經前症候群」（2-108）。

2-90 心理倦怠 Mental Fatigue

凡是歸類為具有激勵性或有益頭部的精油都可以減輕心理倦怠，但也要避免過度使用這些精油。當我們必須提振精神，或亟需維持清醒的頭腦時，可以暫時使用這類精油來達成振作精神的目標。但就長遠來看，適度的休息和適時中斷勞心活動，才是上上之策。

羅勒、薄荷和迷迭香等精油是最常用來減輕心理倦怠的精油。在這幾種精油中，我覺得迷迭香精油的效果最好，也有些人認為羅勒的效果更棒。下班回家洗個加了四滴迷迭香精油的芳香泡澡，可以洗去一整天的工作辛勤，讓自己更能面對隔日艱苦的挑戰。薄荷茶是使用薄荷的最佳方法，用它來維持長時間的工作效率比使用咖啡或濃茶更為安全。

我最喜歡在桌上的薰燈中滴加八滴迷迭香精油，藉著它的香味來保持頭腦的清醒、神智清明。如果環境不允許我們這麼做，像是長途開車之類的情況，可在每隻抽口滴上一滴迷迭香精油。當我們揮動手臂時，就能吸入迷迭香精油揮發出來的蒸汽，以維持精神。我在寫作時也常用這種方法提神。

請參看「振奮劑」（5-38）。

2-91 偏頭痛 Migraine

用芳香療法來預防偏頭痛的效果，比用它來治療偏頭痛還好。當偏頭痛開始侵犯患者、讓他感到頭痛時，他往往無法忍受精油的香氣，也無法讓人接觸頭部。

如果患者可以忍受治療師的接觸，也可以容忍精油的氣味，在偏頭痛剛發作時使用下面的方法或可幫助患者減輕症狀。

用等量薰衣草和薄荷調成的複方精油來冷敷前額和太陽穴，當敷料被體溫溫熱後就換新的。如果按摩頭部不會讓患者覺得非常不舒服，可用薰衣草精油非常輕柔地按摩太陽穴。許多偏頭痛的病例都是由腦部血液循環不良引起的，因此在脖子背面用馬鬱蘭精油進行熱或溫敷，可以增加頭部血流量、減輕病症。馬鬱蘭精油是血管舒張劑（它可以讓血管管腔略微擴張），溫熱的溫度也有益血管擴張。

由於偏頭痛多半和壓力有關，因此在肩膀和脖子等肌肉緊張的部位規律地進行按摩，可說是預防偏頭痛的最佳方式。自行按摩，包括輕拍頭皮（當然是在沒有偏頭痛的時候進行），是非常有益的。

大多數患者偏頭痛症狀的出現都和飲食有關，如果無關，患者的症狀就要特別注意。乳酪、巧克力和紅酒是最容易引起偏頭痛的食物，但其他的食物也有引起偏頭痛的可能性。其他非食物的因子也可能會引起偏頭痛，像是照明不足、工業和家庭化學藥劑等，也都有可能。

2-92 口腔潰瘍 Mouth Ulcers

　　造成口腔潰瘍的原因很多，假牙或未加工牙、循環不良、細菌或黴菌（念珠菌）感染和食物過敏等都可能是致病原因。除了這些原因之外，還有一些意外也可能導致口腔潰瘍，像不小心咬傷舌頭或臉頰內側等。這種情況通常發生在極度疲憊或承受著心理和情緒壓力的人身上。睡眠不足、營養不良、缺乏維生素 C 和抵抗力差等因素，也都是引起口腔潰瘍的常見原因。

　　適合治療口腔潰瘍的精油有很多種，這些精油也能促進口腔和齒齦的健康。幾千年前，人們就發覺了沒藥的療效，而且它還很適用於潮溼的皮膚。此外，它還是良好的殺黴菌劑，因此它是芳香療法中唯一可以治療念珠菌引起潰瘍的精油。使用沒藥酊劑是最簡易的方法，一般的藥草店都可以買到。使用方法很簡單，用棉花棒或清潔的手指沾點藥劑直接塗在傷口上，或用半杯溫水稀釋後當作漱口水。直接在傷口塗藥會有些刺痛的感覺，但這卻是最有效的療法。相反的，沒藥漱口水的預防功效勝過治療效果。茴香、桔和薄荷精油也都有相當療效，可以將上述精油各滴一～二滴到白蘭地或伏特加酒中，直接搽在傷口上，或再經過稀釋的步驟，當作漱口水使用。

　　高單位維生素 C（最好混合了類生物黃鹼素）也有助於治療口腔潰瘍。在傷口痊癒之前至少每天要吃三公克維生素C，還有些人體質特殊，必須服用九公克。如果患者經常出現口腔潰瘍的病症，最好檢視自己的日常飲食，看看膳食中是否含有豐富的維生素 C 和維生素 B 群。有時候，對食物過敏也會導致潰瘍，因此如果進行精油治療、補充維生素、攝取均衡膳食等各項治療措施之後，潰瘍的情況卻依然持續，就可能必須進行食

物測試，以找出真正引起潰瘍的禍首食物。

2-93 肌肉 Muscles

　　當我們提到肌肉這個名詞時，我們所指的通常是骨骼肌或隨意肌；也就是指這些靠近身體表面、位於皮膚下方、我們活動時所使用的肌肉而言。比較不明顯但對生命有重大影響的心肌和平滑肌或不隨意肌，它們則是組成心臟和內部器官的重要肌肉群。

　　用在按摩或泡澡中的精油，幾乎可以立即影響隨意肌，藉著按摩的動作和熱水的溫度達到放鬆的效果。洋甘菊、薰衣草、馬鬱蘭和迷迭香等具有止痛功效的精油，可以減輕肌肉疼痛，特別適用於活動過度所引起的肌肉痠痛。快樂鼠尾草和茉莉精油都具有放鬆肌肉的功效，其他像黑胡椒、杜松和迷迭香等精油具有調順肌肉和增加肌肉活動力的效用。運動員或舞蹈家等需要經常使用肌肉的人，如果在訓練和表演前後能適時使用這些精油，就可以有效增進肌肉效能。

　　對隨意肌有益的精油，絕對不只上列幾種而已，事實上，只要配合按摩，幾乎每種精油都具有調順肌肉的功用。

　　具有抗痙攣作用的精油可以讓組成內部器官的平滑肌放鬆，因此可以緩解平滑肌痙攣所引起的消化不良、腹瀉、經痛等症狀。這類精油包括：佛手柑、黑胡椒、洋甘菊、快樂鼠尾草、絲柏、茴香、杜松、薰衣草、馬鬱蘭、香蜂草、橙花、薄荷、迷迭香和檀香等。細心的讀者應該會發現：這類精油中可以影響隨意肌的也不在少數。用這類精油在疼痛部位進行熱敷是緩解平滑肌痙攣的最佳方法。

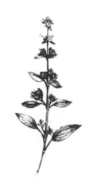

馬鬱蘭

有少數幾種精油具有調順心肌的功用，像薰衣草、馬鬱蘭、橙花、薄荷、玫瑰和迷迭香等。最好配合按摩或泡澡來使用這類精油。在此相信大家又會發現某些上文已經提過的精油；事實上，有些精油對三種肌肉都很有益。

2-94 腎臟炎 Nephritis

腎臟炎，就是腎臟發炎的病症，分為急性和慢性兩種。但不論是哪一種腎臟炎，都是非常嚴重的病症，病人絕對不能只接受芳香治療。患者一定要接受醫師、順勢治療師或針灸治療師的診治，再輔以芳香療法的精油治療（切記：精油會抵消順勢治療的功效，因此使用前一定要先知會順勢治療師）。

具有調理和清潔腎臟功效的精油，都對腎臟炎非常有益，其中又以洋甘菊的效果最好。雪松和杜松都具有清潔和解毒的能力，但每次只能用一點點，加入洗澡水中泡澡是最適合的。輕輕按摩腎臟部位的背部也很有幫助。

藥草茶對腎臟也很有益，特別是洋甘菊和蕁麻。在進行其他治療的同時，附加藥草茶，療效將更加顯著。

請參看「腎臟」（2-78）。

2-95 神經 Nerve

可以幫助情緒的精油，有時被稱為「神經性」精油；這些我們都會在「焦慮」（2-10）、「沮喪」（2-38）和「壓力」（2-136）中討論。

生理上所說的神經，是指神經系統。和神經系統相關的精油，我們會

在以下「神經系統」（2-96）的單元中說明。

2-96 神經系統 The Nervous System

　　若將整個神經系統視為數個不同但相關的系統，比較有助於了解。中樞神經系統，包括了腦和脊髓；周圍神經系統，主要工作是將身體各部位所感受到的熱、冷、壓力和痛苦等感覺傳入中樞神經系統，並將中樞神經系統的指令送達各部位的隨意肌，以產生適當的活動；自主神經系統，扮演著各器官和中樞神經系統之間傳遞訊息的角色，並傳遞視覺、聽覺和嗅覺等特殊感覺神經所獲得的訊息。

　　芳香治療中精油和按摩對神經系統的影響是很重要的。例如：具有止痛效果的精油之所以能緩解疼痛，是因為它可以降低痛覺神經末梢的活動力，抗痙攣的精油可以鎮定啟動肌肉活動力的神經，鎮定的精油可以降低神經系統過度的活動力。這幾類精油的功能有些重複，許多可以止痛的精油都具有鎮定或抗痙攣的功效。例如，佛手柑、洋甘菊、薰衣草和馬鬱蘭等精油，同時具有上述三種功能，而尤加利、薄荷和迷迭香精油，雖然沒有鎮定效果，但具有止痛和抗痙攣的功效。可想而知：這些精油都是芳香療法中最常使用也最有價值的精油，而我們在說明治療各種隨意肌或內臟的疼痛或痙攣症的方法時，也會反覆地提到這些精油。

　　其他具有鎮定和抗痙攣效果的精油還有：快樂鼠尾草、絲柏、杜松、香蜂草、橙花、玫瑰和檀香。這幾種精油中，橙花精油對控制腸管的自主神經影響最大，很適合治療神經性腹瀉和腹部絞痛。檀香對氣管的神經有相當大的影響，是最適合平緩神經反射性咳嗽的精油之一。

　　具有調理整個神經系統的鎮定性精油包括：洋甘菊、快樂鼠尾草、杜松、薰衣草、馬鬱蘭、香蜂草和迷迭香。相信每位讀者都會發現這幾種精

油的名字非常熟悉，因為我們已在其他的地方提過了它們對神經系統的種種功用。

2-97 神經痛 Neuralgia

神經痛是指神經引起的疼痛。它代表周圍神經系統中任何一部分（例如坐骨神經引發的坐骨神經痛就是一種神經痛）的疼痛症狀，但大多數時候這個名詞都是用來指稱顏面神經痛。

神經痛的痛楚非常強烈，正統醫學有時候會用像切斷痛覺神經等非常激烈的手段來緩解病人的疼痛。

使用強效的止痛精油是個緩解神經痛的好方法，最有效的使用方法就是在身體疼痛的部位熱敷精油。洋甘菊、快樂鼠尾草、薰衣草、馬鬱蘭和迷迭香等精油的效果最好，可以輪替使用或混合使用以達最佳的止痛效果。

2-98 鼻子 Nose

如果沒有鼻子這個小小的器官，可能就沒有芳香療法了，因為在精油和身體、心靈的互動關係中，鼻子扮演了非常重要的角色：

1.鼻子是呼吸系統的第一個部分，透過呼吸系統精油才能隨著呼吸進入血液。

2.鼻腔頂端具有嗅覺神經，可以將精油的氣味傳到大腦。

請參看「鼻喉黏膜炎」（2-25）、「感冒」（2-29）、「花粉熱」（2-59）、「流行性感冒」（2-72）和「鼻竇炎」（2-129），以了解鼻子可能出現的病症。

請同時參閱「呼吸系統」（2-119）。

2-99 流鼻血 Nosebleeds

止住鼻血最簡單也最有效的方法，就是在冷水（冰水更好）中加入一～二滴檸檬精油，再將沾了這溶液的溼紗布或溼棉花塞入鼻孔中，塞得越高越好。檸檬精油具有止血作用，可以加速血塊的形成，以達到阻止血液流失的功效。

讓患者躺在安靜的地方，並冷敷患者的背頸部，加一～二滴薰衣草精油更好。如果仍然無法止住鼻血，就要儘快尋求醫師的協助，以免產生嚴重的失血。

大多數人流鼻血的原因都和受傷有關，但也有些人是由高血壓或其他更嚴重病症引起的。因此，對經常流鼻血的人來說，此處所提的止血方法只能當作初步急救用，患者最好接受更詳細的醫療檢查，以找出真正的流血原因。

2-100 肥胖 Obesity

有少數幾種精油具有減輕體重的功效，最著名的莫過於茴香。最晚從凱薩時代開始，人們就知道茴香具有止飢的效果。羅馬士兵在長途行軍時包袱裡總會有茴香種子，在抵達下一個紮營區之前，可以藉著咀嚼它來暫時止飢。在中世紀過後的都德王朝中，虔誠的基督教徒也利用茴香來度過宗教禁食日。茴香也是溫和的利尿劑，可以減輕體液遲滯的症狀。此外，茴香還有解毒的功效，可減輕飲食不當而造成的毒素鬱積。茴香具有上述種種功用，但不能直接減輕體重。

部分法國藥草家認為大蒜和洋蔥也有減重的功效，而事實上這兩種精油都會強烈地刺激甲狀腺。如果患者的肥胖是由甲狀腺功能過低、代謝速度遲緩而引起的，可以任選其中一種精油來治療。服用大蒜或洋蔥膠囊，或在膳食中直接增加洋蔥或大蒜的攝取量，會是更理想的方式。

　　迷迭香精油是一般的刺激和調和劑，可以刺激遲緩的代謝，促進活動。天竺葵精油具有平衡荷爾蒙的功能，可以治療荷爾蒙失調引起的肥胖症。

　　不過，由生理病症而引發肥胖的案例畢竟很少，芳療師最重要的工作就是幫助過重的人檢視引起超重的複雜情緒因素。由於每個人的差異很大，因此精油的選擇範圍也很廣，凡是能減輕壓力、憂鬱、焦慮和能增加自信的精油都可一試。在此，我必須特別提到佛手柑精油，因為我發現它的部分功效和世人對它的認識有些不同，必須做個澄清。人們通常用佛手柑精油來刺激食欲，但我曾用它成功地幫助強迫性貪食症患者。這現象代表著兩種可能：一是佛手柑精油具有調節的功效，不單是刺激大腦的食欲中樞；二是它不直接影響食欲，而是透過情緒或精神間接影響食欲。根據我對佛手柑的認識，我認為後者的可能性較大。

　　許多過重的人都非常不喜歡自己的身體，規律地接受按摩可以減緩他們心中的不滿。尊重、養護和嬌寵自己的身體，對他們來說可能是個全新的經驗，可以幫助他們建立更正向的自我概念。當他們能夠接納自己時，再要求他們做些運動或長期改變從前的飲食習慣會比較容易（我通常會避免用「節食」這個名詞，以免引起他們挫折和失敗的聯想和情緒）。

　　體重減輕，特別是迅速減輕的狀況，很可能讓原本肥胖的人看起來「鬆鬆垮垮」的。因此，減重後期

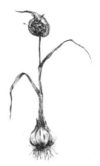

大蒜

也要接受按摩，藉此調整肌肉和皮膚的彈性，讓患者對自己的變化感到高興而充滿信心，並持之以恆。

尋找互助團體的支持和精神治療的協助也能幫助某些人，但別忘了，可以再配合芳香治療來增加效果。

2-101 水腫 Oedema

身體組織中體液過多就稱為水腫。水腫可能是局部和短暫的，像足踝扭傷所出現的腫大情形；但也有可能出現大面積或全身性的水腫。

一般性水腫通常是嚴重疾病的徵兆，像累進性心臟衰竭或嚴重的腎臟疾病等。因此，除非受過醫學訓練，否則一般的芳療師一定要和醫師、針灸治療師或受過醫學訓練的順勢治療師共同治療，絕不可單獨醫治。

不過，有幾種較輕微的水腫可以用精油處理，像月經來臨前體液滯留的現象，如果在它出現前一週到十天時接受按摩，可以非常有效地減輕症狀。天竺葵、杜松和迷迭香都是適合的精油。

經過長時間站立或懷孕後期，腿和足踝所出現的腫脹現象，可以用松樹精油來減輕。由足踝往上長時間按摩雙腿，的確可以有效減輕腫脹。雖然由技巧高超的按摩師來進行效果比較好，但由於雙腿是我們可以自己按摩的部位，平時可以每天在家進行，多少會有些助益。我喜歡將精油加入乳霜中，而不是調成按摩油，因為我覺得乳霜比較容易操控。

有些人在經過長途飛行之後也會出現這類腫脹的現象，這時用絲柏、天竺葵、香桃木或松樹精油會有些幫助。這幾種精油可以刺激淋巴系統的功能，幫助人體組織排除過多的體液。特殊的淋巴按摩是治療各類水腫的最佳方式，但如果不會也不要緊，任何一種按摩法配上合適的精油都能減輕水腫。

體液累積通常都和體內有毒廢物有關，像蜂窩組織炎就是身體企圖稀釋有毒廢物、降低毒性所引起的病症。使用茴香、杜松和檸檬等具有解毒功用的精油，可以有效減輕病症。

有時候，腹部或全身性的體液遲滯也是食物過敏的徵兆。同樣的，身體為了使過敏原造成的傷害降到最低，因此用了一大堆水來包圍它。如果芳香療法不能有效地減輕水腫，也找不出引起水腫的特殊嚴重病因時，可能就要考慮食物過敏引起水腫的可能性。可以直接向營養師或慢性病防治醫師尋求協助。

請同時參看「蜂窩組織炎」（2-26）、「淋巴液／淋巴系統」（2-85）和「經前症候群」（2-108）。

2-102 油性皮膚 Oily Skin

皮膚之所以會有過多的油脂，就是因為皮膚下層的皮脂腺分泌太旺盛的緣故。皮脂是一種天然潤滑液，能讓每個人的皮膚充滿健康和光澤的顏色。但過多的皮脂會讓人看起來油頭垢面，還很容易出現黑斑、黑頭粉刺和青春痘。青少年特別容易有這些症狀，因為皮脂的分泌和內分泌系統有密切的關係，而青春期正是內分泌系統劇烈變化的時期。在這段非常重視外貌的尷尬期，擁有油性皮膚的人唯一可以感到安慰的就是：油性皮膚比乾性皮膚老化得慢。

精油可以直接減少皮脂的分泌，還能間接控制細菌在油性皮膚上的生長，減輕皮脂過多所引起的種種問題。具有上述各種功能的精油，當然是最有效的。雪松、絲柏、葡萄柚和檀香等都是很好的選擇，它們的確非常有效，而且還有宜人的氣味，不論男性或女性都很容易接受。市售的清香劑多半也具有它們的味道。

　　等量的天竺葵和薰衣草精油調成的複方精油是我治療油性皮膚的第一選擇。天竺葵精油可以直接減少皮脂的分泌，而薰衣草精油具有平衡的作用。此外，這兩者都是良好的殺菌劑，因此可以控制皮膚表面細菌的生長情形。由於使用同種精油的時間最好不要超過一～二星期，因此我通常會用雪松、葡萄柚或檀香精油來替換。上述精油中，任何一種精油或複方精油都可以當作平時使用的清潔和調理化妝水。大多數市售的油性皮膚專用化妝水中，酒精成分所占的比例太高，很容易清除皮膚上所有或絕大部分的皮脂。短期來看，它似乎真的很有效，但事實上，當皮脂腺發覺皮膚上沒有皮脂時，反而會更增加皮脂的分泌。

　　有些人覺得：用油來治療油性皮膚，似乎有些不可能。但事實上，精油一點兒也不油膩，且混入精油中的少許基礎油也會在治療後儘快將之除去。

　　天竺葵精油具有平衡內分泌系統和皮脂腺的功能，因此也可以用來治療油性皮膚，或和其他的精油混合，補強它們的作用（天竺葵、葡萄柚和薰衣草的複方精油具有宜人香氣，也非常有效）。由於它具有平衡功效，因此也很適用於混合型皮膚（臉部大部分是屬於乾性皮膚，但鼻子和下巴附近卻因為皮脂線的數目較多，而呈油性皮膚的情況）。

　　請同時參看「痤瘡」（2-2）、「皮膚」（2-130）和「護膚」（5-36）。

2-103 耳炎 Otitis

　　「耳炎」是用來指稱各種耳朵感染症狀的醫學名詞，依據耳朵感染部位的不同還分為：外耳炎，外耳部位的感染症；中耳炎（最常引起耳痛的原因），中耳部位的感染症；內耳炎，內耳部位的感染症。耳炎很容易在

雙耳之間相互傳染，也很容易透過耳咽管感染鼻腔，甚至從內耳感染到顱腔。

由於耳炎很容易蔓延到其他部位，而耳炎衍生的併發症也非常危險，因此不應該輕視忽略任何耳痛症狀。耳痛時可以立刻用精油處理，以減輕疼痛並對抗感染。但如果二十四小時內病症沒有改善，或出現持續而嚴重的耳痛、發燒或耳內有膿等任何一種症狀，都必須要立刻就醫。這時恐怕使用抗生素是必要的方法，但最好還是繼續使用芳香療法。忽略任何一種簡單的頭痛都可能引發永久的失聰。

大多數的耳炎都是感冒、鼻竇炎或其他鼻疾並所引起的二度感染，因此在治療耳炎的同時也要同時治療鼻子方面的病症，才能真正根治。

用洋甘菊或薰衣草精油熱敷可以紓緩疼痛，並可藉著熱度將感染和膿液「牽引」至外耳，降低中耳炎蔓延到內耳的危險性。也可以用上述精油溫和地按摩耳朵。通常大家都用洋甘菊精油來治療耳痛，但我發現洋甘菊和薰衣草的複方精油效果更好，比單獨使用上述精油更為有效。我有時候也會用止痛效果更好的樺木油，但如果痛得很厲害還是應該找醫師。若想抗感染，可在一茶匙微溫（約如體溫）的杏仁油或橄欖油中加入三滴薰衣草或茶樹精油，再滴幾滴混合油到耳朵裡。用一小撮棉花輕輕塞住耳朵，讓這油在耳內停留的時間更長。必須特別注意：**只有在接受醫師檢查，確定耳膜沒有破洞時，才可以使用這個方法。**

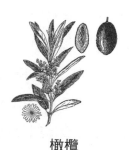

橄欖

如果經常發生耳炎，就表示耳朵和鼻腔經常處於淤塞和感染狀態，特別是鼻喉黏液特別多的病人，通常需要花費很久的時間才能治好感染症。服用大蒜膠囊、吸入蒸汽和增加新鮮蔬菜水果的攝取量、減少攝取乳製品和精製澱粉等，都可以減少黏液的分泌、協助根除感染症，讓耳痛不再成為困擾。

請參閱「鼻喉黏膜炎」（2-25）、「感冒」（2-29）和「鼻竇炎」
（2-129）。

2-104 心悸 Palpitaions

心悸，依照嚴格的醫學定義來說，它是心臟病的警訊。這可能是心臟
收縮比平時更用力而引起的，患者必須更加注意心臟狀況。當人們感到害
怕、驚嚇或焦慮時特別容易產生心悸，此時可以使用橙花等具有鎮定功效
的精油。如果是非常緊急的情況，可以直接讓患者聞聞瓶子中或滴在手帕
或面紙上的純橙花油。有心悸困擾的人，可以用具有鎮定效果的精油進行
按摩，像洋甘菊、薰衣草、橙花、玫瑰和依蘭等都非常有幫助。

心悸這個名詞經常被誤用來指稱害怕、受到驚嚇或焦慮時所出現的心
跳加快現象。就學理上來說，這該稱為心跳過速，但就治療方式而言，治
療心悸和心跳過速的精油種類和使用方法是完全一樣的。其中又以依蘭精
油降低心跳的效果最好。

2-105 瘟疫 Plague

從十四世紀中葉，人類史上最著名的傳染病—橫掃歐洲的黑死病，到
十七世紀侵害人類的大型瘟疫中，可能有許多相同的疾病，但只有經歷該
時代的人，特別是當代醫師留下來的記錄，才能幫助我們分析這些瘟疫爆
發的原因。肺炎和淋巴腺鼠疫的週期性出現，是由鼠蚤身上的巴斯德桿菌
屬細菌引起的。這病菌原本只會引起囓齒動物嚴重發燒，但如果人類和老
鼠處得太親密也可能會受到感染。當帶有這些病菌的老鼠死亡後，鼠蚤會
帶著病菌尋找新的宿主。

當時許多人的肺部遭到細菌感染，罹患了流行性的肺病，而這些患者的臉色多半會轉為深藍色；還有許多人罹患淋巴腺鼠疫熱，血液會從皮下的血管中慢慢滲出，使皮膚上出現深黑色的斑塊。這就是「黑死病」一詞的由來。

有許多團體或個人藉著芳香植物的幫助成為瘟疫中的倖存者。在種滿薰衣草的田野中工作的工人，和利用精油來增加毛皮香味的揉皮工人都沒有生病。在「內科醫師花園」工作的園丁也沒受到波及。在土魯斯有五個盜賊被罰脫光衣服、赤身露體地接觸死於瘟疫的屍體，可是他們卻沒有生病。他們宣稱是醋、丁香、鼠尾草、馬鬱蘭、迷迭香、杜松和樟樹中所含的芳香物質救了他們──這些都是芳香療法中常用的殺菌劑。另外，還有苦艾、繡線菊、白夏至草和歐白芷等。

在上述盜賊傳說中出現的丁香，可說是芳香療法中最強效的殺菌劑。十六和十七世紀時，人們常在甜橙上插些丁香來保護自己、避免感染；在地板上撒些芳香植物，藉著腳力讓植物體中的揮發性油質散發出來；在惡臭的街道行進時，捧著芳香植物的花束等，都具有保護的作用，因為這些植物體中都含有最佳的殺蟲劑。

知道這些並不只是了解歷史事件而已，還可以保護自己。雖然從十七世紀後就沒有大規模的傳染病流行，但我們無法預測未來熱帶地區是否會出現這類問題──1994 年印度就曾發生傳染病大流行的事件。在公共衛生極差的時期，像戰爭期間或經歷了地震、洪水等天災後，傳染病都會突然爆發流行，令人措手不及。

2-106 肺炎 Pneumonia

許多藥草書中都記載了可以治療肺炎的精油種類，但如果只靠芳香治

療而不找醫師診治是非常不負責任的做法。我就知道一位只靠精油自療而喪命的案例。這類急性感染症如果使用抗生素來治療，可以迅速降低兒童和中年病患的肺炎死亡率。老年的肺炎病患死亡率仍然偏高，但這類肺炎多半不是原發性的—通常老人的抵抗力較低，手術、骨折或其他病症後都很容易併發肺炎。

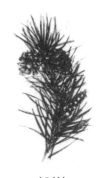

松樹

　　病毒或細菌感染都可能引發肺炎，甚至像普通感冒這樣的輕微呼吸道感染，也會引發肺炎。還有些肺炎發作前完全沒有徵兆。肺炎患者的肺泡（請參閱「肺臟」（2-84））很容易充滿液體而造成呼吸困難，並降低進入血液的氧氣。事實上，藉由這些肺臟內的積水、痰液，肺炎很容易散播到其他人身上。

　　肺炎一定要接受醫師診治，另外我們也可以利用精油補充療效。尤加利、薰衣草、松樹和茶樹等都是非常有效的精油，而茶樹的近親—白千層和綠花白千層的效果也不錯。如果患者可以坐起來，使用蒸汽吸入法將出現最佳的療效。最好每隔半小時就在患者的胸部和背部溫和地搽些精油—上述任一種精油，或其中二～三種精油的混合液都可以。如果患者出現發燒症狀就不要進行按摩。如果患者覺得身體還不錯，可以改用精油泡澡。一旦不再發燒，可以為患者進行較劇烈的按摩，特別是輕敲身體的邊緣，以幫助肺臟排出痰液和體液。

2-107 懷孕 Pregnancy

　　在討論到懷孕期間使用芳香療法的問題時，我們必須先提醒大家：有些精油具有毒性，可能會傷害胎兒或母親的健康，還有些精油可能會造成流產，這些精油絕不可在懷孕初期使用。只要以小心謹慎的態度避開這類

精油，就可以安全地利用芳香療法來維護孕婦和胎兒的健康，以及減輕懷孕期間噁心、背痛、腳和足踝水腫的問題。

懷孕前三～四個月必須避免接觸的精油包括「調經劑」—可引發月經的精油，分娩時加強子宮肌肉收縮的精油，還有幾種毒性較高、可能會傷害胎兒與母親的精油（這三類精油有部分重複）。

這時不該使用的精油有：洋茴香、阿默思（艾草）、山金車、羅勒、白樺、樟樹、雪松、快樂鼠尾草、絲柏、茴香、牛膝草、茉莉、杜松、馬鬱蘭、沒藥、野馬鬱蘭、胡薄荷、薄荷、玫瑰、迷迭香、鼠尾草、香薄荷、百里香、冬青以及其他有毒的精油。

有人認為洋甘菊和薰衣草也是調經劑，只要少量使用並充分稀釋（1～1.5%）就可以安心使用。但擔心會流產的孕婦，像之前曾經流產、有家族流產史、出現異常出血及其他異常症狀，或醫師警告有流產危險的婦女，最好也避免使用。懷孕晚期，約從六個月開始，我通常會使用薰衣草來紓緩背痛，另外我還會用 1～1.5%稀釋的玫瑰油來幫助懷孕婦女維持平和的情緒。

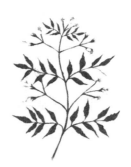

茉莉

許多婦女在懷孕後期都會感到下背部疼痛，這是由於胎兒體重增加以及孕婦體型改變，造成腰椎的受力增加而彎曲所引起的。溫和的運動，像是瑜伽和特殊的產前運動可以改善背痛。另外，每天平躺在地上、把雙腿架在椅子上休息二十分鐘也非常有幫助。進行時要注意維持大腿和身體之間、大小腿之間的正確角度。這個位置可以拉直彎曲的腰椎，並讓負荷過重的下背部肌肉深深的放鬆、休息。如果用精油按摩，可以更顯著減輕疼痛，還能調理負荷日益加重的肌肉。很明顯的，隨著寶寶的增大，讓媽媽趴下接受背部按摩是不可能的，此時可以改以側躺的姿勢。另外，我發現

有個讓孕婦更舒適、按摩師更方便按摩的姿勢—讓孕婦坐在按摩床邊的小凳子上，雙臂交叉放在按摩床上。按摩師屈膝跪在孕婦後方的地板上為她按摩背部肌肉，這可比讓側躺時更容易按摩。懷孕的前四個月只能輕輕按摩腰部的肌肉，不過此時孕婦多半沒有背痛問題。等到懷孕後期（也就是懷孕六個月以後）背痛成為孕婦的困擾時，按摩這些部位就已經非常安全了。

同樣的，懷孕前四個月按摩腹部時動作也要非常輕柔。如果孕婦有任何猶豫的神色，最好就不要按摩。但四個月以後，腹部按摩不但非常有益，還非常舒服。通常，發育中的胎兒會對母體接受的按摩產生反應。有時候，胎兒在子宮中踢打或翻滾會造成母親的不舒服，但當母親接受調順和平靜的精油按摩時，寶寶通常會安靜下來。如果懷孕期間定期接受按摩，通常寶寶在出生時也會變得比較平靜。

和接受按摩師或朋友按摩一樣，孕婦最好從懷孕五個月開始，每天在自己的腹部和臀部塗些油以避免妊娠紋的產生。即使是搽沒有香味的杏仁油也有幫助，但若使用 1～2% 的精油按摩油將更為有效、舒服。請參閱「妊娠紋」（2-137）。

喝薑茶可以安全地預防與治療懷孕初期常見的嘔吐症狀。最好避免薄荷茶和薄荷油。

腳和足踝的水腫是懷孕末期常見的問題。如果水腫症狀很嚴重且持久不退，最好請醫師或合格的醫護人員詳細檢查，以免忽略了潛藏的嚴重問題。如果是輕微水腫、長久站立或每天傍晚才出現的水腫症狀，可用按摩天竺葵精油的方式有效地減輕。由芳療師定期按摩的效果當然是最好的，但讓孕婦自行按摩也是可行的。只要將精油搽在腳上，再以平穩但略微施力的手勁，從腳踝方向往大腿按摩即可。讓雙腳抬高超過頭部雖然是減輕水腫的傳統方法，但它的效果可不容忽視。孕婦不妨採用上述所提的方式

抬高雙足，可以同時達到減輕水腫與背痛的功效。減少攝取鹽分、咖啡因和濃茶也可以減輕水腫，同時最好多喝乾淨的清水（礦泉水或濾煮過的沸水）。

有時，胎兒增加的體積和重量會壓迫母親下腹部的動脈和靜脈，造成母親循環系統上的問題，像是靜脈曲張、痔瘡和靜脈瘤（非常罕見）。如上所述，休息時就把腳抬高是很重要的，此外還要避免便秘。這些狀況，使用芳香療法治療會有些困難，因為許多適合治療循環問題的精油都是懷孕不宜使用的精油。不過，用稀釋至2%的檸檬精油進行溫和的按摩，多吃新鮮的大蒜或大蒜膠囊都會有幫助。

懷孕期間還可能出現的高血壓、膀胱炎、昏厥等問題，都會在介紹這類病症時提到，也會詳細說明治療方法。但切記：**避免使用具有毒性的精油**。

整個懷孕期間都可以進行舒服的芳香泡澡，事實上，這可說是孕婦最豪華和最舒適的享受——再強調一次：**避免接觸危險的精油和過高的水溫**。

請參閱「分娩」（2-28）、「嬰兒」（6-9）、「哺乳」（6-14）等。

2-108 經前症候群 Pre-Menstrual Tension

經前緊張症或經前症候群是指許多婦女在月經來潮前七～十天所感受到的不適症狀。有些嚴重的案例可能會出現二週—也就是半個月月經週期，從月經週期中排卵開始時一直延續到下次月經週期開始時。

經前症候群的生理症狀有：輕微到嚴重的體液遲滯、胸部脹大、腹部腫大、頭痛和嘔吐。此時在情緒方面，婦女可能會感到憂鬱或悲傷、敏感、貪食、注意力無法集中等，有少數人的個性還會出現劇烈變化。

有好幾種精油和芳香療法的技術可以成功地減輕這些問題，有時還可以讓這些病症完全消失。當然，和營養療法配合才更容易達到最大的效果。

淋巴按摩再加上天竺葵和迷迭香精油，可以將體液滯留的情況減到最輕，甚至完全消除。如果要達到最好的療效，起初二～三週必須每週按摩二次，以後每個月按摩一次即可。每月按摩的時機，最好在體液滯留出現的前一～二天進行。如果體液滯留症狀非常嚴重，可以每月進行二次淋巴按摩，不過每月一次的按摩已經可以非常有效地減輕症狀。通常消除體液滯留也會讓其他的不適症狀一併消除，許多婦女都發現：經過治療後，憂鬱或敏感等情緒情況也改善了，即使這治療的目的原本只是為了減輕生理上的不適而已。

佛手柑、洋甘菊、苦橙葉和玫瑰等精油都能有效減輕憂鬱和敏感等症狀。正如其他芳香療法可以減輕的症狀般，進行按摩是最好的方式，泡澡的效果也很好。

補充月見草油膠囊、維生素 B6 和維生素 B 群也都非常有幫助。以前有人建立一套營養療法，效果非常好，其中包括了：避免攝取精製澱粉類食物、加工食品和食品添加物，減少糖、茶、咖啡和酒精的攝取量，並以全植物膳食為目標，強調多吃新鮮蔬菜和水果。

減少或停止抽煙也會很有幫助。諷刺的是：許多婦女們感到緊張或情緒不穩定時，總是以抽煙或喝咖啡等來提振自己的情緒。但事實上，只要她們降低長久以來對茶、咖啡、糖、香煙或酒精的依賴，她們的經前症候群都會顯著地減少。

在覺得憂鬱或無法控制憤怒的情緒時，做些溫和的運動，像跳舞、游泳、瑜伽或散步等，都會有很大的幫助。

就如我們在「月經」（2-89）中提到的，使用具有動情激素效用的精

油，或服用具有類似黃體激素的藥草，都能減輕婦女們的經前症候群。

2-109 **搔癢** Pruritis

這裡的「癢」，指的是黏膜組織（特別是外陰部）的搔癢症。具有撫順和抗發炎作用的精油，可以紓緩身體任何部位的發癢症，但必須特別留意所用的精油濃度和功效—只有非常稀的精油才能塗搽在這麼細緻的組織上。

在洗澡水中加六滴洋甘菊或薰衣草精油是最安全且最有效的使用方式，如果有需要的話，也可以製成洋甘菊或薰衣草精油的局部灌洗液，以供白天使用。最安全而有效的精油灌洗液做法如下：用伏特加酒稀釋精油，再將一茶匙的稀釋精油加入一品脫的冷卻沸水中。

如果是念珠菌引起的陰道炎，沒藥可是最有效的精油。不論是單獨使用或和薰衣草或茶樹精油混合使用，都有很好的效果，因為這三種都是抗黴菌的精油（在這種情況下，治療陰道炎和止癢是一樣重要的）。避免穿著合成纖維的內褲或褲子，以免造成鼠蹊部不透氣而使發癢的症狀更嚴重。

2-110 **牛皮癬** Psoriasis

這種有損容貌又令人焦慮的皮膚病，很不幸的，是非常頑強的皮膚病。不論是正統醫學或互補醫療方式，除了暫時減輕症狀之外，很難再有其他突破，而以芳香療法治療也僅能略微改善症狀而已。

不過，還是有些成功的案例，因此了解一下精油的功用還是有些幫助。

　　皮膚表層是由死細胞組成的，真皮層的活細胞會不斷向上推擠，逐步取代每天脫落的死細胞。罹患牛皮癬的人，下層活細胞生長的速度要比表層死細胞脫落的速度快得多，因此皮膚會出現發紅和增厚、結痂的情形。牛皮癬的範圍可能很大，也可能很小：嚴重的可能全身都出現鱗狀剝落的皮膚。患部不會發癢也不會疼痛。患者多半因為它的出現而覺得自己失去吸引力、變成特殊分子或不乾淨，進而產生強烈的焦慮症狀。

　　牛皮癬和過敏無關，也不會傳染。某些人受遺傳的影響而較容易罹患牛皮癬。另外，壓力也是一個引起牛皮癬的重要因素：患者感受到的壓力大小關係著他病情的好壞。例如：工作時經常承受巨大壓力的人，假日時病情總會顯著好轉。陽光對牛皮癬的病情有點幫助，但假日中病情的進展並非全是陽光的影響，因為陰雨天病情也一樣會好轉。

　　芳香療法是非常有效的減輕壓力技巧，至少可以減輕患者的壓力。凡是具有鎮定和抗憂鬱的精油都很適合，而許多治療師都認為佛手柑的效用最好。

　　具有柔軟皮膚功效的軟膏能減輕皮膚疤痕，改善皮膚外貌。用可以促進皮膚溫和脫皮的東西，像微溼的細燕麥片，可以促進細胞表層死細胞的脫落。

　　除了芳香療法之外，還可以配合自然療法，清除體內的毒素。起先要大量飲用新鮮果汁和開水，接著只吃新鮮的生菜和水果。慢慢再加入輕微烹煮的蔬菜，最後再引入簡單的食物膳食。禁絕酒精、咖啡、紅肉和所有的食品添加物，對牛皮癬病症有顯著的幫助。適量補充維生素和礦物質也很有益，特別是維生素 C、B 群、E 和礦物質鋅。另外，補充月見草油或其他來源的γ-亞麻油酸也很重要，可以口服膠囊或油脂，也可以將油脂加入

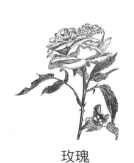

玫瑰

冷霜或乳液中直接塗在皮膚上。

巴赫藥草療法中的山楂子藥水十分有益，也可以依照患者的需要而使用其他的藥水。

2-111 心身症 Psychosomatic Illness

Psychosomatic 這個字是從希臘字來的：psyche 意指心智，soma 代表身體，合起來就表示：由心智或情緒所引起的生理病症。

心身症不是精神病。患者會出現真實的生理病症，像背痛、失聲、偏頭痛、噁心、膀胱炎、胃潰瘍，甚至暫時性麻痺症。氣喘、溼疹和其他過敏性反應大多屬於這類病症。雖然過敏原是引起氣喘或溼疹發作的因素，但通常患者只有在處於壓力下才會發作，如果處在放鬆的狀態，即使接觸過敏原也不會有事。

對生理症狀的焦慮—特別是醫師找不出引起生理病症的生理原因時，患者通常會倍感壓力，因而啟動了「焦慮—病症」的惡性循環。

芳香療法非常適合治療心身症，因為精油作用的層次很多，有些精油的功用十分微妙。治療師可以選用合適的精油立即緩解生理不適，同時更深入處理情緒或精神因素，解決引起這些病症的真正原因。所有的芳香療法都有放鬆的作用，因此可以迅速打破「焦慮—病症」的惡性循環。精油治療可以緩解生理不適，解除患者的精神焦慮，一旦患者的焦慮減輕，生理症狀就會更明顯地減輕。

按摩時，治療者和患者之間的接觸是最佳的治療。治療師須以敏銳的觀察力找出最適合處理患者壓力的精油，不過凡是可以鬆弛、抗壓力的精油都十分有效。患者的生理症狀可以作為選擇精油的指南，這些可以減輕生理症狀的精油多半也能同時作用在精神層面、紓緩患者的情緒。

　　舉例來說，橙花精油可以減輕壓力引起的嘔吐和腹瀉，洋甘菊和香蜂草是最常用來減輕皮膚過敏的精油，同時它們也都具有深度撫順和抗憂鬱的功效。玫瑰精油可以改善情緒，也是最適合治療月經、更年期或其他生殖方面的問題。對情緒和精神有益的精油，往往對預防和治療氣喘發作有非常好的功效。例如乳香精油有加深和減緩呼吸的生理功能，這都是氣喘發作時患者最需要的；另外乳香精油還有情緒方面的功效，可以消褪患者對過去痛苦事件的記憶，減少氣喘發作的機會（因為過去的創傷經常成為氣喘發病的病因）。還有許多例子，有些精油在生理和心理療效上的關聯性或許不是十分顯著，但只要用心觀察，一定會有所發現。

2-112 腎盂炎 Pyelitis

　　腎盂是腎臟中尿液要進入輸尿管（將尿液從腎臟引入膀胱的導管）的部位，該處發炎就形成了腎盂炎。腎盂炎通常是膀胱感染後，細菌沿著輸尿管向上擴散所引起的併發症，這就是絕對不能忽視膀胱炎的原因之一。就像所有的腎臟疾病一樣，腎盂炎必須接受醫師或其他合格醫護人員的診治，芳香療法可以當作有效的輔助醫療。可多管齊下：在背部腎臟受感染的部位用洋甘菊、雪松或百里香精油溫和地按摩，外加熱敷和芳香泡澡。腎盂炎多半是膀胱炎的併發症，因此早期使用精油治療膀胱炎，可以避免腎盂炎的出現。

2-113 齒槽膿漏 Pyorrhoea

　　這是指牙齦遭到感染而發炎出膿的症狀。可參閱「**齒齦炎**」（2-53）以尋求合適的治療方式。

2-114 膿性扁桃腺炎 Quinsy

這是古時用來稱呼扁桃腺周圍組織化膿的症狀，有些古書用它來稱呼白喉。

現代人們多半會妥善治療扁桃腺炎和其他的喉嚨感染症，因此併發化膿症狀的情形減少很多，這類感染症就很少出現了。

吸入蒸汽和經常漱口，特別是添加了百里香、檸檬或薑的精油，是治療各類喉嚨痛和喉嚨感染症的最佳方法。百里香或許是最有效的精油，它不但是強力的殺菌劑，也是溫和的局部麻醉劑，可以同時減輕喉部的疼痛。

連續數日服用高單位維生素C也是迅速而有效清除喉嚨感染的方法。

2-115 放射線 Radiation

早在人類發覺和了解放射性物質之前，我們就已經接觸了各式各樣的放射線——陽光、地殼中的放射性物質和其他各種天然射線等。這些背景值的放射線都很弱，不會傷害人體，但人類的發明，從核子武器到微波爐，都增強了放射線的強度，相信每位讀者都能了解它所帶來的危險。

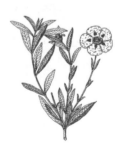

岩玫瑰

以下這個藥方不屬於芳香療法，事實上，它屬於巴赫花精療法，但我覺得這個可以減輕放射治療的副作用的方法，很適合接受放射治療的癌症病患作參考，因此把它收錄進來。

威斯雷克醫師的藥方：

一百毫升蒸餾水中加入三・五克的海鹽。下列幾種巴赫藥水每種取兩滴裝入一個十毫升的滴量瓶中：小亞細亞櫻桃、龍膽、岩薔薇、伯斯利恆之星、葡萄藤、胡桃木和野生燕麥等，最後用海鹽溶液加到滿。

每天服用三～四次，每次二滴，或每天在洗澡水中加入十～十五滴。

曾暴露在放射線下的人，像是接受 X 光、鈷射線或其他醫藥射線的照射，或遭到核能電廠或核廢料處理廠外洩的放射線污染，最好連續兩星期都採用上述步驟清潔身體。經常會接觸到放出低能輻射的辦公室或家庭用品，像彩色電視機、微波爐或電腦螢幕等的人，最好每週能洗一～二次的巴赫藥水澡。

2-116 回春 Rejuvenation

自古以來，人們就一直想要捉住時光，永保年輕。為了延長生命或返老還童，不少人一直在搜尋靈丹妙藥。

雖然沒有證據顯示芳香療法可以延長生命，但如果我們接受「死亡是必然的，但死亡的時間是不確定的」這樣的說法，我們就可以利用精油來維持身心兩方面的健康、表現和活力，減緩老化的過程。

若說「精油可以使人返老還童」那是騙人的，但精油可以減緩老化過程卻是真實的。在還年輕、充滿活力時就開始捉住青春是最有效的。不過，瓦涅醫師和瑪格麗特・摩利夫人曾提及一個回春─包括身心雙方面的歷史案例。這位患者在老年仍然維持著愉悅而充滿活力的人生。摩利也指出年輕人─包括兒童─如果出現老年人才有的生理衰弱現象，經過治療之後也可以返老還童。

所有的精油，在某種程度上來說都具有幫助細胞對抗疾病的功用，也就是說，它們可以刺激健康新細胞的再生。所有的老化現象，我們以為隨

著年齡增長一定會出現的老化徵兆，都是從細胞開始。體內一個細胞的壽命或許只有幾天或幾個月，全看這細胞的種類和工作而定。接續新細胞的活力和健康程度就決定了該部位的健康程度。感染、營養不良、環境和其他因子，例如年齡的增加等，都會減緩細胞增生的速率。更糟的是，如果新細胞一形成就遭到損害或扭曲，則該器官或系統的效率就會降低。以前認為這種身體效能的降低是無法避免的，但事實上它是可以預防的。

最能促進細胞新生的精油是薰衣草和橙花，規律性地使用這兩種精油，特別以泡澡或按摩的方式，可以讓細胞維持著年輕的旺盛生殖力，自然就能維持良好的健康情況和活力。

每天在家使用精油，不論是用泡澡、擴香器、薰香或其他的方式，都可以預防感染，增加對感染的抵抗力，這些都是維持健康和年輕身體的重要條件。

精油可以治療老化所引起的退化症—風溼症和關節炎、坐骨神經痛和慢性支氣管炎等。

有些精油具有平衡荷爾蒙的功用，很適合更年期前後的婦女使用。還有些精油可以鎮定或刺激中樞神經系統或各個器官—心臟、胃、肺、肝等，或調理和刺激心智，避免記憶力衰退或注意力不集中等情形。

如果利用乳香、檀香、茉莉和玫瑰，以及先前提到的薰衣草和橙花等精油來保養皮膚，可以減緩老化的外在特徵，特別是皮膚上的皺紋或皺褶，有些狀況還可以完全消除呢！

我們也不能忽略營養的重要性。如果缺乏充足的營養素，像蛋白質和胺基酸、各類維生素、礦物質和微量元素等，細胞也無法有效地分裂和發揮功能。受過良好訓練的芳療師會建議患者實施抗老化膳食計畫，或建議當事人尋求合格營養師的協助。沒有人知道我們的食物、飲水和空氣中究竟含有多少化學添加物和污染物促使我們提早老化；但越來越多的證據顯

示這類物質的確有相當影響。因此，最好儘可能避免這類物質。我們可以吃有機蔬果、新鮮的食物，謝絕或移除不必要的添加物。烹煮會破壞許多營養素，因此最好有半數的食物採生食。基本的素食膳食，外加一點白肉和魚（如果覺得不足）可說是最佳的食譜。我必須提出一點關於肉品的警告：飼養的動物多半以噴灑了化學藥劑的植物為食，還經常餵食抗生素，有些動物甚至還可能被施打或植入生長激素或性荷爾蒙，即使這是不合法的。因此，食用這些肉品我們將會在不知不覺中攝取過多的化學藥劑。如果無法完全不吃肉，最好購買有機飼養的肉品以策安全。

　　運動也是必須的，不只為了維持強健的肌肉，還可確保體內每個細胞都能獲得充足的氧氣。缺乏氧氣我們就會死亡。如果細胞供氧不足，細胞的功能就會降低。運動比其他方式更能讓我們獲取足夠的氧氣，以及確保我們的心臟可以有效率地工作，讓帶著氧氣的血液循環全身。

　　適度的休息和放鬆也是很重要的。壓力和緊張對身體功能的侵害最大。在此，我們再回到芳香療法：精油按摩和泡澡正是減輕壓力的最佳方式之一。不過，但保持一顆年輕的心或許是最重要的。

2-117 放鬆 Relaxation

　　尋求芳香治療的人，多半是為了解決壓力所引起的症狀。按摩是種可以減輕壓力的好方法，讓人沈浸在深度的鬆弛之中。嚴格來說，按摩只是治標之道，真正的治本之道，是患者學會控制壓力並放鬆自己，否則患者的問題會一再出現。

　　許多芳療師將傳授簡單的放鬆技巧列入治療的內容中，有些則會建議患者找老師或機構學習。瑜伽、自體療法和為生命放鬆等都是有效的技巧，也都很容易在國內學到。

進行芳香按摩的過程中，可以播放能讓患者放鬆的特殊音樂帶，但我覺得學習放鬆技巧更重要。如果正在學習放鬆技巧，可以播放這類音樂以增強效果。

2-118 反覆性拉傷 Repetitive Strain Injury, R.S.I

反覆性拉傷是種會讓人疼痛和殘廢的病症，很不幸的，它的案例似乎越來越多了。正如字面意義所示，它是因為長期重複某種動作引起的。最常受到影響的關節是腕關節，或腕關節與踝關節。最容易出現這種病症的是打字員和電腦操作員，不過我接觸到症狀最嚴重的患者，卻是個製鞋廠的女工：她每天需要花數小時反覆拉動一根槓桿，讓機器裁製出鞋底。其實，任何一種重複性的動作都會有罹患反覆性拉傷的危險。在電腦和電動打字機成為辦公室或家庭標準配備之前，很少有人罹患這種病症，這是因為舊式的打字機速度較慢，不容易引起傷害。

有些人將反覆性拉傷和腱鞘炎混為一談，其實，它們是兩種完全不同的病症。腱鞘炎大多發生在腕關節，是單純的肌腱和外層基膜的發炎病症，而反覆性拉傷卻多了肌肉的拉傷或損害。不過，這兩種病症的治療方式倒是相同的。

所有能抗發炎的精油都有幫助，特別是德國洋甘菊和樺木。我發現樺木精油的效果較好。它的止痛效果很好，因此很受患者歡迎，但必須特別注意：**不可利用它來止痛，而繼續過度工作**。休息也是必要的治療藥方，最怕患者不顧自己的病症而持續重複執行會引起病症的動作。如果持續使用手臂，會使發炎更加嚴重，還會讓發炎蔓延到肌腱和上臂。有許多嚴重的案例報告──經常是終生殘廢的結局，這都是因為患者害怕丟掉工作，不顧醫師勸阻而以止痛藥或彈性繃帶支撐勉強、持續工作所造成的悲劇。

　　如果發覺有了病徵，立刻用德國洋甘菊精油冷敷，可以迅速減輕發炎。初期冷敷次數越多效果越好——每天不要少於三～四次。利用樺木等止痛精油進行溫和的按摩可以幫助減輕疼痛。再者，許多患者會發現熱敷比較舒服，可以輪替使用冷熱敷來加速患部康復。順著肌腱做深度按摩或許有些疼痛，但可以更深入治療並促使康復。我喜歡用樺木油做深入按摩，讓它的抗發炎功效深入肌肉，直達病灶。

　　這種病症不會迅速復原，療程會長達數個月，因此需要經常變換使用的精油。不過，我還是建議儘量使用德國洋甘菊和樺木精油，因為它們的療效的確勝過其他各類精油。

　　有時光靠芳香療法不能完全治癒，因此我強烈建議患者配合接受針灸療法。我曾遇過同時接受這兩種治療而神速復原的案例。內服或搽些順勢療法的山金車和漆樹毒藥片，也對某些反覆性拉傷的患者有益，但若想同時使用順勢療法和芳香療法和芳香療法，當使用順勢療法的那個星期就暫停使用精油，隔週再交換，或許是個可行的方法。接受芳香治療期間可以服用山金車或漆樹毒藥錠，但兩種療法不可相互重疊，至少要間隔一個小時以上。有些

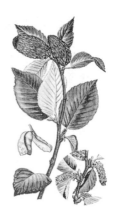

樺木

人或許會覺得其中一種的效果較好，我只能建議大家最好一次試驗一種療法，再比較療效。

　　每位反覆性拉傷患者的狀況都不同，因此必須詳細檢視個別的生活習慣，特別是工作內容，才能找出最適合每個人的治療方法和解決之道。

2-119 呼吸系統 Respiratory System

吸氣、呼氣和處理氣體時，空氣會通過和停留的數種器官與通道共同組成了呼吸系統，包括了鼻子、喉嚨（又分為咽、喉與氣管）、支氣管和肺臟。肺臟是人體呼吸作用進行氣體交換的主要場所：吸入空氣中的氧氣和其他物質，多在肺臟進入血液中，而血液中的二氧化碳，也在此時離開血液、排出體外。

要想了解芳香療法的功效，就必須先了解呼吸的過程，我們會在肺臟和鼻子的部分為大家詳細介紹。

另外，我們也會探討呼吸系統的疾病，請參看「氣喘」（2-12）、「支氣管炎」（2-19）、「鼻喉黏膜炎」（2-25）、「感冒」（2-29）、「咳嗽」（2-33）、「流行性感冒」（2-72）、「喉頭炎」（2-79）、「肺炎」（2-106）和「鼻竇炎」（2-129）。

2-120 風溼症 Rheumatism

醫學上的風溼症是指一般關節或肌肉的疼痛病症，包括了風溼症、各類關節炎、痛風和纖維組織炎。一般的用法則是指風溼症和纖維組織炎等肌肉方面的疼痛，關節炎和痛風等關節疼痛不包括在內。

凡是能緩解患部疼痛並幫助排毒的精油（毒素的累積是造成風溼症疼痛的原因）都是抗風溼症的精油。具止痛效果的精油也很有幫助，洋甘菊、薰衣草、馬鬱蘭和迷迭香等效果最好。熱敷可以讓疼痛得到相當的緩解，但不可將熱敷法視為唯一或主要的治療方式，以免因為過度提高患部的溫度而造成充血，反而使病情惡化。如果可以的話，最好經常按摩患

部，以刺激血液循環、加速排除有毒物質。芳香泡澡也是很有益的泡澡，可讓具有排毒功效的精油發揮最大的效用；杜松是最主要的排毒精油；絲柏、薰衣草和迷迭香的效果也不錯。

如果患者可以忍受，在患部交互進行冷熱敷也是十分有益。

像關節炎患者一樣，調整膳食也是非常重要的。

請參看「關節炎」（2-11）。

2-121 金錢癬 Ringworm

金錢癬和香港腳一樣是真菌引起的病症。有好幾類不同的真菌都可能會引起金錢癬。它可能在身體任何一個部位出現，但當它出現在頭皮，導致暫時性的局部禿頭，這可是最讓患者傷腦筋的。

可在患部塗搽添加了沒藥或薰衣草等可抗黴菌精油的軟膏，一天四次。有些黴菌比較怕沒藥，而有些比較怕薰衣草，因此與其一一嘗試哪種精油比較有效，不如混合這兩種精油。軟膏中精油的比例不可過低，約要有 5% 才能發揮效用。

這兩種精油都有促進皮膚癒合的功用，因此消除黴菌之後再繼續塗搽軟膏可以幫助皮膚儘快復原。如果金錢癬已經傷害頭皮，在完全清除黴菌之後最好改用含有迷迭香精油的軟膏來促使頭髮重生。可以直接在患部塗些少量的純迷迭香精油，或用迷迭香純露來按摩整個頭皮，或在酒精中加些迷迭香精油調成按摩水。除了薰衣草和沒藥之外，還可以使用茶樹精油，也可以交互輪替使用。

2-122 疥癬 Scabies

疥癬是種令人困擾的病症，患者會有奇癢，是由一種疥蟲屬的小昆蟲咬傷所致。牠會在人類的皮膚表層掘個洞，並產下牠的卵。當卵孵化後，幼蟲在皮下活動就會讓患者產生奇癢和過敏。感染葡萄瘡則是接下來可能出現的問題。疥癬的傳染力很強，而且有越來越普及的趨勢。飼養羊群的地區多半都有這種傳染病，這些小蟲會住在羊毛裡，進而傳染到農人身上，再經由人類之間的接觸而擴展、蔓延開來。我還曾遇過幾個案例，他們是從舞蹈或運動中心的更衣室中染上小蟲的，因為這些房間的溫度正適合這些小蟲繁殖。

醫師所開的處方藥膏可以殺死這些小蟲，但也會同時傷害皮膚，重複塗搽的影響更大，但這卻是患者必須做的事。

芳香療法通常會結合外部軟膏治療和每日服用大蒜膠囊數次，直到完全消滅小蟲為止。薰衣草和薄荷混合油的效果很好，肉桂、丁香、檸檬和迷迭香的效果也不錯。瓦涅醫師引述一個配方（哈姆里克的油膏）：「將肉桂、丁香、薰衣草、檸檬和薄荷精油混合加入乳霜中。」但我覺得利用其中二～三種精油交換長期使用。一般來說，治療疥癬的油膏中精油的濃度都很高，約占總重的 5%，但肉桂和丁香等精油的比例不能太高，以免過度刺激皮膚。

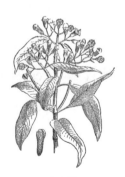

丁香

每天至少要在發癢的患部搽二次軟膏，最好是在洗澡後搽，如果洗澡水中也加入精油效果會更好。薰衣草和迷迭香是最合適的精油，若加入洋甘菊還可以撫順皮膚。洗澡水中不要加入肉桂和丁香精油，如果要加檸檬

和薄荷精油，用量必須很低（最多三滴）。

　　一旦清除疥癬，患部皮膚會變得乾燥、脫皮。在使用精油治療之前就用西醫藥膏，通常會產生這類不良後果。安息香、薰衣草、沒藥和橙花精油，再加上一點小麥胚芽油，可以幫助這些受傷的皮膚復原、促進健康皮膚新生。

　　在治療期間，審慎地注意保養是很重要的。疥蟲會住在衣服或床上，特別是羊毛製品中。因此患者用過的每樣衣物或亞麻製品都必須消毒以清除小蟲。用高溫的水清洗這些衣物是最好的方式，像床墊、枕頭等不能用水洗的東西，則可用樟腦與薰衣草和酒精（每種精油含 5%）的溶液來搽拭。如果患者的病情非常嚴重，恐怕需要燒燬一些衣物以完全消除病源，避免再度感染。

2-123 猩紅熱 Scarlet Fever

　　和其他兒童期常見的傳染病不同，猩紅熱不是病毒感染引起的，它是由一種叫 Streptococcus pyogenes 的細菌感染造成的。患者會出現嚴重的喉嚨痛和高燒，並冒出猩紅色的疹子，這就是這個疾病的名稱由來。

　　過去五十年來，猩紅熱從嚴重的致死性疾病變成一種無害的病症（主要是因為現代藥物學的發展和抗生素的發現）。但近年來，又有些更可怕的菌種出現，提高了猩紅熱的危險性。我曾遇過罹患嚴重猩紅熱的兒童。絕對不要只用芳香療法來治療猩紅熱，事實上，每種病都先聽聽醫師的說法會比較好。

　　減輕猩紅熱病症的方法和減輕麻疹的方式相同，我想各位可以直接查詢「麻疹」（2-87）的單元即可，我就不在此贅述。不過處理猩紅熱時，德國洋甘菊似乎是最能有效減少疹子、消除患者不適和退燒的精油。

凡是罹患猩紅熱的孩子，病後都要繼續謹慎地觀察數個月。病後患者的體力通常會衰退，很可能引發風溼熱或急性腎臟炎。有個孩子就是在某次嚴重猩紅熱之後，罹患溶血性貧血症。當然正統醫藥治療是少不了的。

2-124 坐骨神經痛 Sciatica

這個名詞經常被人誤用來稱呼下背部疼痛症，正確的說，它應該是指因坐骨神經受壓迫所引發的神經刺痛感，沿著坐骨神經的任何部位都可能出現。

坐骨神經源自骨盆，穿過骶骨與腸骨間的關節進入臀部，再通過臀部關節下方進入股骨，從膝蓋分成兩支，繼續往小腿和腳掌延伸。設計不良的椅子或不當的坐姿以及椎間盤的壓力會導致坐骨神經痛。即使是放在後褲袋的皮夾太過飽滿也可能會導致疼痛（這可不是笑話！這可是真實事件）。有些病症是由神經敏感引起的，像肥胖和酒精中毒者都可能會罹患某種類型的坐骨神經痛。

坐骨神經引起的病症是個警訊，只處理疼痛問題是沒用的，必須要找出引發病症的真正原因並加以治療。患者通常要接受整骨治療師的檢查和治療，找出不當壓力所在，同時還要檢測椅子和患者的坐姿。如果痛得很厲害，最好不要按摩，而用洋甘菊或薰衣草精油冷敷患部，這樣可以減輕過敏，降低疼痛。疼痛很輕微或不痛時，再用這類精油溫和按摩患部，也會有所幫助。芳香泡澡也能減輕病症，但切記：水溫不可過高。

2-125 季節性情緒失調症 Seasonal Affective Disorder, S. A. D.

數千名北半球居民受到季節性情緒失調症的影響。大多數人都會覺得

冬天的情緒比夏天低落些，但對季節性情緒失調症的患者來說，冬季會帶來真正的憂鬱，有些患者還會覺得極度憂鬱。患者通常會感到疲倦、無力、渴求食物和體重增加，還會有其他情緒和生理問題。區分季節性情緒失調症和其他憂鬱症的方式很簡單：前者的情緒受到季節變化的影響。

　　季節性情緒失調症和陽光減少有關──冬季的白天較短，且多為陰霾的天氣。位於人體大腦基部的松果體，控制著數種大腦內化學物質的平衡，特別是影響人類睡眠和清醒的因子（以及某些動物的冬眠行動）。松果體的活動力會受到光線的影響，當白日減短、日照減少，它就會增加黑激素（melatonin）的分泌量，這種化學物質會抑制身體的活動力、代謝和生殖力。在遠古時期，這個功能是非常有用的，當冬天食物量減少時，整個部落中人們的活動力降低，全體就遷入洞穴或冬季營帳中避冬，但在二十世紀的今日，這個反應卻產生了不少問題。

　　讓病人照射接近自然光的全光譜燈，是個有效的處理方法。另外，還可以利用芳香治療來加強療效。羅勒、黑胡椒、迷迭香、百里香等精油可以減輕患者疲倦和昏昏欲睡的感覺，其他可抗憂鬱和符合病人需求的精油也都有所幫助。

　　我覺得最有效的是具有「陽光」特質的精油，特別是柑橘屬植物精油，而其中又以葡萄柚、甜橙和苦橙葉的效果最好。許多患者覺得他們的大腦幾乎處在半睡眠狀態，而葡萄柚精油可以提振精神，因此很受歡迎。在家裡或辦公室中薰香葡萄柚精油，可以刺激心智、提振情緒。它的味道清新宜人，在辦公室使用也不會招惹人厭。早晨沐浴時，加些苦橙葉和迷迭香或葡萄柚和迷迭香的複方精油，可以幫助患者度過幾個不易起床的黑暗時期。有時候我也會使用具有溫熱、乾燥與促進活動力的沒藥精油。

　　充足的營養似乎也可以減少季節性情緒失調症。大量的複合碳水化合物，越少越好的糖分（不幸的，這正是患者最渴求的），充足的維生素和

礦物質（包括維生素 C 和陽光熱力性的維生素 A 與 D）。紅色與橙色的食物，像乾杏仁、紅椒、甜菜根和紅腎豆都很有幫助—並不是因為它們具有類似陽光的顏色，而是因為它們具有可以對抗憂鬱的營養素，從能量學的觀點來說，它們都是屬於「陽性」的食物。

有些季節性情緒失調症患者覺得，針灸療法對於提振他們冬天的精神和活力也有相當大的幫助。按壓耳朵附近的「天門穴」可以刺激大腦釋放較多的吲哚酚—這是種可以讓人感到快樂的化學物質。按壓天門穴還可以幫助人們戒癮，因此它也可以降低人們對食物的渴求。

2-126 皮脂 Sebum

皮脂是一種皮下腺體（皮脂腺）所分泌的蠟狀物質。皮脂腺的開口在毛髮生長的毛囊中。當皮脂的分泌量正常時，它是種非常有益的分泌物，可以潤滑皮膚、保持皮膚的彈性，並可在皮膚外形成保護膜，隔絕外界環境的傷害。

當皮脂的分泌量過少或過多、造成皮膚過分乾燥或油膩的情形時，才出現各種皮膚問題。當皮膚過度油膩時，混合著塵土和表皮死細胞碎片的過量皮脂，可能會阻塞毛囊。對細菌來說，這個由皮脂和死細胞碎片組成的塊狀物可是絕佳的居住場所，因此毛囊會發炎、感染，皮膚上就會出現紅腫的小粒子。如果有好幾個毛囊受到感染變成膿皰，且情況一直持續惡化，最後就會形成痤瘡。

一般來說，青春期體內的內分泌濃度正劇烈的變動，因此很容易會出現皮脂過量分泌的情形。通常，皮脂的分泌量會隨著年齡而減少，因此年輕時屬於油性皮膚的人不必覺得不好，因為膚質會逐漸轉變成中性，且皮膚的外表和光澤也要比從前是乾性皮膚的人來得更好。

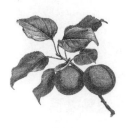

杏桃

有二～三種精油，最著名的是天竺葵和薰衣草，具有平衡皮脂分泌的功用，可以改善特別乾燥或特別油膩的膚質。最能有效降低皮脂分泌的精油是佛手柑，其他像雪松、葡萄柚和杜松等效果也不錯。適合缺乏天然潤滑液、極度乾燥型皮膚的精油是：洋甘菊、茉莉、橙花和玫瑰等，但最有效的大概是檀香。

這些精油都可以加入臉部按摩油中，但在沒有按摩的時候也可以加入乳霜和化妝水中以加強療效。非常乾燥的皮膚最好選用具有軟化皮膚作用的基礎油，像酪梨油或杏桃核仁油等較有幫助。

請參看「皮膚」（2-130）。

2-127 敏感性皮膚 Sensitive Skin

敏感性膚質的人看起來都特別年輕，甚至可和嬰兒或幼童的皮膚相比。這類皮膚多半非常潔白、精細，幾乎是晶瑩剔透，皮膚較為脆弱、乾燥，少有粗大毛孔。此外，對冷或熱也特別敏感，經常會引起皮膚乾燥或緊繃，還會出現又癢又痛的紅斑塊。化妝品、肥皂和其他物質通常會刺激這類皮膚，且皮膚也很容易被陽光曬傷。肩帶、鬆緊帶與衣服接縫的摩擦都可能使皮膚變紅。有些較嚴重的案例，甚至會對按摩時所施的正常壓力引發紅腫的反應。遇到這類型皮膚的患者，治療師按摩時所出的力道必須格外輕柔。

為這類皮膚選擇精油時必須特別小心，最好先搽在一小塊皮膚上以測試反應。只能用最溫和的精油測試，像洋甘菊、橙花和玫瑰等。甚至薰衣草精油也有引起皮膚敏感、變紅和脫皮的案例。另外最好用濃度很低的精油，至少要低於平常按摩油所用的 3%；身體按摩約可用 2%，而臉部按

摩則可用 1%。精油加入洗澡水前最好先用基礎油稀釋。事實上，敏感性皮膚使用精油所必須注意的事項，和寶寶使用精油所必須注意的事項非常類似。

化妝水和非常稀薄的乳液比高油性的黏稠乳霜更適合這類型皮膚使用，按摩用的基礎油最好也是像芝麻油和葡萄子油等流動性較大的油脂。最好完全避免使用肥皂，選擇化妝品和保養品時也特別小心以避免引發敏感症。最好用不含酒精的調理水，可參閱「附錄C」，其中記載了許多調理水做法。純植物來源的天然化妝品是最安全的。蜂蜜與杏仁油或細燕麥的糊狀混合物，則是種很棒又不會引起敏感的敷面劑。

2-128 震驚、休克 Shock

有好幾類精油對治療休克、震驚特別有效。直接吸入瓶中或手帕、面紙上的薄荷或橙花精油，是種有效的急救方式。

根據我的經驗，最適合治療休克的，是巴赫醫師的急救花精，儘快在患者舌頭上滴四滴藥水，如果有必要的話稍後可再滴幾滴，此時也可以讓患者聞聞精油的味道。急救花精是五種巴赫藥水的混合液：岩玫瑰、鐵線蓮、鳳仙花、小亞細亞櫻桃和伯利恆之星。在面臨壓力事件前使用，或聽到意外事件、受傷或手術等打擊後再用，效果都很好。

順勢療法中常用山金車來治療休克，用法和巴赫藥水相同，切記：使用順勢療法時不可同時使用精油，因為最適合處理休克的精油—薄荷，會強力中和順勢療法的影響。

2-129 鼻竇炎 Sinusitis

鼻竇是鼻子內部骨骼所圍成的腔室，位於鼻子上方的兩側，開口在鼻腔。鼻竇的作用就像鼻子的音箱，可以讓聲音產生共鳴—這或許可以解釋鼻子和鼻竇阻塞時，聲音聽起來就變得非常平扁的原因。

鼻竇內部有層和鼻腔內部非常類似的黏膜，因此鼻腔若遭受感染，很容易就會蔓延到鼻竇。由於鼻子通往鼻竇的開口非常狹小，因此只要罹患感冒、花粉熱或鼻喉黏膜炎，導致鼻腔的黏膜腫脹，這個通道就會阻塞，把感染原留在鼻竇內部。

寒冷、潮溼的空氣或感冒都可能會引發急性鼻竇炎。急性鼻竇炎患者可能會出現嚴重的頭痛，甚至痛得無法移動，還可能覺得非常虛弱，甚至發燒。急性鼻竇炎需要立即治療，因為它有可能會向內蔓延而引發腦膜炎。

慢性（長期）鼻竇炎疼痛的感覺較不明顯，多半出現在前額或眼睛與顴骨之間，患者總會覺得有鼻塞的感覺。這也需要徹底治療，清除各部位的感染。

每天進行五～六次的蒸汽吸入法是最佳的治療方式。尤加利、薰衣草、薄荷、松樹、百里香和茶樹精油等都很有效，我認為這些精油可以輪替使用。出現劇烈疼痛時，可以用薰衣草和百里香精油，紓緩鼻塞可用尤加利、薄荷和松樹精油，而茶樹是這幾種精油最有效的殺菌劑—非常適合用來消滅感染。

大蒜有解除充血、解毒和抗感染的功用，因此容易罹患鼻竇炎的人可以提高食物中新鮮大蒜的含量。如果得了鼻竇炎，可以服用高濃度的大蒜膠囊或藥錠。

某些食物，特別是乳製品和小麥，會使人體產生較多的黏膜，讓人更容易罹患鼻竇炎。因此，急性鼻竇炎患者最好避免攝取所有的乳製品和小麥製品，至少要持續禁絕數日。慢性鼻竇炎患者或經常罹患鼻竇炎的人，最好也完全避免攝取這類食物。數個月後如果病症好了，再慢慢開始試吃些。山羊和綿羊的奶水會比牛奶更適合鼻竇炎患者飲用。

　　特殊的臉部按摩可以促進鼻子和鼻竇炎的黏液排出，但對急性鼻竇炎的患者來說，這按摩可能不大舒服。可以先進行蒸汽吸入法，減輕鼻塞狀況，等一～二天患者能接受按摩之後再進行。非常輕柔地拍撫（輕扣式按摩法）受感染的鼻竇部位，按壓適當的針灸穴位，再加上沿著眉骨和顴骨作圓圈狀按摩等，都對患者有益。

　　針灸療法也能有效治療鼻竇炎，可以配合芳香療法一同進行。

　　請參看「鼻喉黏膜炎」（2-25）、「針灸療法」（5-1）。

2-130 皮膚 Skin

　　皮膚並不只有覆蓋和包圍身體的功用而已，它還是人體最大的器官。對芳香療法來說，皮膚具有相當重要的地位：它是精油進入血液、循環全身的兩大主要途徑之一（另一途徑是透過肺臟）。

　　皮膚也是巨大的排泄器官，將部分人體產生的廢物溶在汗液中再從皮膚的毛細孔排除。如果其他的排泄器官（腎臟和大腸）不能正常地工作，身體就會將大量廢物運到皮膚，希望藉此排出體外，但這往往超出皮膚所能負荷的範圍，因此常常會出現各類的皮膚病症，像溼疹、痤瘡與疔癤等。

　　如果皮膚可以安全地排出人體的廢物，那麼它也可以吸收有益物質，同時避開部分可能傷害皮腺下的肌肉和器官的有害物質。因為具有這種篩

選的功能，因此人們認為皮膚具有「半透性」。該分子能否進入皮膚，則必須依其粒子大小而定。

精油的分子很小，構造很簡單，因此可以輕易地進入皮膚。從大蒜精油的實驗就可以證明這一點：在受試者腳底塗些大蒜精油，十分鐘後就可以在受試者的呼吸中測到大蒜味。這表示：十分鐘內大蒜精油就穿過皮膚、進入血液循環，最後進入減氧血而到達肺臟。

並非所有的精油都能如此迅速的穿過皮膚。洗澡或按摩所加的精油，可能要花二十分鐘到數小時的時間才能被人體完全吸收，但也有少部分的精油會在搽上皮膚之後迅速地進入血液中。

精油是油溶性物質，是另一個說明皮膚可以迅速吸收精油的原因。皮膚會分泌一層具有保護作用的油性蠟狀物，稱為皮脂。精油可以溶在皮脂中，加速皮膚吸收精油的速度。

進入皮膚之後，精油就進入了細胞間質液中，從這兒，它可以穿過淋巴管和微血管的管壁。接著，芳香分子就進入血液循環之中，開始運行全身。

由此可知：精油從皮膚進入人體是種非常有效率、安全的方法。各位或許會發現：我是諸多反對口服精油的芳療師之一，我認為在皮膚上塗搽精油的方式不但迅速有效，還可以完全避開消化系統。如果是處理比較嚴重的疾病，像是感染症，每隔半小時就在背部進行精油按摩所吸收的精油量，要比口服精油所能吸收的更多，而且還不會有傷害胃部黏膜的疑慮。

塗搽精油也有幾項要注意：**使用精油進行按摩前，一定要先經過稀釋的步驟，用基礎油將精油稀釋至 3%以下。**避免使用會引起皮膚過敏的精油。如果是敏感性的皮膚，最好在使用任何一種精油前都先搽一點，以測試皮膚的反應。

精油可以促進身體健康、增加皮膚光澤，細節可參看「**護膚**」

（5-36）、「乾性皮膚」（2-41）、「油性皮膚」（2-102）、「乾性皮膚」（2-41）、「老化的皮膚」（2-4）、「皺紋」（2-159）等。

芳香治療也可以治療皮膚問題，可參看「痤瘡」（2-2）、「溼疹」（2-42）、「皮膚炎」（2-39）等。

2-131 喉嚨痛 Sore Throat

引起喉嚨痛的原因很多──細菌感染、咳嗽引起的機械性傷害，或鼻腔感染引起的鼻喉黏膜炎等。

吸入精油蒸汽可以紓緩上述各種不適症。安息香、薰衣草或百里香都很有效，也都可以減輕引發疼痛的感染。

請參閱「吸入法」（5-25）、「喉頭炎」（2-79）、「膿性扁桃腺炎」（2-114）。

2-132 痙攣 Spasm

為了要運動，肌肉必須收縮（變短）。動作結束後，肌肉會舒張並恢復到原本的長度。這些反應都在很短的時間內完成，特別是對形成內部器官的肌肉而言（平滑肌）。

在某些異常狀況下，肌肉收縮後無法順利回復舒張的狀態，這種情況我們稱它為「痙攣」。平滑肌與協助我們肢體活動的隨意肌都可能發生痙攣、出現疼痛的感覺。雖然受傷、過度用力、局部血液循環不良、血液中缺乏鈉離子或其他成分、疲倦、過度活動或其他因素等，都可能引起痙攣，但大多數時候我們都不很清楚出現痙攣的真正原因。壓力恐怕也是元凶之一。

能紓緩平滑肌痙攣的精油有：佛手柑、洋甘菊、快樂鼠尾草、茴香、杜松、馬鬱蘭與迷迭香，而最有效的使用方式就是熱敷患部，輕微按摩也有幫助。

如果是外部隨意肌的痙攣症狀，深入按摩疼痛的患部是最好的處理方式。但進行深入按摩前，最好先以溫和、表層的按摩來溫熱患部。適用的精油有：黑胡椒、薰衣草與迷迭香。精油本身的功效與按摩的生理功能都可以增加患部的血液循環，進而紓緩痙攣。

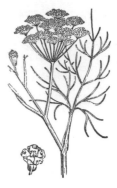

茴香（甜）

2-133 扭傷 Sprains

治療扭傷最有效的方法就是冷敷，並用紗布與繃帶將患部固定、包好，但留意不要包得太緊。扭傷部位絕對不能施以按摩。

扭傷是指支撐關節的韌帶受損而導致關節受傷的情形。關節會腫大、發熱，而且還會非常疼痛、無法正常使用。薰衣草和洋甘菊等具有止痛效果的精油是最有效的，且在紓緩疼痛時還能同時減輕發炎與發熱的症狀。在韌帶復原前，必須將關節固定。關節的活動越少，韌帶康復得越快。另外，最好經常冷敷患部。

腳踝是最常發生扭傷的關節。如果扭傷關節復原得很慢，或其他關節也出現了扭傷的症狀，最好去找醫師仔細診治，因為碎骨、關節骨膜炎或其他原因也可能會造成關節腫大。

請參閱「貼敷」（5-12）以了解正確的冷敷方式。

2-134 不孕症 Sterility

　　無法懷孕的原因很多，芳香療法並非治療不孕症的萬靈丹。不過，有某些不孕的因素是可以用芳香療法來有效克服的。

　　月經週期不規則或經血量不足，使得排卵時間難以預測或根本不排卵，是造成不孕的常見原因。玫瑰精油對女性生殖系統的親和力特別強，可作為子宮調理劑與清潔劑。它可以有效地調整月經週期，同時調整卵巢與子宮機能。天竺葵是另一種可以平衡荷爾蒙分泌的精油，可促使規則而可預期的月經與排卵週期出現。

　　如果男性精液中的精蟲數目過低，可用玫瑰精油來增加精蟲數目。由此可知，玫瑰精油可同時增加兩性的生育力。因此，想要生寶寶的父母，不妨用玫瑰精油來進行芳香泡澡或按摩。

　　企圖懷孕卻沒有成功，可能會使夫妻產生壓力與緊張的情緒，而這些情緒因子又會阻礙懷孕，形成一個惡性循環。規律地利用可以放鬆情緒的精油來進行按摩和泡澡，可以破除這個惡性循環。

　　我建議不妨輪替或混合使用快樂鼠尾草、茉莉、橙花、玫瑰、檀香、花梨木與岩蘭草等精油。規律地接受按摩是最能緩和情緒的措施——與芳療師的手與皮膚緩和接觸，和精油對情緒／心理／生理的影響一樣有益。

　　在接受正統醫學較激烈的治療不孕症方法前，可先用幾個月的時間試試這些比較溫和、可促進健康的方法，也許就可以免去後續的醫療過程。

2-135 胃臟 Stomach

　　精油會傷害胃臟的內壁，這就是我以及越來越多的芳療師反對口服精

油（即使經過稀釋步驟）的原因。食用未經稀釋的精油會造成慢性潰瘍，變成一種很難治療的病症，就算飲用稀釋精油也可能會導致某些危險。

另外，食用精油也是種沒有效率的方式，因為精油很容易從消化道排出體外，而呼吸吸入或透過皮膚吸收的精油，停留在人體的時間較長。

有些胃病、消化不良、嘔吐等病症，都可用冷敷或按摩胃部來治療。

2-136 壓力 Stress

壓力，或與壓力相關的病症，可說是文明世界中最普遍的健康問題，也是任何一位芳療師遇到最多的病例。

凡是會破壞心理與生理健康的平衡因子都是壓力，而心理、生理與環境都可能產生壓力。例：意外或受傷可說是生理壓力、光線不良、噪音、空氣污染或醜陋、無人性的環境會形成環境壓力。

然而，在討論壓力時我們還必須考慮心理與情緒層次，像擔憂工作、財富、人際關係或生命的終點等。任何一種壓力都會降低我們面臨與處理其他壓力的能力。例如：當我們心中充滿憂慮的情緒時，我們會比較容易發生大大小小的意外，且情緒低落時，還會比較容易感染傳染病。

通常外在壓力本身並不是問題，而我們去面對壓力的態度才是真正的關鍵。漢斯・色雷醫師用「一般調節現象」一詞來稱呼。剛面臨外在壓力或打擊時，身體會嘗試適應環境，促使各項機能繼續正常地運作，使身體在壓力仍然持續或偶爾出現的情況下仍有正常功能。這些適應反應會讓身體的緊張度提高，特別是腎上腺。如果壓力持續增加，或新的壓力源出現，直到身體的適應能力無法負荷、整個繃解，各類的病症，從過敏到心臟病等就會陸續出現。

面對壓力時，我們所能做的就是提醒自己：這些壓力會危害我們的身

體，我們必須採取有效步驟來減輕壓力、維持健康。瑜伽、冥想、運動和創造性的活動都有幫助，芳香療法更是有效的減輕壓力技巧。許多人與芳療師晤談之後，都察覺到自己承受了壓力，並選擇用精油與按摩來讓自己深度放鬆。還有許多人很關心壓力引起的生理病症，其實這些病症都會在壓力降低後自動消失或減輕。

處理壓力問題時，有許多精油可供選擇：所有具備鎮定和抗憂鬱的精油都可使當事人放鬆。佛手柑、洋甘菊、快樂鼠尾草、茉莉、薰衣草、馬鬱蘭、橙花、玫瑰、檀香和岩蘭草等精油都很有幫助。

能增強腎上腺素的精油也有暫時的功效，但不可過度使用。最有效的精油是天竺葵和迷迭香。迷迭香精油也是常用的激勵物，通常和黑胡椒、薄荷、百里香等精油混合使用。如果被壓力壓得筋疲力竭、喘不過氣，可暫時以這些精油提神。

上述幾種是我個人覺得相當有效的精油，但事實上能處理壓力的精油絕對不只這些。芳療師可根據當事人的壓力來源、出現的病症等選擇其他合適的精油。

如果自己發覺自己正處在壓力下，不論是長期或暫時的，都可用芳香泡澡來使自己放鬆。若將洗澡當作重要的儀式會更好：把時間丟在一旁，拒絕任何打擾，如果有必要的話可將電話拿起來。將自己最喜歡的一種或混合的精油加入洗澡水中，再端一杯能放鬆情緒的藥草茶進入浴室，好好享受一番。

很明顯的，如果可以移除壓力來源會很有幫助。與信賴的朋友或專業諮商員談談工作、經濟或人際關係方面的困擾，拒絕食用含有人工添加物的食物，選購家庭自製、不含人工合成化合物的食品，以減少生理性壓力因子的影響。加入環保團體，盡力使水、空氣或農業污染降到最低，遠比什麼都不做，只待在家中擔心自己與家人的健康來得更有意義。

　　承受壓力期間，身體吸收營養的效率會降低，因此補充營養素——特別是維生素 B 群與維生素 C 是非常有益的。人蔘有如「適應原」，可以幫助身體應付壓力，有多人發現補充含有鐵質的藥草製劑也很有幫助。

　　但我的最佳建議是：如果可以的話，儘可能多接受按摩。

2-137 妊娠紋 Stretchmarks

　　消除妊娠紋的最佳時機，就是在它尚未出現前就開始處理——這也是預防勝於治療的最佳例子。妊娠紋是懷孕期間皮膚急劇伸展所產生的疤痕，一旦形成後就很難消除，不過每日持續進行細緻的按摩可以減輕它的程度。

　　懷孕的第五～六個月開始，母親就可以每天按摩自己的腹部與臀部以增加皮膚的彈性。用甜杏仁油或含高油脂的乳霜來按摩，若再加桔和橙花精油會更有效。最棒的按摩油是以玫瑰籽油種子油（Rosa rubiginosa）當作基礎油，調成含 1%桔精油和 2%橙花精油的混合油。玫瑰籽油種子油中含有30～40%的γ-亞麻油酸，對皮膚非常有益。另外，還可以在按摩油中加些富含維生素 E 的榛子油。

　　有些婦女覺得乳霜比按摩油容易使用，各位可以參考使用「附錄C」中提到的可可油乳霜外加十滴桔和十五滴橙花精油。

2-138 曬傷 Sunburn

　　陽光對健康的影響很大，特別是皮膚只有在陽光的照射下才能製造維生素D。不過，這不表示我們需要花數小時來曬太陽以獲得健康的身體！其實，每天只要在戶外待十分鐘，即使是冬天，我們也能獲得充足的日照

量。

在陽光下過度曝曬，特別是讓皮膚曬傷，會提高罹患皮膚癌的危險。地球外層逐漸變薄的臭氧層，已使人們罹患皮膚癌的危險大增，即使身在溫帶地區也不能倖免。避免曬傷是最佳的防皮膚癌策略，但如果已經曬傷，就要和處理一般燒燙傷一樣治療。即使是輕微的曬傷也不能大意，因為曬傷的部位可能相當廣。

洋甘菊精油可以撫順並冷卻曬傷的皮膚。最迅速和有效減輕大面積皮膚發紅和刺痛症狀的方法就是：立刻用加了五～六滴洋甘菊精油的微溫水泡澡。這個方法很安全，因此在曬傷的感覺消失前，可以每隔幾小時就洗一次。如果是處理兒童曬傷，只能用三～四滴洋甘菊精油，且加入洗澡水前還要先用一點甜杏仁油稀釋。

較嚴重的曬傷最好改用可以治療各類型燒傷的薰衣草精油處理。將薰衣草精油加入煮沸過的冷水中（每湯匙水加入十二滴薰衣草精油），如果燒傷患部沒有出現水泡或傷口，就將這溶液輕輕拍在患部上。如果患部出現水泡，水泡部位最好塗搽純的薰衣草精油。

佛手柑精油、大多數的柑橘屬植物精油、白芷根和其他幾種精油，會讓皮膚對光線更敏感、更容易曬傷，這就稱為「光敏性」。因此，若將要到戶外接受強烈日曬，就千萬不要在洗澡水、按摩油、皮膚保養品或香水中添加佛手柑精油，否則皮膚會遭受嚴重曬傷。光敏性的影響約可維持二十四小時或更久，但如果將佛手柑或其他光敏性精油稀釋到 2%以下，就不再具有光敏性的性質了。同樣的，香水和芳香劑中若含有佛手柑精油，也要特別注意，像古龍水、匈牙利純露、柑橘類芳香劑和刮鬍後所用的潤膚水等。

對於曬傷，我的建議是：預防就是最好的治療。切記：精油不能預防曬傷，每次進行日光浴時請依照自己的膚質、當地的氣候等條件來選用合

適的防曬用品、保護自己。

請參閱「佛手柑」（1-6）和「光敏性」（3-20）。

2-139 心跳過快 Tachycardia

通常在面對壓力、焦慮或震驚時，容易出現心跳過快的現象。

最常用來降低心跳速率的精油是依蘭。狀況緊急時，可以直接讓患者吸聞面紙或瓶口的精油蒸汽，解除緊急狀況之後，最好儘快讓患者用依蘭精油進行芳香泡澡或按摩，如果患者很容易心跳過速，最好規律地使用依蘭與洋甘菊、薰衣草、橙花和玫瑰等幾種精油，以避免病症再度復發。

請參閱「心悸」（2-104）。

2-140 長牙 Teething

如果適當地利用精油，可以減輕寶寶長牙時所出現的種種不舒服感覺，以及其他健康上的問題等。最有效的精油是洋甘菊，而薰衣草是第二有效的。

當牙齒正要冒出時，寶寶的臉頰經常會有點紅腫，脾氣也會變壞、經常哭泣、睡不安穩。這時，通常寶寶的免疫力會降低，很容易出現感冒、咳嗽、耳痛和腹痛等症狀，還會出現尿布疹或加重尿布疹的病情。

精油可以減輕這種種不適與併發症，不過要特別注意「**兒童與芳香療法**」（5-11）單元中所提到的安全顧慮。最簡單的方法就是在寶寶將長牙的臉頰上塗搽稀釋的洋甘菊精油（1～1.5%）（較大的孩子可能會兩側同時長牙，因此要同時按摩兩邊臉頰）。最適合的，莫過於德國洋甘菊精油，只要在五毫升的基礎油中加入一～二滴（不要超過）精油，調勻後輕

輕按摩臉頰即可。通常，正要長牙的孩子會摩搓或拉扯自己的耳朵，有可能是他將長牙的不適誤以為耳痛，或者他的耳朵的確遭受感染。這時，最好將臉頰按摩的區域擴展到耳朵。按摩前，可先用手溫熱精油，如果氣溫實在很低，最好將精油放入熱水中微微加熱後再使用。

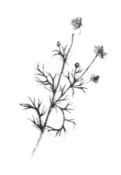

洋甘菊

正處於長牙階段的幼童通常睡不好，因此可在寶寶的洗澡水或睡衣上加一滴薰衣草或洋甘菊精油（要先稀釋）以幫助睡眠。如果用洋甘菊精油來按摩臉頰，最好換用薰衣草精油來促進睡眠，各位可以趁機觀察一下哪種精油最適合寶寶。

順勢療法的洋甘菊膠囊也對寶寶長牙很有幫助，可以配合洋甘菊精油使用。

請參閱「嬰兒」（6-9）、「洋甘菊」（1-10）與「薰衣草」（1-42）。

2-141 腱鞘炎 Tenosynovitis

腕關節或足踝（較少見）的肌腱與外圍腱鞘的發炎症狀，就是腱鞘炎。過度使用肌腱進行重複性的動作，是絕大多數腱鞘炎的成因，另外風溼症或細菌感染也可能引發腱鞘發炎症。

腱鞘炎非常疼痛且很難痊癒。可止痛和抗發炎的精油可以減輕病症，但休息還是最重要的療方。

詳細的療法請參閱「反覆性拉傷」（2-118）。

2-142 微血管擴張 Thread Veins

微血管擴張是臉部微小靜脈（微血管）過度曲張所產生的病症。

臉部皮膚下層的微血管通常都很明顯，對瘦子來說更是如此。如果微血管突然變得比平常更明顯，人們通常會說這是微血管「破裂」，但事實上，正確來說應該是「微血管擴張」。微血管管壁通常具有相當好的彈性，當皮膚溫度偏高或接觸到香料食物、酒精、過熱的飲料或其他刺激時，它們就會擴張。此時，患者的皮膚會變紅，但只要這些外在刺激一消除，微血管就會立刻恢復原本的大小。

如果微血管管壁失去部分彈性，或許是由於飲食不良、飲用過多酒精或咖啡和濃茶等刺激性物質，氣候過於極端（過冷與過熱）或循環系統的異常，使得微血管無法正常收縮，就會造成臉部，特別是臉頰，總是紅紅一片。

配合精油進行溫和的臉部按摩，可以使血管恢復天然的彈性、消除臉部發紅的症狀。不過，唯有耐心地每天按摩、有恆地持續進行數月才能見到成效。通常在使用數週後就可以見到症狀略微減輕的效果，但顯著的改善，可能要持續使用半年或更久的時間才看得到。

我常用洋甘菊、歐芹和玫瑰精油來減輕病症，通常我會將精油加至化妝水中，讓患者每天進行兩次的溫和臉部按摩。山金車浸泡油可加強微血管的收縮，因此可當作基礎油，調入精油即可。不過，還必須同時調整膳食，否則所有的治療都是枉然的。患者最好戒除酒精、咖啡和茶，或將飲用量降到最低，還要避免過冷或過熱的環境。最好不要用過熱的水洗臉，也不要洗三溫暖或蒸臉。

2-143 鵝口瘡 Thrush

　　鵝口瘡是由念珠菌感染黏膜組織而造成。念珠菌有時也會侵犯口腔（特別是幼童的口腔），而引起口腔性鵝口瘡，但仍是以陰道性鵝口瘡最常見。此外在 HIV 的帶原者也常會併發口腔性鵝口瘡。

　　服用抗生素後很容易罹患陰道炎，因為抗生素經常誤殺腸管中的益菌。每個人體內都有念珠菌的存在，但在正常情況下腸管中微生物會抑制念珠菌的增生，使它不致過量而危害身體。

　　以芳香療法治療鵝口瘡的方法有：芳香泡澡、按摩或局部塗搽茶樹、薰衣草、沒藥精油或這三種抗黴菌精油的混合。茶樹精油還能刺激免疫能力，因此可以提高身體對抗感染的能力。如果想治療口腔性鵝口瘡，可用這幾種精油製成漱口水，或使用沒藥酊劑。

　　此外，最好再補充優格錠、乳酸菌膠囊或食用大量活性優格，以重建腸內益菌菌叢。如果經常罹患陰道炎，最好進行特殊的抗念珠菌膳食。由於黴菌必須仰賴各種糖類和澱粉才能生存，特別是精製糖類，因此必須嚴格限制糖類的攝取量。另外，還要避免攝取酵母、酵母的衍生物和發酵性食物味噌、豆瓣醬、醋等。

　　進行精油和膳食治療都必須持之以恆，即使症狀很快就消失，也不代表完全治癒。通常要三個月，甚至六個月的時間才能控制住入侵人體的念珠菌，如果太早中斷治療會使得病症再度復發。就如同其他需要長期治療的病症一樣，最好經常變換精油的種類。

　　鵝口瘡和膀胱炎經常交替出現，形成一個令人痛苦又沮喪的循環。治療膀胱炎的抗生素會降低體內益菌的數目，使得念珠菌的生長不再受到控制而爆發鵝口瘡。使用精油來治療膀胱炎，不論是單獨使用或配合著抗生

素（如果非得進行）治療，再加上補充優格或乳酸菌，都可以減輕藥物的副作用，終止這個惡性循環。

2-144 扁桃腺炎 Tonsillitis

扁桃腺是種淋巴組織的形成，位於喉嚨的上端（咽部）。與脾臟、胸腺和淋巴系統相同，它們都是身體對抗感染的防禦系統。扁桃腺和胸腺一樣，兒童時期的體積比較大，成年時就縮小。這可能是因為在成長的過程中，兒童經常接觸各種會引起感染症的不同的細菌與病毒，而成年時，體內可對抗多數疾病的各類抗體都已在孩童時期產生，就不再需要發達的扁桃腺了。

扁桃腺炎，就是扁桃腺的感染症，通常是由鏈球菌引起的。經常讓患者進行蒸汽吸入法，可以緩解患者的疼痛並幫助對抗感染。百里香是最合適的精油之一，它不但是強效的殺菌劑，還是溫和的局部止痛劑，可以緩解患者的不適，至於詳細的使用方法請參閱「吸入法」（5-25）。薰衣草與安息香的效果也不錯。

如果經常感染扁桃腺炎，就表示患者的抵抗力很差，必須採取步驟以增進健康。改善飲食狀況、每晚服用大蒜錠或膠囊、用茶樹或其他精油進行芳香按摩、補充大量維生素 C 等都是可行的方法。

幸好，現在為兒童摘除扁桃腺的風氣，已經沒有二、三十年前那麼盛行了。如果採用天然的精油治療，外加充分的營養調理，應該不需要摘除這個可以保護兒童的重要組織。

2-145 牙痛 Toothache

芳香療法中有一～二種急救牙痛的方法，可在獲得牙醫診治前紓緩患者的疼痛。熟悉芳香療法的人，應該都知道這個典型的方法：將丁香精油搽在疼痛牙齒的孔洞上。丁香是局部止痛劑，也是強效的殺菌劑。在找到牙醫處理前，可用丁香精油來避免牙根感染，以免病症更惡化。用棉花棒沾一滴丁香精油，再搽在牙齒上即可。如果牙齒出現一個大洞，像補牙的填充物掉了，或牙齒斷裂等情形，可用一團棉花球沾一～二滴丁香精油，再將棉花球塞入牙齒的洞洞中。如果止痛的效果消失了，可以再加點丁香精油。另一個方法比較適合治療慢性疼痛：用洋甘菊精油熱敷臉頰。敷布冷了，就要再換熱的。如果已經出現或可能出現化膿的現象，最適合的治療就是這個熱敷法。熱敷所提供的高熱與洋甘菊的功效可以降低感染，儘快消除膿瘡，進而接受牙醫師的診治。

「膿瘡」請見（2-1），詳細熱敷方法請見「貼敷」（5-12）。

2-146 尿道炎 Urethritis

尿道是將膀胱的尿液排出體外的管道，尿道炎則是尿道發炎的病症。患者會出現頻尿、排尿疼痛的症狀，還會有灼熱與刺痛的感覺。發炎症狀還可能向上蔓延到膀胱，進而引發膀胱炎（特別是女性）。

大多數的尿道炎都是 E 型大腸桿菌引起的，正常狀況下它是腸管中的無害細菌，但如果遷移到身體的其他部位，就會變成具有傷害性的菌株。另外，尿道炎也可能是淋病的徵兆，因此必須找醫師詳細診斷病因。

剛出現感染的症狀時，如果重複清洗患部可以避免感染症狀加劇。佛手柑是最適合的精油。先用一點兒伏特加酒稀釋三～四滴精油，再將稀釋精油液加入半公升煮沸過的冷水中。每次排尿後就用這溶液沖洗。將六滴佛手柑精油加入一浴缸的水中，每次浸泡二十分鐘，如果可以的話每天泡兩次。如果這些措施都不能紓緩症狀，請立刻就醫。

請參閱「膀胱炎」（2-36）和「泌尿管」（2-148）。

2-147 尿酸 Uric Acid

尿酸是蛋白被消化後的副產物，在正常的情況下腎臟會過濾血液中的尿酸，再由尿液排出體外。不過，有些人所產生的尿酸遠高於腎臟所能負荷，或是腎臟無法有效過濾尿酸，此時，尿酸就會在身體中堆積進而產生各種疾病，特別是關節炎與痛風。檸檬精油和新鮮的檸檬汁都可以平衡身體過多的酸性物質。再添加了檸檬精油的按摩油為關節炎患者按摩，並鼓勵患者多飲用新鮮檸檬汁。雖然檸檬的味道是酸的，但它在體內卻會產生鹼性反應。其他像茴香和杜松等具有解毒功效的精油也都可以幫助排除體內的有毒物質。

2-148 泌尿管 Urinary Tract

泌尿管包括了輸尿管——將腎臟製造的尿液運輸到膀胱的管道；和尿道——將膀胱的尿液排出體外的管道。女性的尿道常約一‧五英尺（四公分），男性的尿道經陰莖繞出口，因此要比女性的尿道長得多。也由於這個原因，女性比較容易罹患膀胱感染症，像是膀胱炎等外部細菌入侵引發的感染。許多膀胱炎都是源自尿道炎，細菌沿著尿道迅速向上蔓延，感染

膀胱。剛出現尿道炎的症狀時就立刻處理，通常都可以避免病症擴大蔓延，處理方法，請參閱「膀胱炎」（2-36）。如果不幸罹患了膀胱炎，必須立刻就醫、絕對不能忽視，以免細菌藉由輸尿管向上蔓延進而爆發腎臟炎。如果使用芳香療法治療兩天，病症仍然沒有起色，或患者出現嚴重的發燒、尿血或尿濃的症狀，請不要遲疑，立刻就醫治療。

有好幾種精油是良好的尿道殺菌劑，最有效的是佛手柑、洋甘菊、尤加利、杜松、檀香和茶樹。持續在下腹部進行熱敷，並同時大量飲用礦泉水和洋甘菊茶，有助於減輕症狀。服用新鮮的大蒜或大蒜膠囊也可以加強療效。

熱敷還能減輕男士前列腺炎的不適。中年以後男性經常會出現前列腺肥大的現象，膀胱附近的尿道環繞著的是前列腺的組織，因此前列腺變大會阻礙尿液的排出。如果一直忽視排尿困難的警訊，就會產生突發而全面性的急性尿液滯留，使腎臟的負擔加重。直接在膀胱的部位熱敷洋甘菊、杜松或松樹精油可以促進排尿，但別忘了要立即接受醫師的診治。熱敷下背部（腎臟的位置）也會有些幫助。

請參閱「膀胱炎」（2-36）和「尿道炎」（2-146）。

2-149 蕁麻疹 Urticaria

蕁麻疹是種皮膚的過敏症，與被蕁麻刺到所產生的症狀類似，故名蕁麻疹。

被蕁麻刺到會使身體產生組織胺，促使皮下微血管擴張以便讓體液滲透到傷口附近，因而出現灼熱與發癢的感覺。物質引發的過敏也會引起類似的生理反應。引發過敏的物質稱為過敏原，食物和塵土、清潔劑等外在刺激物都可能是過敏原。當身體產生過敏時，皮膚上會出現發癢的紅色斑

塊，有時還會腫起來。通常，這些斑塊會很快的消失，但會在身體的其他部位出現。在某些嚴重的病例中，患者還可能出現大片的紅腫痕跡，特別是皮膚與衣服摩擦的地方。

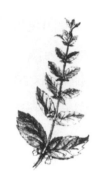

香蜂草

許多人處在壓力的情況下就會出現蕁麻疹，但在平靜或放鬆的時候就不會。這可說是大多數過敏症的特徵。主要的原因是：處於壓力下的身體，無法適當處理平時對身體無害的刺激物質。

洋甘菊和香蜂草是傳統治療過敏症的精油，可以迅速緩解蕁麻疹。這兩種精油有個很重要的特性：除了具有生理療效外，它們都還有情緒／心理層次的影響力，具有平靜和減輕壓力的功效，因此它們可以直接處理引起過敏的真正原因、迅速減輕不適症狀。

有些人覺得洋甘菊精油的效果比較好，有些人則持相反意見。如果不知道哪種精油對自己比較有效，但又想立刻減輕病症，不妨使用複方精油。如果身上的斑塊很大，最簡單且最溫和的處理方式就是先在微溫的水中加入四滴洋甘菊精油和二滴香蜂草精油，再讓患者全身浸泡在水中。不要加過多精油，否則反而會刺激皮膚而不能達到撫順皮膚的效果。

如果斑塊的出現是局部性的，直接在患部塗搽稀釋的洋甘菊或香蜂草精油即可。用冷開水將精油稀釋為 1%，再輕輕搽在發癢的部位，或將海綿浸泡在稀釋液中，再用海綿搽拭患部。基礎油和油性乳膏會使病症更加惡化，最好不要使用。如果有不含香水的排油性化妝水，可直接滴入幾滴洋甘菊精油，再塗搽於患部。每隔幾小時就重複搽一次，直到發癢的紅斑完全消失為止。

如果壓力是引起蕁麻疹的罪魁禍首，在消除皮膚上出現的急性病症後最好仍持續進行按摩、泡澡等消除壓力的措施，以消除病源、避免復發。

2-150 陰道炎 Vaginitis

陰道炎是陰道發炎的症狀，通常是由念珠菌和滴蟲引起的。治療方法請參閱「鵝口瘡」（2-143）。

2-151 靜脈曲張 Varicose Veins

靜脈曲張是腿部靜脈異常腫大的現象，通常意謂著患者有循環不良、靜脈管壁以及靜脈瓣缺乏彈性等健康問題。正常的靜脈瓣可以避免血液倒流，讓血液能順利流回心臟，但若靜脈瓣的功能不彰，血液將會鬱積在靜脈，使得靜脈腫大、扭曲、變形，患者會覺得腿部特別疼痛與疲倦。遺傳雖然也是影響靜脈瓣功能的原因之一，但主要的影響因子是站立過久、營養不良和肥胖等—通常都是二～三種因子共同作用的結果。懷孕時增加的體重與骨盆部位增加的壓力，也可能讓孕婦出現靜脈曲張的病症。

芳香療法的治療重點在於增加靜脈的強韌度，當然還要配合膳食與其他改變。絲柏精油最能增強靜脈韌度，將它加入洗澡水中，再輕輕搽在靜脈曲張的患部即可。另外還可按摩患部上方（較患部更接近心臟的部位），但絕對不要按摩患部的下方，以免增加靜脈的壓力。使用 3%的絲柏精油，可用基礎油或乳膏稀釋。對患者來說，最方便、適合每天居家使用的，是使用添加精油的乳膏。

大蒜膠囊也能增強循環系統的功效，每天食用三顆大蒜膠囊，再從膳食中攝取新鮮的大蒜都會有幫助。另外，還可以服用維生素 E 和 C，不過這只是短期補充之用，長遠來看還是要調整飲食，從日常膳食中獲取足夠的營養素才好。

　　每天將腳抬高（高於頭部）二十分鐘可以減輕病症，也可以降低患部不舒服的感覺。瑜伽的倒立姿勢、躺在斜板上或躺在地上將腳翹到椅子上等，都是可行的姿勢。

　　溫和的運動也有幫助——瑜伽是最佳的選擇，游泳也不錯。散步和輕微的伸展運動也有幫助，但慢跑、跳躍、有氧運動與其他衝擊較大的運動反而有害。不過，對靜脈曲張患者來說，做這些運動會覺得非常不舒服，因此很少有人持續地長久進行。

　　靜脈曲張是種不易治療的病症，通常得花上數個月的時間才能見到改善。就像其他需要長期治療的慢性病一樣，最好經常變換精油的種類。我有時會用薰衣草、杜松或迷迭香來替代絲柏精油，但不管使用哪種精油，有恆心、不間斷地每天使用，才是治癒靜脈曲張的不二法門。

2-152 腳底肉疣 Verrucas

　　腳底肉疣是專指腳底出現的疣狀突起，就像其他的疣一樣，它也是由病毒引起的，一旦身體出現對抗病毒的抗體，肉疣就會消失。不過，由於腳底肉贅生長在腳底，經常承受身體的壓力，因此腳底肉疣通常會非常疼痛，患者都想儘快治好，不願等身體自然產生抗體。運用精油來治療腳底肉疣的簡單有效方法，請參閱「檸檬」（1-44）。此外，茶樹精油的效果也不錯。

　　這種病毒有很高的傳染性，像游泳池和公共更衣室等需要赤腳進出的公共場所，通常就是這類病毒聚集之處，有許多人就是出入這些場所才得病的。

　　如果腳底肉疣的數目只有一個，或二～三個，局部治療就有很好的效果。但若肉疣的數目很多，或是一直冒出新的肉疣，就要進行增強免疫力

的按摩以幫助身體對抗病毒。可選用迷迭香、天竺葵、葡萄柚或杜松精油，或任選兩種精油混合作為按摩油，從腳踝開始往大腿的方向按摩腿部即可。最好再仔細檢視飲食或壓力等其他可能降低免疫力的原因，以加速病症消失。

請參閱「茶樹」（1-85）。

2-153 病毒感染 Viral Infections

絕大多數的傳染病，像感冒、流行性感冒、水痘、天花、小兒痲痺症和痲疹等都是病毒入侵人體引起的。除此之外，還有多種不明原因的發燒和腹瀉病例，也都是病毒感染引起。細菌會引起肺炎，但還有部分肺炎是由病毒引起。這些我們都會在討論各類病症時提到。

有少數幾種精油是強效的抗病毒劑，重要的有佛手柑、尤加利、松紅梅、羅文莎葉和茶樹。這幾種精油中又以松紅梅、羅文莎葉和茶樹的效果最好。它們還能刺激身體的免疫系統以對抗感染。

芳香泡澡、揮發精油蒸汽（幫助呼吸道的蒸汽吸入法也算在內）是最有效的治療方式，因為病毒感染症多半會造成患者發燒的症狀，而在發燒期間是不能進行按摩的。揮發精油蒸汽，不論是用薰燈、電汽式芳香燈、噴霧擴香器或簡單地在燈泡或電熱器的溼布上滴幾滴精油，都可以幫助患者減輕病症，還能降低疾病在屋內蔓延的危險。

請參閱「感冒」（2-29）、「流行性感冒」（2-72）、「水痘」（2-27）、「痲疹」（2-87）等。

2-154 嘔吐 Vomiting

輕輕按摩或熱敷胃部可以紓緩嘔吐的症狀。洋甘菊、薰衣草、檸檬和薄荷等精油都有幫助。

如果是感冒引起的嘔吐症狀，可用黑胡椒或馬鬱蘭等溫暖的精油效果更好。如果是情緒低落引起的，選用洋甘菊和薰衣草會更合適。

補充洋甘菊、茴香或黑胡椒藥草茶，或巴赫急救花精都能紓緩嘔吐的不適。

2-155 疣 Warts

由病毒感染而導致皮膚出現小而圓的腫瘤，就是拉丁文的 Verruca，是專指腳底肉。

身體會對入侵的病毒產生抗體，因此每個肉疣都會自然消失，但若疣破壞外表的美觀或讓人感到不舒服，可用簡單而有效的方法將純的茶樹精油抹在患部。用牙籤或修指甲棒挑起一滴茶樹精油，再將它滴在疣的中央，然後用乾燥的繃帶包住患部。每天重複上藥，直到疣收縮和脫落為止。有些疣會在一星期內消失，但有些卻要花上一個月以上的時間。疣消失後，用富含維生素 E 的小麥胚芽油按摩患部，直到結痂與疼痛的症狀消失為止。可在小麥胚芽油中添加薰衣草或金盞菊精油以加速癒合的速度。除了茶樹精油之外，也可以使用檸檬精油，或兩者交替使用。有些人會在很短時間內冒出大量的疣，這表示身體對病毒的抵抗力很低。大蒜膠囊（每天三～六顆）可以增強免疫反應，用迷迭香、天竺葵、杜松或上述幾種精油的混合進行淋巴按摩會有同樣功效。有時遭遇車禍或喪親等創傷

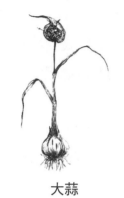

大蒜

後也會引起大量疣的增生，此時凡是能減輕創傷的療法，都對治療疣有益。

良好的營養也是身體對抗病毒的強大助力，特別是維生素（維生素 E）和礦物質的含量影響最大。

請參閱「腳底肉疣」（2-152）。

2-156 趾頭疽 Whitlow

趾頭疽是腳趾尖的感染症，通常發生在趾甲的兩側，有時也會出現在趾甲的下方。患部會出現膿泡，而當膿泡出現在趾甲下方時，患部會格外疼痛。有時還必須拔除趾甲。

重複在趾甲周圍進行芳香熱敷，佛手柑、洋甘菊、薰衣草或茶樹精油都是很好的選擇，最好敷料一冷卻就立刻換熱的。這樣可以消除膿液，促進傷口早日癒合。如果疽瘡破裂，膿液流出來，可在傷口上敷塊滴了薰衣草精油的紗布，再用膠布固定。絕對勿將傷口包得過於密實而無法接觸空氣，以免傷口過於潮溼，延緩傷勢的癒合。

除了使用精油治療之外，最好再補充大量維生素 C，且因為趾頭疽多和營養不良有關，因此最好再詳細檢視患者的飲食情形。

2-157 百日咳 Whooping Cough

百日咳也是種兒童常見的傳染病，如果善用精油可以控制病情。

長久以來，人們就常在病房中放置熱水，讓熱水的蒸汽紓緩病患的咳

嗽。如果在熱水中加入精油，則會出現雙倍的效果。茶樹或綠花白千層（與茶樹有親緣關係）、迷迭香、薰衣草、絲柏、百里香和這幾種精油的混合油等都是很好的選擇。不論是多大年紀的病童都適用蒸汽蒸餾法，但對幼童來說，還要特別注意熱水壺或其他加熱裝置的安全。

年紀較大的兒童還可進行芳香按摩：在五十毫升的杏仁油、葵花油或其他溫和的基礎油中加入五滴綠花白千層、十滴絲柏和十滴薰衣草精油，就可調成很好的按摩油。每天在病童的胸部和背部按摩三～四次，可以減低咳嗽引起的痙攣。

百日咳很難治癒，且會讓人變得非常虛弱，因此一旦發現孩子罹患百日咳時，一定要知會醫師，以免兒童身體過於虛弱而死於肺炎之類的併發症。

使用精油可以降低兒童罹患併發症的危險，還能縮短患病時間。

2-158 傷口 Wounds

幾乎每種精油都是具有殺菌力，因此也都具有清潔以及治療傷口的功效，但有些精油這方面的功效特別突出。其中還有幾種精油具有促進傷口癒合和止痛的能力，而它們當然就成為非常適合治療傷口的精油。另外還要注意：**精油與人體接觸會引起皮膚損傷或過敏反應（有些精油雖然是非常強效的殺菌劑，但只適合用來消毒用具或房間，反而不適合直接塗抹在皮膚上）。**

綜合上述幾個條件，我們所能選擇的精油種類就減少很多，不過這些精油都具有非常好的療效，經過這樣的篩選也沒什麼不好。幾千年前，人們就利用薰衣草來療傷、殺菌（事實上，薰衣草的英文名稱正是來自拉丁文的「清洗」，因為它可以清洗傷口）。古希臘人也用沒藥來療傷，而近

代才引入歐洲的茶樹，澳洲土著用它來療傷的歷史也很久了。

　　純的精油可以直接搽在小傷口上，剛開始會有點刺痛的感覺，但很快就會不痛。不讓傷口直接接觸精油是最安全的方法：在繃帶上滴幾滴精油，再將繃帶包在傷口上。如果傷口很大，可在紗布上滴些精油，再將紗布覆蓋於傷口上。在此同時，最好仔細評估自己是否需要接受其他的醫藥協助。如果有需要，特別是傷口過大需要縫合的時候，可先用精油來急救，再儘快將患者送往醫院或急救中心。

　　還有許多其他精油也可以治療傷口，像安息香、佛手柑、洋甘菊、尤加利、杜松和迷迭香等。但我覺得茶樹和薰衣草精油的效果最好，而沒藥比較適合不易痊癒的傷口，特別是潮溼性的傷口。

2-159 皺紋 Wrinkles

　　隨著人們年歲漸長，皮膚內層（真皮層）的結締組織會逐漸失去彈性，因而產生皺紋。就像一條橡皮筋：當它還很新時彈性很好，隨便拉扯它都能恢復原狀。但當它的橡皮變老、彈性消失時，隨便拉扯它就變形、無法恢復原狀。同樣的，我們也經常拉扯我們的皮膚。當我們年輕時，微笑、皺眉或擠眉弄眼後，皮膚可以迅速恢復原狀。但結締組織老化後，皮膚就不易復原而出現皺紋。

　　經常用精油進行芳香按摩，可以減少皺紋。不過，預防勝於治療，在皺紋出現前就開始使用才能獲得最大的效果。按摩可以促進局部血液循環，讓皮膚內層的微血管充滿氧氣。皮膚內層的細胞需要氧氣來維持健康與生長，就像身體其他部位的細胞一樣。不過直接按摩臉部時要特別注意力道，一定要非常輕柔以免讓皺紋更明顯。按摩頭皮可以刺激整個頭部的血液循環，又不容易刺激皺紋出現，會是較好的選擇。下面提供各位一個

可以每天使用的簡單按摩方法：像洗頭一樣按摩頭皮，並用手指輕輕拍打整個頭皮。按摩與增加血中的含氧量，都能增加皮膚下層肌肉的彈性，讓人看起來更年輕。

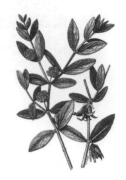

荷荷巴

乳香與橙花精油是最常用的精油，人們使用它們來保養皮膚的歷史已有數千年了。埃及人將乳香視為化妝品，製作木乃伊和舉行宗教儀式時都會用到它，而乳香，似乎也真的具有保護皮膚的功用。我們已經確知乳香的確可以避免皺紋繼續出現，甚至似乎還具有減少現有皺紋的功效。橙花精油的特殊功用在於它能刺激身體產生健康的新細胞，因而減緩結締組織老化的過程，讓皮膚保持光滑。

按摩所用的基礎油也很重要，含油量很高的酪梨油或是荷荷芭油，再加上 25% 的小麥胚芽油，就能調製成最有幫助的基礎油。

凡是對身體健康和活力有幫助的，都有益於皺紋的減少，像可以增加循環與肌肉彈性的各類運動、按摩也都非常有益。良好的營養也是非常重要的，特別是能提供大量維生素 B、C、E 的食物，另外額外補充維生素或礦物質也有幫助。抽煙、喝酒、飲用過量的咖啡或茶都會降低皮膚的活性，增加皺紋的產生。

各位或許會發現我特別重視皮膚的內層。皮膚的外層—表皮層，只是由一群死細胞組成，就像我們的頭髮和指甲一樣。因此，要增進皮膚的外觀就必須從皮膚的內層著手——畢竟真皮層才是「活的」，也是表皮細胞的原始誕生地。

2-160 乾皮病 Xeroderma

這是種皮膚異常乾燥的狀況，與魚鱗癬的病症有些類似。患者皮膚的皮脂腺較常人為少，使得皮膚缺乏天然潤滑液。這類患者皮腺會有鱗狀物（這就是魚鱗癬的名稱由來，希臘文的Icthyasis，是毒魚的意思）。這與一般性的皮膚乾燥不同（這類患者皮膚乾燥的原因，是皮脂腺的分泌不足而非皮脂腺的數目過少），也較難醫治。

含油性高的乳霜很有幫助，而適合乾燥皮膚使用的精油，像洋甘菊、天竺葵、薰衣草和橙花等，都很有幫助，但必須常常塗揉才能見到成效。事實上，目前還沒有真正根治的療法。適用於牛皮癬的療法也會有些幫助。

請參閱「牛皮癬」（2-110）。乳霜製作方法請見「乳霜」（5-13）。

2-161 帶狀疱疹 Zona

Zona 是個希臘字，意指「帶狀物」或「肩帶」之意。它比 Shingles 這個字更能正確地描述帶狀疱疹這種痛苦而又令人苦惱的病症，因為帶狀疱疹患者的軀幹上總會出現連接帶狀的小疹子。

引起帶狀疱疹的病毒與引起水痘的病毒是同一種，都是帶狀疱疹病毒。在人們罹患水痘後它就一直潛藏在人體內，直到數年後（通常是成人期）人們承受壓力或生理功能降低時，它才會以帶狀疱疹的形式再度作怪。

病毒在侵犯脊髓前會先侵害感覺神經，並在該感覺神經分布的皮膚上產生連串的水疱。這些水疱會造成很大的疼痛感，事實上水疱還沒冒出來

就開始疼了。有時候，患者初發疹子時還會發燒幾天，但這不是絕對的。水疱消失後疼痛還可能持續一陣子，有時還會延續數週或數月，並伴隨著疲倦和虛弱的症狀。

佛手柑、尤加利和茶樹精油都能有效紓緩疼痛、消除水疱。這幾種都是具有止痛及抗病毒功效的精油，而混合使用的效果要比單獨使用好得多。值得注意的是，佛手柑精油是芳療師最常用的抗憂鬱精油之一，而罹患帶狀疱疹的人，病發前通常都是處在緊張、焦慮或憂鬱的狀態。帶狀疱疹引起的痛苦，通常會造成患者更深層的憂鬱，因此只具有抗憂鬱作用的精油就非常適用，更何況是同時具有抗憂鬱與抗帶狀疱疹病毒雙重功用的佛手柑精油。

如果皮膚出現水疱與疼痛的部位很小，可將純的佛手柑與茶樹精油以一比一的比例混合，直接抹在皮膚上。最好及最能減輕疼痛的方法，就是用畫圖用的水彩筆將精油搽到患部。如果患部的面積很大，可用酒精溶解精油搽於患部，或直接將精油加入洗澡水中。每天在出水疱與疼痛部位刷上稀釋精油數次，再配合晚上的芳香泡澡，可說是最有效的療法了。

就西醫的觀點來說，西醫認為帶狀疱疹無法治療，發病期也無法縮短，醫師所能做的，只是減輕病患的疼痛症狀，但我的經驗卻和西醫的看法不同。我曾經治療或觀察過好幾個使用佛手柑和尤加利精油的病例，和其他人相比，這些患者出水疱的時間較短，疼痛的症狀也比較輕微。

如果水疱消失後還是一直有疼痛的感覺，可用薰衣草和洋甘菊精油替換佛手柑、尤加利或茶樹精油，或改用佛手柑與薰衣草的複方精油。

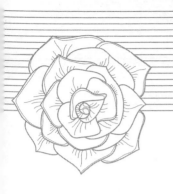

第 3 章
精油相關名詞

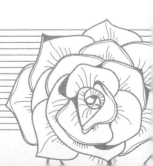

3-1 原精 Absolute

有些芳香療法所用的油，並不是用蒸餾法提煉的，而是利用脂吸法或溶劑萃取法，直接從植物體內提煉的，這種方法萃取出的物質，就稱為「原精」。利用脂吸法，可以得到一種稱為「香油脂」的物質，是一種脂質和精油的混合物；而利用溶劑萃取法，可以得到一層混合的凝香體，脂質、蠟質、精油和其他的植物物質都包括在內。再利用酒精處理過後，就可以從香油脂或凝香體中萃取出原精。為什麼要用這麼麻煩的方法呢？因為有些花瓣的香氣，經過蒸餾的程序就會完全消失，因此只好利用脂吸法或溶劑萃取法，以萃取原精的方式，保留花瓣的原始香氣。玫瑰、茉莉和橙花等三種芳香療法常用的油，就是原精；而像香水中常用的康乃馨、梔子花、金合歡、風信子等油，也是屬於原精，只是很少用在芳香療法。

原精和精油不同，精油是用蒸餾法製成的。原精的香氣很濃、療效很強，所以使用劑量相對下很低才行。它們通常有顏色，比較厚重、黏稠，在室溫下，瓶裝的玫瑰原精可能會凝結成固體，但只要握在手中幾分鐘，就會融化了。

純正主義者認為原精不適用在芳香療法上，因為從香脂或凝香體中萃取原精時，所使用的有機溶劑，像丙酮、乙醇、或己烷等，可能會殘餘在原精中。但如果使用天然的乙醇來萃取，就不必顧慮這個問題。事實上，許多芳療師都曾使用少量的原精，而至今也沒有出現任何問題。

可同時參閱「凝香體」（3-5）、「脂吸法」（3-9）、「萃取法」（3-13）。

3-2 薰燈 Burner

　　有許多裝置可以用來揮發精油，讓房間中充滿精油的香氣。最簡單的裝置，就是薰燈：下層是個夜明燈，上層是個裝了水的盤子，在水面上滴幾滴精油就行了。夜明燈的熱度，會慢慢蒸發水分和精油，讓精油的香氣散出。薰燈的材質可以選擇上釉或無釉的陶、瓷器。除了不鏽鋼盤之外，最好不要用金屬盤子，因為精油接觸到金屬之後，很可能會改變原本的性質。

　　另外有一種小型的電熱裝置，將精油滴在一個小板子上，就可以加熱。還有一種電加熱器，加熱一個裝水的陶盤，水面上浮著幾滴精油，也有相同的效果。

3-3 基礎油 Carrier Oil

　　利用精油進行芳香按摩之前，一定要記得先用基礎油稀釋精油（稀釋後的精油濃度約為 3%），如果未經稀釋，則精油的濃度過高和太過強烈，會傷害皮膚。添加基礎油還可以增加整體的潤滑度，使治療師的手可以自由地在患者皮膚上移動、按摩。

　　大豆油、紅花籽油或葵花油等任何一種沒有香氣的植物油，都可以當作基礎油，不過芳香療法常用的基礎油通常是甜杏仁油和葡萄籽油。有時候也會用到芝麻油，因為它沾上床單、毛巾或工作服的時候很好清流。

　　大多數基礎油的功用，只是能夠增加潤滑度，但有少數幾種基礎油本身就有療效，可以補助精油的功效。例如：杏桃核仁、桃子核仁和酪梨等油，所含的油脂、營養量很高，非常適合滋潤乾燥和老化的皮膚。橄欖油

本身富有許多療效，但因它的獨特氣味（甚至加入精油後，味道仍在），許多芳香療法師因此而不太喜歡使用它。富含維生素 E 的小麥胚芽油，可以減少受傷或手術後疤痕的產生，還可以減少臉上長青春痘所留下的疤痕。只不過小麥胚芽油的黏性很高，還需要混合其他種流動性更大的基礎油，以 25%小麥胚芽油和 75%杏仁油或其他基礎油的比例混合。小麥胚芽油是一種很好的天然防腐劑，可以避免其他的基礎油酸敗（就是氧化）。只要一點點的小麥胚芽油（至多 10%）加入基礎油中，就可以延長它們一～二個月的保存期限。

　　基礎油的保存期限不定，端看是不是已經開封並且接觸到空氣，或仍維持密封的狀態而定。因此，不要一下子將精油加入大量的基礎油中，最好是我們一次要用多少就調多少，以免基礎油酸敗，造成精油的損失。

　　在美國，大多數的精油販賣店也會銷售基礎油；因此我們可以向健康食品店或精油販售商購買常用的基礎油。要特別注意的是——這些基礎油最好是低溫壓製、不含任何添加物的高品質天然植物產品。

3-4 化學類型 Chemotype

　　我們在描述精油時，可能會用到「化學類型」這個名詞。這是用來表示不同化學組成的精油，即使這些精油都是從同一種類植物體內提煉出來。不同的土壤組成和氣候條件，都會造成植物精油中酯類、醇類和其他基本成分的差異，而季節轉換所造成的化學成分稍微的變化，也是很常見的。當這些差異夠大、足以改變精油的特性，且這個差異是恆常、不管更變的多少季節，仍然保持這個差異性時，我們就給予此種精油某個「化學類型」的稱號，以便和同種植物的標準原型精油區分。

　　化學類型的精油成分並不會任意變化。從植物體蒸餾精油的過程中，

沒有添加或移除任何自然物質；而化學型和標準型精油中化學成分的差異，完全是植物體本身因上述原因所造成的。

百里香就是一個具有多種化學類型精油的植物；有三～四種化學類型已經成為獨立的產品。尤加利、馬鬱蘭、迷迭香和茶樹等的化學類型，都已經鑑定出來。隨著鑑定精油技術的普及化，其他精油的化學類型也可以很快地分辨出來。

3-5 凝香體 Concrete

用溶劑萃取植物體而得到的一種芳香物質，就稱為凝香體。

凝香體中含有精油、脂肪和蠟質；因此必須再用酒精處理才能取得到原精。只有在蒸汽蒸餾法會破壞植物成分時，才會使用這種方式萃取精油（例如茉莉花）。

3-6 香豆素 Coumarins

香豆素是一種具有香氣、具揮發性很低的分子，因此很不容易用蒸餾法萃取。用壓榨法所得到的柑橘類精油中，很容易發現香豆素的成分，它具有鎮定、抗痙攣和抗抽搐的功能。像薰衣草和其他精油中所含的薰草素、永久花和薰衣草精油中的旋草素、多種柑橘類精油中的檸檬烯等，都是屬於香豆素。

香豆素的別支——呋喃薰草素，會使得皮膚對光線過敏。佛手柑和其他柑橘屬精油中所含的佛手烯和香檸檬素，白芷根和其他繖形科植物所含的白芷素，都是屬於夫喃香豆素。

3-7 稀釋 Dilutions

精油是濃度非常高的物質，因此我們很少使用純精油，只有在治療燒燙傷、刀傷、擦傷、蚊蟲叮咬等問題時，才會使用少量純的薰衣草或茶樹精油。其他的情況下，使用精油都必須經過基礎油稀釋的過程。

按摩精油的濃度，約是 3%。在一百滴基礎油中加入三滴精油。一百滴油約是五毫升；因此最方便的稀釋法，就是用量匙或量杯測量：每五毫升的基礎油，就滴加三滴精油。

嬰兒、兒童、孕婦、老人和皮膚非常敏感的人，要用濃度更低的精油：1.5%、1%甚至 0.5%。可以用同樣的精油稀釋法，調出我們所要的濃度（用滴管滴出 0.5 滴精油是不可能的事，因此在十毫升基礎油中滴加三滴精油，就可以調出 1.5%的濃度，而在十毫升基礎油中滴加一滴精油，就得到 0.5%的濃度）。

精油加入水中並沒有稀釋的效果，因為油、水無法均勻混合。因此在洗澡水中加入精油，並沒有稀釋精油的作用，即使水量高達數加侖。大多數的精油會浮在水面形成薄膜，部分會以未稀釋的狀態黏附在我們的皮膚上。使用容易刺激皮膚或對光線過敏的精油，要特別注意這點。

要加入水中的精油該如何稀釋？很容易。只要先用酒精稀釋精油，就可以加入水中，使用前充分搖晃，使酒精和水均勻混合即可。

3-8 蒸餾 Distillation

蒸餾法，是從植物體中萃取精油的主要方法。事實上，根據許多藥書的說明，蒸餾法是萃取精油的唯一方法──用其他方法所得到的，稱為精

質或原精。

進行蒸餾法時，必須加熱植物組織，加熱的方法有兩種：將植物組織放入水中，再將水加熱至沸騰，或將植物組織放在架子或網子上，加熱植物下方的水，讓蒸汽通過植物組織。葉片、枝幹、漿果、花瓣和其他的植物組織，都可以蒸餾。將植物組織放入水中的方法，稱為直接蒸餾法；而另一個方法，讓蒸汽通過放在網架上的植物組織，稱為蒸汽蒸餾法。

這兩種蒸餾方法都可以讓植物細胞的細胞壁破裂，以蒸汽的狀態釋出細胞中所儲藏的精質。這些精質的蒸汽會和水蒸汽混合，一起進入一個冷卻管中，然後回到液體狀態，最後被收集在更大的瓶子中。水蒸汽會凝結成水，而精質會凝結成精油。精油比水輕，因此可以很容易地從水層中分離、收集。有些水層也有很高的價值，可以「純露」或「藥草水」的名稱出售。法國人稱這些蒸餾液體為「純露」。

有一、兩種植物，蒸餾法所萃取的精油不太明顯，反而變成玫瑰純露或橙花純露，即所稱的副產物。此時吸附法或溶劑萃取法可用來萃取這些副產物中的精質，也可以用來萃取纖細的花瓣組織中所含的精質。

最晚在第十世紀時，蒸餾的技術就已經發展得非常純熟，且人們也已經知道利用蒸餾的技術來萃取精油。蒸餾技術的發源地可能是波斯；當時人們將這些精油當作香水使用（阿拉伯的莎士比亞香水）。不過，最近考古學家在義大利挖到一些蒸餾器，這些古物證明了：羅馬人早就知道蒸餾的技術，而波斯人再加以改良他們的技術。

在科技較落後的地區，以及歐洲小規模生產精油的鄉間，現在所用的蒸餾器具和從前差不多。而在大規模生產精油的地區，人們已經將蒸餾裝置做得更大、更複雜，但基本的原理仍是相同的。現代的儀器，大多用不鏽鋼來製造，以避免污染蒸餾出的精純物質，求取更好的精油品質（雖然這點並未證實）。

　　能否生產出高品質、適用於芳香療法的精油，和蒸餾技術有非常密切的關係：蒸餾的溫度、蒸餾的時間等因子，和精油的品質息息相關。

　　請參看「脂吸法」（3-9）、「精質」（3-10）、「精油」（3-11）、「壓榨法」（3-12）、「萃取法」（3-13）和「濾蒸」（3-19）。

3-9 脂吸法 Enfleurage

　　脂吸法是從非常纖細的花瓣中（像玫瑰、茉莉），萃取高純度精質的傳統方法，它非常的費事，成本也很高，因此萃取出來的油——原精，售價也很高。

　　脂吸法的做法是：先在玻璃板上塗層脂肪（通常是非常純淨的豬油或牛油），再將剛摘下的花瓣鋪撒在這層脂肪上。接著，把嵌住玻璃板的木製框架堆疊成層，此時玻璃板上的脂肪會漸漸吸收花瓣中的精質。幾天後，再將壓平的花瓣換成新鮮的花瓣，更換的時間，隨著花種的不同而有差異，如茉莉花約三星期換一次。重複更新花瓣的步驟，直到這層脂肪已經無法再吸收精油為止。

　　除去所有脂肪中的廢棄物，像陳腐的花瓣或花梗等，再收集這些脂肪（此時稱為香脂）。接著，將酒精加入香脂中，劇烈搖晃二十四小時，讓脂肪和精油分離。

　　用這種方法收集的油就稱為原精，它是非常濃稠的油。它的香氣和療效都非常強烈，和蒸餾法所得的精油相比，它只需一丁點的用量，即能達到一樣的效果。有些原精，如玫瑰原精，在室溫下呈現固態，但只要握住瓶子、用體溫溫熱幾分鐘，它就會變成液態。

　　另外一種吸附方法，是用沾滿橄欖油的棉布取代玻璃板。用木製框架撐起棉布，放上新鮮花瓣再堆疊成層（和用玻璃板的方法相同）。鋪撒在

棉布上的花瓣，需要每天更換，直到橄欖油已經無法再吸收精質。技巧上我們稱此階段的香油為法國香油（huile Francaise），可以直接當作潤膚香油，也可以再用酒精分離出原精。

這兩種方法，是傳統香水工業常用的方法，特別是格哈斯附近的工廠，經常用這類方法生產高品質的香油。但現代，約只有 10%的原精是利用脂吸法生產，因為脂吸法實在是太費時又不經濟。目前約有 80%的玫瑰和茉莉原精，都是用易揮發的溶劑來萃取，剩餘的 10%，是利用蒸餾法萃取的精油。

請同時參看「原精」（3-1）和「萃取法」（3-13）。

3-10 **精質** Essences

有些人以為精油就是精質，但嚴格來說，這是個錯誤的觀念。

精質也是從植物體提煉出的物質，但只有經過蒸餾的程序處理之後，才可以稱為精油。蒸餾過程中溫度、空氣和蒸汽的影響，使得精質的化學成分發生了一些變化；但這些變化不具傷害性，也不會破壞精質的療效。而有些改變，甚至還會增強它的功能。

精質是由植物體中特化的分泌細胞所分泌。這些分泌細胞可能存在葉子、樹皮或其他部位中。植物體內的精質，可以直接儲藏在分泌細胞中，也可以輸送到儲存囊或儲存管中存放。有些植物葉片下的表皮分布著許多分泌細胞，一旦葉片破損，就會立刻釋放出具有獨特氣味的精質。另外，有些植物葉子表面有許多細小的絨毛，這些通常是用來儲存精質的儲存管。只要葉子有一點損傷、折斷了細小的絨毛，精質就會立刻發散到空氣中，這類植物的氣味總是特別濃烈。有些木本植物或樹木體，精質是儲存在樹幹或樹皮的纖維組織導管中。比較不容易萃取它的精質（因為要花很

大的工夫去摧毀木質，然後才能萃取）。柑橘類水果所生產的精質，大多
儲存在果皮中的儲存囊裡，只要用點壓力，就可以很輕易地得到精質。我
們可以做個簡單的實驗：對著燭火擠壓橘皮，可以看到從橘皮中噴出的精
質起火燃燒幾秒鐘。

　　植物體中精質所占的比例，隨著不同植物而有所不同，而這也是影響
精油價格的因素之一。植物生長的環境（土壤、溫度、陽光等）和季節，
都會影響植物體中精質的含量；因此必須謹慎地挑選收成季節，才能獲得
最大的精油產量。

　　植物精質的化學構造非常複雜。植物捕捉陽光中的能量，外加四周空
氣、土壤和水所提供的碳、氫、氧等化學元素，就能組成各式各樣不同的
香氣分子。這些香氣分子可分成八大類：酸類、醇類、醛類、酮類、酯
類、酚類、倍半萜烯類和萜烯類。每種精質內可能不只存在一類的香氣分
子，但這些不同分子的組合，就形成了各類精質獨特的氣味和療效。

　　有些藥商分離精質的組成，企圖找出具有活性的單一成分來治療病
症。這些在實驗室中純化或經合成出來的單一有效成分，雖然也有療效，
但卻沒有天然植物萃取混合液來得有效、安全。天然萃取液中的其他分
子，可以輔助有效成分的作用，避免出現不必要的副作用。就算精質中
80～90%的成分，都是某種單一的有效成分，但仍有十幾種以上的其他成
分（有些只是微量存在），共同平衡和中和主成分的作用。這就是芳香療
法和一般藥草醫學很少出現副作用的主要原因。

3-11 精油 Essential Oils

　　精油是芳療師所使用的主要材料。這些具有強烈香氣的物質，是由植
物體中特化的細胞所合成的，此時稱為精質而非精油。當我們利用蒸餾法

萃取植物體中的精質，所得的產物才稱為精油（參看「精質」（3-10））。

　　一般人都用「精油」來指稱芳香療法中所用的每種油，其實這種說法是不正確的。嚴格來說，不是用蒸餾法萃取的油就不能稱為精油。用壓榨法萃取的油（像柑橘類水果、佛手柑、橙等）只能稱為精質。其他像茉莉、橙花和玫瑰等花朵類浸泡油，是利用脂吸法或溶劑萃取法提煉的，因此不屬於精質或精油而是原精。

　　精油的純度很高，未經稀釋最好不要使用。精油的揮發性很強，一旦接觸空氣就會很快的蒸發；這就是精油具有強力而迅速療效的原因之一。也基於這個原因，精油必須用可以密封的瓶子儲存，一旦開瓶使用，也要儘快蓋回蓋子。

　　雖然精油被歸類成油類，但它卻非常清淡、不油膩。大多數的精油都是無色或淡黃色，但也有些例外，如藍色的洋甘菊精油。有顏色的大多是精質或原精，像綠色的佛手柑精質和紅棕色的茉莉原精。這類精油必須儲藏在不透光（深棕或藍色）的瓶子中，因為紫外線會破壞它們的結構，而且還要儘可能避免日光的直接照射。過高或過低的溫度，大聲喧譁所造成的震動，也都可能會使精質或原精變質。

　　精油很容易溶在油性物質中，像橄欖油、大豆油、芝麻油、葵花油和其他的植物油，也可以溶在醇類（酒精）中。精油不溶於水，但可以在水中形成短暫的懸浮液，進行芳香泡澡的洗澡水，就是一種懸浮液。

　　精油的化學構造非常複雜（詳細內容請參看 3-10「精質」），精油中所含的多項物質共同運作、平衡彼此的影響，使得精油的用途繁多且非常安全。許多新加入芳香治療的人士，都會為單一精油竟然擁有數種不同的療效而感到驚訝不已，而精油廣大的特性和多重療效的歧異度，也正反映出精油複雜的化學特性。

如果混合兩種或兩種以上的精油，我們會發現：混合油的特性，不只是個別精油療效的總和而已，因為精油混合時，它們的化學成分發生互動反應，使得複方精油的療效比任何一種單一精油的效果還好。最有名的，莫過於薰衣草，任何精油和它混合，都可以增強自身的療效。許多訓練有素的芳療師，喜歡根據每位不同當事人的需求、狀況，選擇和調製最合適他的精油。

同時參看「精質」（3-10）、「品質」（3-21）、「化學類型」（3-4），和本書中其他各類精質的說明。

3-12 壓榨法 Expression

檸檬、佛手柑、橙和其他柑橘屬植物的精油，都是用簡單壓榨法提煉的。柑橘屬植物的精油，多儲存在果實外層有色的表皮中，因此在壓榨精油之前，必須先將果肉和白色髓質的部分除去。長久以來，人們一直採取手工的方式讓果實的皮、肉分離，而共有兩種方法可供選擇：一是用匙子挖出內部的果肉，留下像杯狀的外皮；二是將外皮剝下來，保留完整的果肉。

壓榨果皮，就可以得到精油和少許的果汁，只要將此壓榨液靜置一段時間，精油就可以浮出液面，和果汁分離了。

還有一種常用的傳統方法：讓果實在內層有棘的大桶中滾動，刺刺破了果皮就可以得到油脂和果汁，再收集這些液體、分離出精油即可。

現在這些壓榨油脂的生產過程，經常利用機械化自動生產，但所有的柑橘屬精油中，品質最好的仍是手工壓榨的精油。

如果使用家用的球莖壓榨器（不是用來壓榨大蒜的），我們也可以在家自製少量的檸檬或是甜橙精油。但也必須特別注意：**我們所用的果實，**

必須是天然而沒有噴灑農藥、染色或打蠟的。

3-13 萃取 Extraction

　　有些纖細的花朵原精，是利用溶劑萃取法提煉的。1830 年代有人率先嘗試這個方法；到了 1890 年代，這個方法已經成為商業上常用的方法了。

　　利用萃取法收集精油的方法如下：先將花瓣放在有孔的架子，即完全密封容器中有孔的架子上，而數個容器間有通道相連，但對外是完全密封的。通道的一端有個裝盛液體溶劑的大桶，而通道的另一端是個真空的容器。啟動液體溶劑使之徐緩地流經每個花瓣，溶出花瓣內所含的精油。蒸餾這些溶劑，可以得到半固體狀的香料物質—「凝香體」，而蒸餾後的溶劑可以流回通道中重複使用。凝香體中含有許多植物體的香料物質和天然植物蠟，而二十五克的凝香體，就相當於一公斤的最高品質香脂（用脂吸法得到的）。

　　處理凝香體的方式和處理香脂非常類似：將凝香體放在酒精中搖晃，再移除無法溶解在酒精中的植物蠟之後，就可以得到非常高品質的原精。

　　十九世紀時，剛開始使用的溶劑是石油醚，後來改成安息油。現代的萃取法多使用液態丁烷或液態二氧化碳，這類溶劑不會破壞精巧的香氣分子，因此所得的精油品質非常好。

3-14 危險精油 Hazardous Oils

　　如果確實遵守本書的使用說明，並且使用稀釋的精油，那麼大多數的精油都是非常安全的。不過，有少數幾種精油，毒性太過強烈而根本不使

用，或必須在極度小心下使用。這類精油可分兩種：有些精油中，酮的含量過高，容易成為神經毒，進而導致胎兒流產、畸形或誘發癲癇症。還有些精油中，酚的含量很高，很容易造成皮膚嚴重過敏。所有危險的精油都列在「附錄 A」中。

請同時參看「**酮類**」（4-8）和「**酚類**」（4-11）。

3-15 純露 Hydrolat ／ Hydrosol

利用蒸餾法萃取植物精油時所收集的就稱為純露。有些植物利用蒸餾法萃取出來的精油量很少，因此蒸餾所收集的純露就成為主產品，而珍貴的精油反而成了副產品。例如：在收集玫瑰純露的過程中，也會收集到微量的玫瑰精油。

純露具有非常好的醫療價值，它可以配合精油使用，也可以直接取代精油成為化妝品或皮膚藥物中的添加劑。純露可以直接塗搽在皮膚上，不需要經過稀釋的步驟，需要接受非油性或水性藥劑治療的時候，使用純露是再適合不過了。例如：有些類別的溼疹，使用精油或油性軟膏反而會使情況更惡化，但如果改用香蜂草或洋甘菊純露，卻可以很快地改善病症。除了直接塗抹皮膚之外，純露還可以加入洗澡水中，在空氣中噴灑純露、吸入純露的蒸氣等方法，也非常適合。

幾百年來一直應用在護膚和香水添加物方面的純露，可說是最為人知的純露，像薰衣草純露、橙花純露和玫瑰純露等，此外洋甘菊、快樂鼠尾草、尤加利、菩提花、香蜂草、迷迭香、百里香等純露，也算滿常見的。矢車菊純露很適合作為眼睛沖洗液，可以治療眼睛疲勞和輕微的眼睛感染。

純露中除了含有微量精油之外，還含有許多植物體內的水溶性物質，

這些都是一般精油中所缺乏的東西。蒸餾的過程中，水不斷地流過植物組織，將組織中大量的水溶性物質溶出。因此，純露的特性和精油雖然很接近，但不完全相同。遵照精油的特性使用指南，就可以安全地使用純露。

和精油相比，純露顯得溫和許多，因此非常適合兒童、老人和體質虛弱的人使用。

3-16 浸泡油 Infused Oils

浸泡油和精油的相異之處，可從品質和生產方式兩方面來說明。

精油是利用蒸餾法直接從植物體萃取出來的物質，在萃取的過程中，完全沒有添加任何物質。浸泡油的製作方式卻完全不同，將植物組織（通常是葉子或花瓣，有時候也用枝條）放入裝有植物油的容器中，再將這瓶子安置在溫暖的地方，二～三星期後或瓶中的基礎油吸收了植物組織中的香氣後，就成了初步的浸泡油。接著將變成棕色的花瓣或葉子移除，再加入新鮮的植物組織。重複這個過程，直到基礎油已經吸收了足夠的能量。

數千年前，早在人們學會製作精油之前，人們就會製作浸泡油了。東方和地中海地區居民，將裝盛基礎油和植物組織的瓶子放置在陽光下，直到完成浸泡油的生產。但不列顛群島的居民，除了極度炎熱的夏日之外，大多需要額外提供熱能才能完成浸泡油的生產，像是把浸泡油於在暖櫥或鍋爐上方的架子上保暖，或其他類似的方式提供持續的熱度。有些人將瓶子放入裝水的淺盆中再加熱淺盆，但這種方式生產的浸泡油品質較差，沒有傳統緩慢加熱的效果好。

由於浸泡油的製作方式非常簡單，也不需要昂貴的器材設備，所以擁有新鮮藥草或花瓣的人，都可以利用這個方法花點小錢就獲得絕佳的按摩油。

如果想要享受親手自製浸泡油的樂趣，就請先準備一個乾淨的大瓶子，最好是廣口瓶。將花瓣或葉片放入瓶中（約為瓶子的三分之一容量），再將甜杏仁油、葡萄籽油、芝麻油、葵花籽油或其他高品質的溫和稀釋油倒入（約至滿），把蓋子蓋上、儘可能蓋好旋緊以避免任何空氣滲入（空氣會使浸泡油迅速腐敗）。將瓶子放在暖櫥或架子上，而架子下方最好就是中央暖氣系統的主機。如果天氣很好的話，直接放在陽光下會更合適。白天曬太陽，晚上收回屋內，待隔天再放回太陽底下持續加熱。當花瓣顏色轉成棕色，就把它們移除並更換新的花瓣，重複這步驟二～三次，直到浸泡油擁有足夠的強度。最後，剔除所有的植物殘渣並封緊瓶口，就算完工了。如果避開光線和空氣存放，可以儲存數月之久。

浸泡油的成分很複雜，不能將它視為精油的同等物。如果按照精油的使用守則來使用浸泡油，絕對是非常安全的。同種植物分別製成精油和浸泡油，它們的效用不完全相同；相反的，它們具有類似而互補的功效。雖然不能說浸泡油的功效必定和精油不同，但浸泡油中可能含有某種精油中缺乏的物質（基礎油可能會從植物組織中吸收某些精油蒸餾過程所破壞的物質）。

無法蒸餾出精油或精油產量很低的植物，都可以用來製作浸泡油，使芳香療法能利用的植物範圍大增。可以治療風溼症和關節炎的爪鉤草（南非鉤麻），止痛良方繡線菊，家庭常備良藥聚合草和紫錐花等，都是著名的浸泡油。這些浸泡油可作為按摩油，單獨或混合使用都有很好的效果，和基礎油混合後的濃度約為 3～10%。別忘了浸泡油中已經有很多活性成分，如果還想添加精油，就只能加一點點。

有人稱浸泡油為花朵類浸泡油（如果是用花瓣製造）或藥草油。各位或許聽過另一個更專業的名字——葉綠醇，也是指浸泡油。

3-17 浸軟 Maceration

將藥草長期浸泡在水中的製藥方法。有時候，這個詞語也用來描述花朵或藥草浸泡在溫和的油中所發生的變化。

請參看「浸泡油」（3-16）。

3-18 人工合成的自然油 Nature-Identical Oil

從便宜而容易獲得的精油中萃取出特定的有機分子，再依照另一種昂貴精油的成分比例重新組合各類有機分子，以合成精巧的人工合成油，這種油就稱為「人工合成的自然油」。事實上，人工合成油和天然油是絕對不可能完全相同的。例如：玫瑰油中的天然化合物超過三百種，有些成分的含量非常少，還有些成分尚未純化和鑑定出來。但不論是多麼微少的成分，都對玫瑰油的香味和療效有著決定性的影響。就算人工可以合成玫瑰油中每一種微量化合物，這種合成油還是缺乏玫瑰的生命力，或稱為玫瑰的靈魂。

對芳香療法來說，人工合成的自然油是不被認定具有實際療效的。

3-19 濾蒸 Percolation

最近，從植物體中萃取精油的方法又多了一種——濾煮法。它和蒸餾法非常類似，差異之處在於：蒸汽出孔在植物組織的上方噴出蒸汽，蒸汽由上至下滲透，濾過植物組織。這些蒸汽和水氣由一連串的冷卻管收集，

末段冷卻管比前段冷得多。最後這些冷卻的液體，再依照蒸餾法的方式處理，就可以得到精油了。

這個方法目前尚未普遍流行，但它很適合提煉木質或強韌的植物組織中的精油，例如提煉洋茴香、蒔蘿、茴香等繖形科植物種子中的精油。這些精油使用一般的蒸餾法萃取需要十二個小時，但使用濾蒸法卻只要用四個小時就夠了。較短的生產時間不但比較經濟，還能獲得品質較高的精油（植物組織和蒸汽接觸的時間較短，精油的品質較好）。

請參閱「蒸餾」（3-8）。

3-20 光敏性 Photosensitisation

有少數精油會讓皮膚對紫外線（用來進行日光浴、讓皮膚變黑的強光）的敏感度增加。如果搽了這類精油又接受日光曝曬，可能會導致皮膚嚴重的曬傷，且很難痊癒─有些人得花上好幾週才能治癒。有極少數的人還會對這類精油過敏。

佛手柑精油正是這類精油之一，還有像檸檬、萊姆和苦橙等多種柑橘屬植物精油都屬於此類。其他像葡萄柚、甜橙和紅柑，雖然沒有光敏性，但使用時也要注意。檸檬馬鞭草、芸香、歐白芷根、小茴香和苦樹脂等都是另一群具有光敏性的精油。後面四種精油的使用率很低，忘了也無所謂，但佛手柑和其他較常用的柑橘屬精油可就不能如此隨便。

受到強光照射、預計要進行日光浴或接受紫外線照射前，最好不要使用這類精油。根據我個人見過的案例，我認為這類精油的光敏性持續時間比我們所想的還長，因此使用後最好一～二天內都不要接受日曬或紫外線照射。

以前有些市售的防曬用品中添加了佛手柑精油，但後來有證據顯示這

可能會導致皮膚癌，因而遭到禁用。任何曬傷都會導致罹患皮膚癌的危險大增，雖然通常都要二十～三十年才看得出結果。臭氧層的破洞，使得溫帶地區人們罹患皮膚癌的危險性也大增。

如果將這類精油稀釋到 2%以下，它的光敏性就消失了。因此，如果使用這類精油和接受日曬都是不可避免的，不妨稀釋精油濃度以避免傷害。

3-21 品質 Quality

精油的品質對芳香療法的療效具有決定性的影響。如果只是要當香水使用，就不必要求得太嚴格，不過若想得到高品質的香水，精油的品質還是很重要的。不幸的是，摻混精油、以人工手法合成精油或利用植物萃取物重組精油實在太容易了。這類精油或許還適合香水工業使用，但對芳療師或其他想利用精油來增進健康的人來說，確定自己使用的精油是天然的精純精油是非常重要的。

最保險的方法就是向誠實負責的販售商購買。他們必須確知自己店中精油的來源，是直接進口還是透過商譽口碑好、可以提供保證的進口商輸入。或者，也可以請販售商或進口商將他們的精油樣品送到實驗室，接受氣相層析法的分析以確定精油的純度。

蒸餾後精油就不會再發生變化，但如果精油中含有少許化學污染物，這可能是植物體生長時曾經被噴過人工殺蟲劑、除草劑或肥料等。最有效的預防方法，就是購買野生或有機栽植的植物精油。幸好越來越多的農夫、進口商和供應商都體會到這點的重要，也都願意提供天然、有保證的精油。

另外，還有個比較令大家困擾的問題：精油的植物學名。親緣關係非

常接近的植物、學名也都十分類似，而不同國家或地域使用的俗名又讓這些名稱變得更為混亂。在選購精油時，確定不會買錯是非常重要的，最保險的方法就是記住植物的拉丁學名。使用學名就可以避免西班牙馬鬱蘭是百里香其中一種；摩洛哥洋甘菊根本不是洋甘菊，只是具有類似的功效；金盞菊意指兩種金盞菊──英國金盞菊（Calendula officinalis）可以治療皮膚疾病，而法國和非洲金盞菊（數種不同的萬壽菊）卻有完全不同的特質和氣味。更嚴重的狀況是：部分精油生產商和出口商為了謀取暴利，可能會在精油中摻混其他成分或以稀釋的複方精油出售。了解精油是從植株的哪個部位萃取，也是非常重要的，因為植物各部位的活性成分和廣效特質都不相同，因此從不同部位萃取的精油其安全性和效用都不同。例如，從果實中提煉的杜松精油品質較好，而從枝條中提煉的品質較差。

　　就算是標榜真正純的精油，也不代表品質和療效很好。如果精油的售價比我們預期的低很多，這可能是蒸餾某塊植物組織第三或四次的產物。一般來說，第一或二次的蒸餾液濃度較高，某些揮發性較高的物質甚至在第一次萃取時就已完全取出，第二次的品質就差很多了，更遑論第三或四次。

　　最保險的方法，就是向能提供下列資訊者購買精油：

　　精油出產的地區或國家；使用植物的學名；萃取精油所使用的植物部位；萃取精油的方法；是否使用野生或有機栽植的植物。

　　供應商還是很熟悉精油的產銷過程，也就是說，他們必須很清楚的知道：從精油生產到運銷的每個步驟該由誰負責，以確保這之間不會發生詐欺事件。有些供應商還會針對這些模糊地帶給予顧客特殊的保證。他們會請實驗室檢測（氣相層析法）精油的組成和純度，或只向做過這些測定的出口商或農夫購買。他們通常也比較了解適當儲存和安置精油的方法，不會將精油安置太久，我們比較容易買到品質高的精油。

如果是向零售商購買或無法向供應商提問的情況，只好自行閱讀精油上的標示（植物學名、植物萃取部位、出產地區和野生或有機品種栽培株等）。多向幾家供應商探問同種精油的價格，這樣心理對於該種精油的價值也會有個譜，千萬別買價格特別便宜的精油。

品質最好的精油會比完全不提供保證的精油來得貴，但我們要切記：我們必須對病人負責，而精油的用量每次只有一丁點，以長遠的眼光來看這點投資是值得的。身為一個芳療師，我們必須清楚地知道自己使用的是什麼精油。

3-22 用量 Quantities

各種芳香治療的精油用量都非常少，而現在的用量又比十年前更低。瓦涅醫師曾說：「如果不談順勢療法，我發現精油的用量越低，它的潛力越大。」

以按摩為例，最常用的按摩油含有 3% 精油，也就是說，在一百滴的基礎油中加入三滴精油。因此，只要在每湯匙的基礎油中加入三滴精油即可（這兒所說的湯匙，是指五毫升的量匙，一般的家用湯匙容量會少一些）。一般來說，臉部按摩只需要五毫升的基礎油，而全身按摩也只需要二十～二十五毫升。

泡澡中加的精油量需要更謹慎控制，因為精油不溶於水，它會浮在水面上形成薄膜。如果加太多精油會導致皮膚過敏。多少精油量算是多呢？這依照不同的精油種類和個人不同的膚質而有不同的標準。一般來說，六滴精油是上限。柑橘類精油以及其他非柑橘屬但具有檸檬味的精油，如檸檬香茅、檸檬馬鞭草和香蜂草精油等，都只能加二～三滴；其他香料植物精油，如肉桂、丁香、肉豆蔻等，切忌一起加入洗澡水中。平時使用也以

十滴為最高用量，對於無刺激性，不引起過敏現象的安全精油。對光敏性的精油加入洗澡水前一定要經過稀釋的步驟。如果要準備嬰兒或幼童的芳香泡澡，一定要注意「先稀釋再加入洗澡水中」的原則，且總精油量不可超過二～三滴。

乳霜和潤膚水等其他的皮膚用品，稀釋倍率也比照按摩油。

使用蒸汽吸入法時，一碗熱水中加入一滴精油就夠了，三～四滴是最高量。第一次使用吸入法時最好只滴加一滴，如果覺得適應良好，略微增加精油劑量會更有效，不妨將精油劑量增為二～三滴。如果使用電器式薰燈，一滴精油就足夠了。

請參閱各種精油的說明。

3-23 鎮定精油 Sedative Oils

有好幾種精油具有鎮定效果，也就是說，它們具有平靜的功能，特別是使中樞神經系統平靜下來。

最有效的鎮定精油是洋甘菊、薰衣草、佛手柑和橙花。其他像玫瑰、安息香、快樂鼠尾草、茉莉、馬鬱蘭、香蜂草和檀香等，也有類似功用。另外，還有其他具有鎮定功效的精油，只是較少使用。按摩和泡澡是最常用的方式，尤其是在睡覺前使用，可以避免失眠。

究竟該選擇哪種精油，則必須看當事人的需要：當事人對精油香味的喜好和當時的狀況都是必須考慮的。上述每種精油除了鎮定功效之外都還有其他的特性，這些都可能會影響我們選擇精油的決定。

3-24 刺激皮膚 Skin Irritation

大多數的精油，只要是經由芳療師指導，稀釋後外用——塗搽在皮膚上，一般都不會有任何安全的顧慮。按摩時精油多數稀釋成 3%，而兒童與敏感性皮膚的人就要使用濃度更低的精油。如果是使用具有刺激性的精油，我通常會用濃度為 1.5% 的精油，有些的案例還會用 1% 的精油濃度。

有些精油刺激皮膚的潛力很大，因此最好不要直接搽在皮膚上，就算經過稀釋也不能用。許多熱帶香料植物精油都屬於這類，像辣根、芥末等都列入有害的精油中，最好不要使用。但有一、兩樣，像丁香（芽、莖與葉）和肉桂（樹皮與葉）精油，如果用吸入法或蒸汽法卻有重要的療效，因此可以適度小心的使用。

從同種植物、不同部位提煉的精油，刺激性會有不同，而植物品種的差異，也會影響精油的刺激性。例如：肉桂葉精油的刺激性比肉桂芽精油弱些，矮松精油的刺激性很大，絕對不能搽在皮膚上，但蘇格蘭松卻是刺激性相當低的精油。多數的柑橘屬精油都具有輕微的刺激性，其中又以檸檬的刺激性最大。甚至連其他具有檸檬味道的精油，像檸檬香茅、檸檬馬鞭草和香蜂草等，使用時都要特別注意。

就如我們第一段說的，每個人體質不同，因此會刺激每個人的物質也不同。有些不會刺激普通人的精油，卻會傷害對皮膚非常敏感的人（膚色特別白，或紅髮的人）。因此在使用精油時，一定要注意所用的精油種類與稀釋倍數。在進行芳香泡澡時如果忘了稀釋精油，就會很快感受到精油的刺激性。對大多數人來說，洗澡水中加入六滴未經稀釋的精油，仍然是很安全。但對於敏感性皮膚的人來說，任何精油加入洗澡水前必須先用基礎油稀釋。不論是誰，只要是用具有輕微刺激性的精油來進行泡澡，精油

用量絕不可超過三滴。

很巧合的，具有輕微刺激性的精油大多用來讓皮膚有限度地變紅。這類精油稱為紅皮劑，可讓皮膚產生溫暖的感覺，並且增加局部血液循環，因此可以紓緩肌肉疼痛與風溼症等症狀。最常用的紅皮劑是黑胡椒、杜松、馬鬱蘭和迷失香等。

請參閱「附錄 A」，以了解會刺激皮膚的精油種類。

3-25 皮膚敏感 Skin Sensitisation

有少數幾種精油會導致皮膚過敏，而這反應與刺激物接觸皮膚所引起的刺激症不同。只要皮膚曾因接觸過敏原而過敏，以後皮膚就會變得更敏感，只要接觸濃度很低的過敏原也會出現疹子、斑點、發癢或起水泡等症狀。有時候甚至某些類似物質都可能引起相同的過敏反應！

事實上，這些都不是主要的問題，芳香療法中幾乎不使用會引起過敏的精油。只有一種常用的精油可能會引起皮膚過敏，這就是肉桂皮精油。另外，還有少數幾個使用丁香花苞與依蘭（很罕見）精油而引起過敏的案例。

敏感性膚質的人，或是有溼疹或皮膚炎病史的人，最好不要使用香茅、天竺葵、薑與松樹精油。如果一定要用，一定要非常小心且要將精油充分稀釋，直到不會出現任何不良反應再用。

「附錄 A」詳列了各種有害的精油種類，讀者可自行參閱。

3-26 合成油 Synthetic Oils

合成油就是將數種不同物質放在一起，以模擬另一種物質。由於目前

需求超過供給，因此合成精油的數目越來越多，也越來越普遍。越來越發達的香水工業需要更多的精油供應，有時甚至超出了全球整年天然精油的生產量。對每種精油來說，栽種、採收和蒸餾天然精油所需花費的成本總是高於合成精油。

這些合成精油的原料是天然萜烯類，經過分解、重組的步驟去生產各式各樣的芳香物質。松樹是天然萜烯類的主要來源，為了獲取更多的萜烯類原料，人們大量地砍伐松樹。苯是生產合成精油時經常大量使用的物質，而苯卻是世上最糟的污染元凶——石化工業的副產品。

合成精油沒有任何的療效，還可能使人產生過敏反應。在芳香療法中，這些合成精油一點也沒用，而且還會污染我們的身體及我們賴以生存的地球。

3-27 **毒性** Toxicity

大多數的精油都是無毒的，且只要合理地使用就不會有危險；也就是說，只要依照本書說明，由負責的芳療師指導，使用少量且稀釋的精油是很安全的。不過，還是有少許精油即使用量即少仍有相當毒性，另外如果長期使用某些精油，也可能會導致中毒。還有些人的體質較為特殊，比一般人容易受到精油的傷害，如嬰兒、幼童、孕婦、癲癇症患者和老年人，因此使用精油時要特別小心。在討論到各類體質時，我們都已提過，因此在此不再贅述。

一般的治療中不會使用毒性很高的精油，且這類精油也不易買到。不過，有幾種精油算是「危險邊緣」的精油：它們具有相當毒性，卻很容易買到，使用時要特別注意。這類精油本書中有提到一些，特別是從法國進口但卻沒有任何警告標示的幾種危險精油。這是因為在法國，大部分的芳

療師都具有醫師資格，必須修畢一般醫藥訓練課程後才能接受精油的使用訓練，因此他們都很了解這類精油的危險性。使用這類精油必須非常小心，還必須非常清楚它們對身體的影響，如果不慎誤用，還可能會導致死亡！順勢治療師和對抗治療師的療方中，也會用到微量的有毒植物，但這不表示非專業人士及沒有醫學背景的芳療師（幾乎包括全英國的芳療師）可以自行使用這類精油。

直到目前，還有數種疑似具有毒性的精油，我們對它們毒性的影響仍不大清楚。或許，藉由新的研究和臨床試驗，會發覺它們其實是非常安全的精油，正如早期研究的結果一樣。

具有相當危險性但卻可以輕易買到的精油有：樟腦、艾草（通常標示法國名稱：阿默思）、胡薄荷、洋擦木、側柏、冬青樹和苦艾。這幾種精油都有相當的危險性，最好不要輕易嘗試。

大多數書籍都說鼠尾草是種安全的精油，但根據我個人的觀察，以及其他治療師提出的證據，都顯示它是種具有危險性的精油。我認為改用快樂鼠尾草會是比較安全的選擇。有幾種百里香精油的化學類型具有毒性，因此我通常只用濃度很低的百里香精油。如果要讓兒童使用，我通常會放棄百里香，改用其他較為安全的精油，或選擇含沈香醇的香醇百里香。

苦杏仁精油的危險性很高，因為它含有氰化物（作為按摩基礎油的杏仁油，是非常安全的甜杏仁油）。作為增添食物美味的杏仁精質，多半是已藉由化學步驟除去氰化物，或是用人工法合成的杏仁油。

常以法國名稱「阿妮絲」出售的洋茴香精油，如果長期使用會產生非常嚴重的症狀。它會破壞神經系統和循環系統，且和毒品與麻醉藥物一樣會使人上癮。因此，最好避免長期使用同種精油，以免體內殘存的精油分子聚積、毒害身體。就算是最安全的精油，一旦長期使用，身體還是會對它失去反應。因此，最好經常變換所使用的精油種類，或是每隔一段時間

就暫停使用該種精油。

毒性很高的精油通常都會傷害腎臟或肝臟，而長期使用「危險邊緣」的精油也有相同的影響。這是因為這幾種器官可以過濾體內的有毒物質，因此各類毒物很容易就聚積在這些臟器內。

我必須強調一點：精油的中毒情況，並不只有口服精油才會產生。口服精油是最危險的使用方式，我從不使用、也不建議各位使用口服精油的方式。絕大多數負責的芳療師都認同這個觀點，而專業芳療師組成的各種團體、機構也都要求他們的會員不要使用內服精油的方式。

不論是吸入或塗搽在皮膚上，精油都可以迅速地被人體吸收、進入血液。這就是芳香療法的治療原理，但這也暗示著：有毒精油也可以透過同樣的方式、迅速進入人體。

在本書的「附錄 A」中，詳列著各種有毒的危險精油可供參考。

請同時參閱「癲癇症」（2-44）、「懷孕」（2-107）、「嬰兒」（6-9）。

3-28 揮發性 Volatility

揮發性是用來描述物質接觸空氣之後消失的速率，特別是液體蒸發成氣體的速率，且是可用科學方法測量的。精油以及其他芳香物質的揮發性都很高，也就是說，接觸空氣之後它們很快就會蒸發掉，這是所有芳香物質的特性，因為我們的鼻子只能偵測到「氣」味。

精油的揮發性雖然都很高，但它們揮發的速率卻不相同，而這揮發速度的差異直接影響了香氣在空氣中停留的時間（我們能聞到芳香物質的時間），以及將精油塗在皮膚上身體吸收精油所須花費的時間。揮發速率低，需要較長時間來揮發（揮發性低）的精油香氣可以維持較久，有些可

維持數小時甚至數天。相反的，揮發性高的精油香氣很快就會消失。

　　複方精油中揮發性最高的精油，就是我們第一次聞就聞出它味道的精油，而當其他精油的香氣都已消失時，我們仍然可以聞到揮發性最低的精油香味。在香水業界，人們用音樂上的音階差異來表示芳香物質揮發性的差異：揮發性最好的物質歸類於「高音」，揮發性最低、香味最持久的，歸類為「低音」，中間則都屬於「中音」的範圍。部分芳療師在調和精油時會考慮這個音階的問題，且高音、中音與低音的精油療效性質也的確有所差異。不過，這個分類法最大的缺點在於：它非常的主觀。不同的芳療師和香水業者對於安置多變化精油的意見都不一致。由此可知：許多精油的特質都會隨季節、氣候、生長地區（土壤和氣候的不同）而有所差異，它們也就始終沒有統一的分類位置。

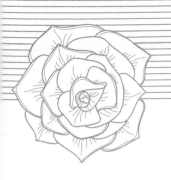

第 4 章
化學成分及荷爾蒙

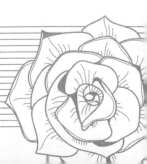

4-1 酸 Acid

這裡所謂的「酸」，是一種偶爾出現在精油中的植物有機物。大多數的酸都是水溶性，因此酸大都出現在水溶膠中，它出現在油中的機率很小。酸是一種很好的抗發炎物質，也具有鎮靜的效果。一般而言，植物體中萃取出來的有機酸多屬於弱酸，不會損傷、腐蝕皮膚；例如：依蘭、安息香（有很高含量）中的安息香酸；天竺葵和玫瑰中的牻牛兒酸；樺樹中的水楊酸等。

4-2 醇類 Alcohols

醇類是一種精質油中常見的有機分子，植物體中所含的萜烯（參看「萜烯類」，409 頁）會因分子數目種類的不同而有不同的療效和種類，醇類中最常見的是單萜烯醇，對皮膚而言，單萜烯醇很溫和，亦不具毒性。

單萜烯醇可以抵抗感染性疾病（抗細菌、抗黴菌和抗病毒），也能使人精神振作和增強免疫力。常見的單萜烯醇有：薰衣草、肉豆蔻、松樹等精油中的龍腦；香茅、天竺葵、玫瑰草等精油中的香茅酸；天竺葵、玫瑰草、玫瑰、橙花和苦橙葉等精油中的牻牛兒酸；薰衣草中的薰衣草醇；薰衣草、橙花、肉豆蔻和依蘭等植物中的沈香醇等等。

倍半萜烯醇比較不常見，通常只存在幾種特定的植物中。它們的抵抗感染病的能力比較弱，但是增強免疫力、振作精神和提升情緒的能力很好。常見的倍半萜烯醇有：雪松中的雪松醇；玫瑰草、玫瑰、依蘭中的麝子油醇；橙花中的橙花醇；檀香樹中的檀香醇等。

精質油中雙萜烯醇的種類和數量雖然很少，但是它卻非常活躍：通常，雙萜烯醇具有類似動情激素的效果。快樂鼠尾草中的快樂鼠尾草醇、鼠尾草中的洋蘇草醇，都是屬於雙萜烯醇。

在英文字中，所有的醇類都有一個"ol"的字尾；因此在查閱精油的成分時，可以很容易地分辨出來。不過，會傷害我們的皮膚和黏膜的「酚類」，英文字尾也是"ol"；所以，區分「醇類」和「酚類」要非常的小心。

4-3 醛類 Aldehydes

精油中另一種常見的有機分子──醛類。醛類抗發炎的療效很好，還能夠安撫中樞神經系統。有些醛類可以降血壓，有些則可以降低發燒時的體溫。常見的醛類有：檸檬、檸檬香茅、香茅和天竺葵等精油中的檸檬醛；香茅、尤加利、檸檬、香蜂草等精油中的香茅醛，大多數樹木類精油中都含有水茴香醛；洋茴香和香草中的洋茴香醇，而肉桂樹皮中含量很高的肉桂醛（肉桂葉中，肉桂醛的含量較少）等。英文中醛類的表示法有兩種：一種是用"la"做字尾，另一種是在名稱中直接寫出「醛」這個字。由此看來，從一系列的化學成分中辨識出醛類，應該很容易。

注意：雖然一般的醛類都有很強的抗發炎效果，但肉桂醛卻會嚴重地刺激皮膚，因此任何含大量肉桂醛的精油，都不可直接塗搽在皮膚上。

4-4 酯類 Esters

酯類是種非常重要的香氣分子，許多精油的成分中都含有酯類。大多數的酯類可以抗痙攣、抗發炎、平靜和調順神經系統。酯類是精油中最溫

和、最安全的成分，亦不會刺激、傷害皮膚。安息香和其他松脂中的苯甲酸苄酯，薰衣草、尤加利中的牻牛兒脂，桔、甜橙和橙花中的鄰氨基苯甲酸甲酯，薰衣草、佛手柑和快樂鼠尾草的乙酸沈香酯，以及茉莉、橙花中也可以發現的薰衣草酯等，都是屬於酯類。

4-5 γ-亞麻油酸 Gamma Linoleic Acid

γ-亞麻油酸（GLA）是種必需脂肪酸，也是人體製造某種荷爾蒙和類荷爾蒙物質（前列腺素）的原料。身體許多組織的健康和功能都和前列腺素有關，舉凡抑制疼痛、控制發炎、調整血壓和膽固醇濃度以及月經週期等，都和它脫不了關係。此外，還可能和免疫系統以及腦功能有正面影響。

有些人的身體，可能因為營養不良、病毒感染、飲酒過量或其他遺傳因素，無法生產足量的前列腺素以供身體所需，若能適時補充γ-亞麻油酸就能平衡體內缺乏的情形，也可以減少缺乏前列腺素所引起的不適症狀。

補充γ-亞麻油酸可以維持體內動情激素的含量，因此經常用來治療月經不適、經前症候群和更年期的潮紅等問題。還有些研究顯示：富含γ-亞麻油酸的食物可能對多數性硬化症、風溼性關節炎、心臟病、過動兒和精神分裂症之類的精神病症有些幫助。

溼疹、牛皮癬和其他的皮膚病症，用富含γ-亞麻油酸的油脂治療效果也很好。只要在乳霜或按摩油中加入這類油脂，將γ-亞麻油酸的濃度調為10%即可。

能供給大量γ-亞麻油酸的植物中，最有名的就是月見草，這可能是因為市售的γ-亞麻油酸多半是從月見草種子中榨取的吧。事實上，琉璃苣（Borago officinalis）、黑穗醋栗的種子（Ribes nigra）和玫瑰籽油果的種

子（Rosa rubiginosa）中，也都含有大量的γ-亞麻油酸，也非常適合人體食用。

4-6 組織胺 Histamine

組織胺是蛋白質水解的產物之一。啟動正常的防衛作用時，身體會自然分泌組織胺，只有在分泌過多時才會出現不適的感覺。組織胺的功用之一，是使受到病菌侵犯部位的微血管擴張，讓該處發熱和變紅。而體液可以透過擴張的微血管流到周圍組織，造成周圍組織的腫大和疼痛。組織胺對身體還有其他的影響，像刺激胃和小腸，促使支氣管收縮而導致氣喘等。

當身體被植物刺傷或昆蟲叮咬之後，患部就會分泌一些組織胺。另外植物或昆蟲體內也可能有組織胺的存在，因此一旦遭到刺傷或叮咬，患部周圍組織中就會出現大量的組織胺。吸入花粉、動物毛和其他過敏原也可能會刺激組織胺的分泌，使患者立刻出現花粉熱和氣喘發作的種種不適症狀。治療這類症狀可以利用抗組織胺類的藥物，這類藥物的化學構造和組織胺非常類似，但卻不會出現任何一種組織胺所引起的反應。

也可以利用芳香療法來解決組織胺分泌過多的問題：具有鎮定和撫順的精油都是很好的選擇，特別是洋甘菊和香蜂草。依照患者症狀的不同（皮膚過敏或是氣喘、花粉熱等呼吸系統的問題），使用的方式也不同。如果在遭到昆蟲叮咬後就立刻塗搽薰衣草或檸檬精油，通常可以有效避免患部出現發癢和腫大的症狀，這暗示著這些精油可能具有抗組織胺的功效。

吸入洋甘菊、香蜂草、薰衣草、牛膝草、安息香或其他有幫助的精油，可以緩解花粉熱和氣喘患者的症狀，但長久之計，還是以按摩、泡澡

以及膳食控制，找出並避免會引起過敏的過敏原（像花粉、動物毛、塵土或其他種種可能的過敏原）等方法，較能徹底解決問題。

　　沒有人完全了解組織胺在過敏反應中所扮演的角色。有些人受到輕微打擊時體內會分泌大量組織胺，但有些人沒有受到任何打擊卻也分泌大量組織胺。雖然我們還不知道確切的原因，但壓力必定是個很重要的因素。一個處在壓力下的人，身體可能會出現許多平時不會出現的異常反應。在治療過敏這類問題時，芳療師會探究引起過敏的原因，並進一步除去引起過敏的壓力因子。上述幾種精油都有鎮定、撫順心理和情緒的功能，同時也能幫助過敏患者調整體質，讓外界過敏原不再那麼容易引發體內組織胺的過度分泌。

　　請參看「**過敏**」（2-7）。

4-7 荷爾蒙 Hormones

　　荷爾蒙泛指人體產生的化學物質，會透過血液，可以影響人體許多器官和系統的功能。英文的「荷爾蒙」這個字，是由希臘字「興奮」而來，因為許多荷爾蒙都具有刺激器官功能的活性。荷爾蒙的特色之一，就是它的功能無遠弗屆，距離荷爾蒙分泌組織很遠的部位，也會受到它的影響，因此，荷爾蒙又稱為「化學傳訊者」。

　　所有會分泌荷爾蒙的腺體，統稱為內分泌系統，它們的分泌物掌控著生長、代謝、生殖等功能，以及人體對壓力的反應和血液中各類重要物質的濃度。這些腺體之間有種複雜而微妙的平衡關係，沒有一個腺體是單獨運作的；所有內分泌腺體的功能，都受腦下垂體控制。腦下垂體位於大腦的下方，它的功能受到下視丘的控制和調節，因此下視丘可說是大腦、神經系統和內分泌系統的交界點。

除了控制其他內分泌腺體之外，腦下垂體也控制著生長。甲狀腺與生長和代謝有關。副甲狀腺可以調節血液中的鈣離子濃度。人體多種功能都和腎上腺有關，像澱粉的代謝、對壓力的反應以及睪丸和卵巢的功能等。藍氏小島（胰臟中的特化細胞）分泌胰島素，和血糖的濃度有關。卵巢和睪丸負責分泌雌性和雄性荷爾蒙、動情激素、黃體素、睪固酮和其他物質，控制著生殖週期、乳汁的分泌和第二性徵的出現（男性鬍子的生長和女性胸部的發育等）。

　　有許多精油可以影響內分泌系統，影響的方式約略可分為兩種：有些精油中含有植物性荷爾蒙，像我們熟知的費洛蒙，和人體所分泌的荷爾蒙非常類似，也具有雷同的作用，因此它可以直接增強人體荷爾蒙的作用。西藥中某些合成荷爾蒙或動物分泌的荷爾蒙，和費洛蒙的功能非常類似，但使用植物性的費洛蒙可以免除不必要的危險和道德上的疑慮。

　　還有一些精油可以刺激或平衡腺體的荷爾蒙分泌，如大蒜和洋蔥精油都可以平衡甲狀腺分泌，非常適合甲狀腺機能過低時使用。羅勒、天竺葵和迷迭香等精油可以刺激腎上腺皮質，此外天竺葵還具有平衡一般內分泌的功用。尤加利和杜松精油可以降低血糖，而天竺葵精油也有平衡血糖的功能。

　　有些精油（絕大多數屬於繖形科植物）含有一種類似動情激素的物質——茴香腦，非常適合治療月經週期失調和更年期出現的問題。茴香、八角茴香和龍艾等精油都含有茴香腦。快樂鼠尾草中的鼠尾醇，也是種類似動情激素的物質。絲柏精油也有類似動情激素的功用，但目前我們還沒鑑識出主要的作用物質，只知道它是個雙萜烯類的分子。

　　動情激素必須和黃體素配合，但沒有一種精油中含有類似黃體素的分子，因此我們必須改從其他藥草中搜尋。安石牡荊（Vitex agnus castus）或斗篷茴（Alchemilla mollis）製成的酊劑或藥丸，可以提供我們所需的

黃體素。

透過影響內分泌系統，精油可以直接改變人體的健康情形，但由於我們對植物荷爾蒙的了解仍然很少，因此許多精油影響人體的微妙方式都還不清楚。

4-8 酮類 Ketone

這種有機分子是精油中最具毒性的東西。酮類分子對身體各系統有非常強烈的作用，一般來說，含有大量酮類的精油毒性都太強而不適合芳香療法使用。它們可能會毒害中樞神經系統、引起流產或引發癲癇症。低劑量的酮類分子具有好的功能：刺激免疫系統、殺死黴菌等，但通常有更安全的物質可供選擇。

屬於酮類的分子有：艾草、鼠尾草、側柏中含有的側柏酮（這或許是所有酮類中毒性最高的物質），它會導致流產、具有神經毒性。樟樹、肉桂、艾草、穗花薰衣草中的樟腦，藏茴香、薄荷和其他精油中的藏茴香酮，胡薄荷精油中的胡薄荷酮等，會導致胎兒早產、畸形。牛膝草中的松樟會導致癲癇症發作。

如果看到某種油的有效成分含有大量的上述分子，我們就可以判斷：它一定是一種非常有害健康的油。

4-9 單萜烯類 Monoterpenes

單萜烯類可說是精油成分中最常見的有機分子，經常以檸檬烯和松烯的形式出現。單萜烯類具有殺菌、止痛和紅皮（就是讓皮膚變紅、熱）的能力，但如果長期使用可能會導致皮膚和黏膜過敏。許多不同類型的精油

中都有單萜烯類：像杜松、苦橙葉和松樹等所含的樟烯；佛手柑、芫荽、茴香和檸檬所含的雙戊烯；佛手柑、藏茴香、胡蘿蔔、茴香、檸檬、橙花和甜橙所含的檸檬烯；芫荽、絲柏、尤加利、茴香、松樹、迷迭香等所含的松烯；絲柏、松樹和其他樹油中的森林烯。

4-10 動情激素 Oestrogen, Estrogen

動情激素是初級女性荷爾蒙，主要由卵巢分泌，腎臟腺皮質也會分泌一些。除了生殖之外，動情激素還和許多不同的身體功能有關，男性和女性都受其影響，只是影響程度略有不同。缺乏動情激素會引發月經和生殖問題，更年期後動情激素的分泌量降低還會加速老化過程，特別是引發越來越多老年人出現的病症—骨質疏鬆症（骨質流失造成骨骼變細）。

有些植物體內含有植物性動情激素，可以補充人體的不足。茴香腦就是一種存在於茴香、羅文莎葉、龍艾和其他繖形科植物精油中的植物性動情激素。快樂鼠尾草精油中的鼠尾草醇，也是一種植物性動情激素。將這些精油視為引發人體動情激素自然分泌的引子，而不長期依賴它們，才是正確而安全的使用方法。還有幾種富含動情激素但卻不產精油的藥草，也可以配合芳香療法來服用。這類藥草有萊莫花、蛇麻草和甘草等。

茴香加上甘草可以製成美味的藥草茶，很適合治療經前緊張症或是更年期出現的不適症。我強力推薦年長婦女定時飲用這幾種藥草茶，不但可以儘量保持皮膚和結締組織的彈性，還可以減輕骨質嚴重流失的症狀。

4-11 酚類 Phenols

酚類是典型的芳香物質，具有強烈的殺菌和抗病毒效果，同時還具有

調理和刺激免疫系統的功用，但酚類也會刺激皮膚和黏膜，因此使用時要特別小心。如果用量過高或長期使用，酚類可能會損害肝臟，因此使用任何含有酚類的油都要特別小心，一定要先經過稀釋的步驟後才能使用。野馬鬱蘭、百里香精油中的香旱芹酚（毒性最高）、丁香、肉桂葉、黑胡椒和肉豆蔻等精油中的丁香酚，百里香和其他精油中的百里酚（百里香中含量最高）等都是酚類分子。

4-12 苯甲醚 Phenyl Methyl Ethers

精油中偶爾可以發現苯甲醚的分子，但含量往往過低而沒有列出。苯甲醚的特性和酯類非常類似，但活性更強。它具有強力的鎮定、抗痙攣和抗憂鬱的能力。茴香、八角茴香等精油中的茴香腦，羅勒、茴香、龍艾等精油中的甲基醚蔞葉酚，丁香精油中的丁香甲醚等都是屬於醚類的分子。

4-13 倍半萜烯類 Sesquiterpenes

倍半萜烯類是種具有撫順、鎮定與抗發炎作用的香氣分子。抗發炎功效最好的是洋甘菊和部分艾屬植物精油中的天藍烴。薰衣草、馬鬱蘭、快樂鼠尾草及大多數脣形科植物精油中的丁香烯，是最常見的倍半萜烯類。其他像乳香、廣藿香、檸檬等精油中的杜松烯，雪松和杜松精油中的雪松烯等，也都屬於倍半萜烯類。

4-14 萜烯類 Terpenes

萜烯類是精油中最常見的有機分子。有些萜烯類會刺激皮膚，這時可能就要使用去萜烯類的精油——將精油中的萜烯類移除，以減輕不必要的危險。

萜烯類還可區分為單萜烯類與倍半萜烯類，有關介紹請參閱「單萜烯類」（4-9）與「倍半萜烯類」（4-13）。

4-15 鋅 Zinc

我們的身體需要某一定量的礦物質鋅（通常是每天十～十五毫克），以維持骨骼的正常生長、生殖的功能、傷口的癒合、皮膚的健康與神經組織的功能。味覺與嗅覺對芳香療法而言是非常重要的感官，它們的良好功能和鋅有關。缺乏鋅會造成部分或全部嗅覺功能的喪失，但只要適當補充就可以恢復。

現代的生活環境和其他因子經常破壞鋅或阻礙身體利用鋅。這些因子包括：汽車排放的廢氣、精緻化的食物、避孕藥及其他的藥物等，因此現代人們體內通常缺乏足夠的鋅。海鮮和貝類食物、蛋、全麥穀物、豌豆和酵母菌等都含有豐富的鋅，平時可多加攝取。不可隨意服用鋅補充劑，只有在出現失去味覺或嗅覺、指甲變得脆弱或指甲下出現白斑或紋路等鋅缺乏症時才可服用。

服用鋅也可以改善某些皮膚病症。像難醫治的牛皮癬，只要每天服用十五毫克以上的鋅就可以改善症狀。因此，以芳香療法治療牛皮癬症時，不妨要求患者補充鋅。

鋅也和產生具有活性的精子有關，缺乏鋅通常也會引起男性不孕症。

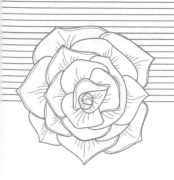

第 5 章
精油運用法及其他療法

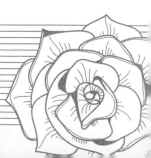

5-1 針灸療法 Acupuncture

俗稱的針灸，其實包含了「針」和「灸」兩種療法。針，是針刺療法；灸，是一種在穴位上加熱藥草，而使經脈暢通的療法。

針灸療法，是種和芳香療法關係非常密切的療法。有少數的芳療師，同時精熟這兩種治療法，但大多數的芳療師，都選擇和針療師共同合作，貢獻所長而互補所短。

針灸療法是一種非常古老的治療法，五千年前的中國就已經發展出針刺醫學。針灸療法的理論基礎是根據道家的陰陽哲學：天地間有兩股相反而互補的能量，分別稱為「陰」和「陽」。人類是天地間的一分子，因此陰陽之氣藉由人體的經脈而運行全身。陽氣，在人體的背面由上往下運行，而陰氣，由人體的正面往上流動。這兩股氣在人體中運行不息，並且維持一個動態的平衡。如果陰陽之氣能自由運行，達到平衡，人的身體就會健康；反之如果經脈阻塞、氣流不順，就會出現許多疾病。因此，把細針插入經脈的適當位置，可以破除經脈的阻塞，讓陰陽之氣重新流動，使人恢復健康。

利用精巧的把脈技術，針灸師可以在疾病出現前，就發覺體內氣流不順的情形。而幾千年前，中國人就會利用針療的技術來預防疾病的出現。

傳統的針灸療法，還要考慮會影響「氣」的五行（金、木、水、火、土）和五季（春、夏、夏末、秋、冬）。時辰也很重要，因為不同的時辰，各經脈的活動力也不同。

針灸療法只是中國傳統醫學的一部分。西方的針療師，只有部分曾經接受整套的中醫訓練。大多數的針療師，都是只知可以把針插在正確的穴位，進行針刺治療；但卻不知針灸治療背後的哲學理論基礎。有些西方的

執業醫師和駐院醫師，會參加短期的訓練課程，學會應用簡單的針灸療法，但純粹只是用來減緩病患的疼痛。

中國傳統的針灸療法，有時會搭配某些能產生精油的香氣植物於治療中。有些作者，就以此原理將精油區分成「陰」、「陽」兩性，根據我個人的經驗，這種分類法並不可取。但如果是根據精油的特性、影響的器官或系統等特質分類，以芳香療法搭配針灸療法使用，或許相對下比較有意義些。

想要知道更多陰陽學說的訊息，請參看「陰／陽」（6-34）。

5-2 對抗療法 Allopathy

「對抗療法」是山謬・哈尼曼所創造的名詞，用來指稱正統的藥物治療，即是「使用與疾病抗衡的藥物來治療」。相反的，哈尼曼自己創出一個「順勢療法」，即是「使用與致病因子同類的物質來治療」。有許多人認為：所有的正統醫藥體系都屬於對抗療法；這是不正確的；例如，正統醫學的注射預防針，就和「順勢療法」的理念比較接近。

請參看「順勢療法」（5-23）。

5-3 抗生素 Antibiotics

抗生素在人體內攻擊細菌、殺死細菌的藥物。

抗生素的發現，消除了許多致命的傳染病，也讓許多惡疾從此絕跡，但抗生素的濫用和誤用，也危害了我們的世界。許多人服用抗生素來治療病毒感染的疾病（例：普通感冒和流行性感冒），事實上。服用抗生素完全沒有效（抗生素只能避免細菌的再度感染）。許多過度熱心的醫師，只

要病人有些小病痛就讓他們服用抗生素，而這些小病痛，可能只要清潔消毒四周的環境，好好休息或用古老醫療法─貼塊膏藥、藥糊等，就可以治好。經常服用抗生素治療小病痛，很容易養成抗藥性，將來真正需要抗生素的時候，恐怕就無法發揮作用了。

抗生素沒有辨識「益菌」和「病菌」的能力，因此在殺死病菌的同時，也會同時殺死人體的益菌。我們服用抗生素之後，常常會突然拉肚子；這就是抗生素大量摧毀腸管內的益菌而引起。服用抗生素的女性，很容易罹患陰道性鵝口瘡；因為抗生素會侵害保護陰道的益菌，反而引起此疾的突然發生。

使用精油來對抗感染是種安全的作法。所有的精油都有一定程度的殺菌能力，而某些精油，如茶樹、薰衣草、尤加利、佛手柑和杜松等，更具強大的殺菌力，可以控制多種病菌感染。

除了殺菌功能之外，這些精油還能激發人體的免疫系統自行去對抗感染，或許這才是最重要的功效。人體所吸收的精油劑量，還無法直接到摧毀病菌的程度；但是這點微量的精油，卻足以激發人體免疫系統的運作功能。事實上，根據法國著名醫師瓦涅醫師的記載，精油的使用量，比順勢療法所需的藥劑量還低很多，而且精油的劑量越低，人體的反應似乎越好。

抗生素，要用在真正需要的時候，例如：肺炎、嚴重的膀胱炎（出現血尿或尿中有膿的症狀，甚至感染到腎臟）等。這幾種嚴重的疾病發生時，特別是小孩及老人身上，更不適合單用芳香療法自行治療，而必須服用抗生素來作治療。芳療師所能做的，就是鼓勵患者攝取含有天然活菌的優格或嗜酸菌錠劑，以減輕抗生素的副作用。

其實最聰明的方法是在感染疾病的初期，就利用精油治療，多休息並且戒除不適當的飲食；避免疾病一直惡化到嚴重而不可收拾的地步。

可同時參看各種精油的敘述，以及各類疾病的內容。

5-4 抗憂鬱劑 Antidepressants

許多種精油都有抗憂鬱的特質，這也是現代社會中芳香療法越來越受重視的原因之一。芳香療法提供一個安全、天然又不會成癮的方法，取代無數的藥局處方藥劑，紓解人們的憂鬱和焦慮。

可以減輕憂鬱的精油中，佛手柑是人們最熟知的，它的味道清新而且提神。此外，羅勒、洋甘菊、快樂鼠尾草、天竺葵、茉莉、薰衣草、香蜂草、廣藿香、玫瑰、檀香和依蘭等，也有很好的抗憂鬱效果。

同屬抗憂鬱性精油的功效每種多少都有些不同，而不同的患者。對各個精油的反應也不相同。因此，芳療師必須憑藉自己的直覺和技巧，仔細地挑選最適合的精油，或為患者調製複方精油。患者對某種香味的特別偏好，可能透露出患者當時的心理或情緒狀態，而配合造成憂鬱的種種原因，精油的種類也要多樣化。治療師的同理心，包括按摩在內關懷性的觸撫，都是治療的一部分。按摩可說是治療的重心，而芳香泡澡是按摩後不可缺少的延續。如果患者喜歡你幫他們按摩所用的精油香味（香味可以增強按摩的功效），可以讓他們把精油帶回家每天塗搓，持續精油的療效。精油也可以噴灑在空氣中，或在電熱薰燈中滴加一～二滴精油，讓空氣中充滿香氣而改善患者的情緒。

可同時參看「按摩」（5-28）、「沮喪」（2-38）、「焦慮」（2-10）、壓力（2-136）和這些症狀所提到的精油。

5-5 解毒劑 Antidote

　　和其他具有強烈味道的物質一樣，精油也會消除順勢療法的療效；因此最好不要同時進行芳香治療和順勢治療。

　　進行順勢療法期間，最好不要接觸或服用氣味強烈的物質，特別是薄荷、樟樹和咖啡。究竟要「禁香」多久，就要由順勢療法出現療效的時間決定（順勢療法應用到的藥材，每一種都有不同的藥效時間）。一般藥房和健康食品商店所販售的順勢療法藥品，號稱只要花費半小時就能看到療效，對於這一點，許多順勢治療師恐怕都持保留的態度。大多數的順勢治療師都認為：順勢治療，至少要花費三小時等待療效的出現，藥效比較慢的要幾個星期甚至幾個月才能見效，在這段時間，都應避免接觸芳香物質。

　　如果正在接受順勢治療，卻又很想洗個芳香泡澡，或是利用精油按摩，那該怎麼辦呢？首先，我們必須找出：我們進行順勢療法的目的是什麼。比如說，我們服用馬錢子來治療胃部消化不良，只要胃的症狀紓解後，則順勢療法便告結束，因此同一天的數小時後，我們就可以放心的接受按摩了。但如果我們要治療長久的宿疾，必須耗費很長的治療時間，所以在使用精油之前，一定要先和順勢治療師討論。

　　自古以來，人們就知道有幾種精油（或產生精油的植物）具有解毒的功效。最著名的就是茴香，它還可以協助人體排出毒素。不過，雖然古籍記載茴香可以解各種毒（包括毒蛇咬傷、誤食有毒植物或毒菇等），但現代有更好的解毒方法；因此沒有人去試驗古籍記載中的茴香是否具有解毒功效。

5-6 催情劑 Aphrodisiacs

　　的確，許多精油都具有促進性欲的功效，它們可以緩解夫妻之間的性生活不和諧，治療陽萎、性冷感等問題，我們應該正視它的治療價值。事實上，生理問題所引發的陽萎、冷感等性問題。比較少見，大多數的案例中，心理或情緒影響才是造成性無能的主因；而治療情緒方面的問題，又以芳香療法的效果最為顯著。

　　具有催情功效的精油，大略可分成三類：具有鎮定、安撫和創造性欲功效的，減輕患者夫妻關係間的壓力和焦慮之後，就會出現預期的結果，即直接刺激性欲，所以必須小心使用，且同時它們也可能具有荷爾蒙反應功效。

　　第一類的精油中，最著名的是玫瑰和橙花油。羅馬人將玫瑰花瓣撒在新婚夫妻的新床上，新娘也戴著橙花編成的花冠，用玫瑰和橙花的香氣，緩和新婚之夜的緊張情緒（現在我們還保留了類似的風俗，只是塑膠的橙花、皺紋紙摺的五彩玫瑰替代了鮮花，所以完全沒有鮮花的功效）。快樂鼠尾草、廣藿香（深具特殊味道）和依蘭，都是屬於第一類的催情精油，這些精油都有放鬆情緒的功效，我們要切記：金錢、工作、適應等外在壓力，只要一出現，就可能會影響性能力，因此芳療師必須留意每位患者的個別情況，消除引起性無能的真正原因，才能根治這個問題。可以用上述的任何一種精油，或是以它們調成複方精油，在睡前享受舒服的按摩或芳香泡澡，以促進性欲。當然，如果愛侶之間，利用精油相互按摩，更可以達到最大的效果。注意：**精油絕對不能直接塗搽在生殖器官上，就算稀釋了也是不行！**

　　茉莉和檀香精油，有安撫和放鬆的功效，也是屬於具有鎮靜效果的精

油，但我認為這兩種精油還具備荷爾蒙的功效，因此傾向將它們獨立出來而另屬一類。根據我個人的觀察，不管是男人或女人，都很難抗拒這兩種香氣（連貓都不能抗拒茉莉香）。人們使用這兩種精油的最初原因，大都和性方面的問題無關，例如：以前的人為了治療胸痛而使用檀香，而奇怪的是，使用之後卻反而有催情的「副作用」。從這一點，就可以推翻「精油之所以有效，是因為人們相信它有效」的錯誤說法。此外，就我所知，使用這兩種精油的人，通常都不知道它們具有催情作用。

黑胡椒、豆蔻和其他幾種由暖性香料製成的精油，會直接刺激性欲，改善由疲倦所引起的性無能。使用這類精油必須特別小心；若過量使用往往會引起泌尿、消化系統和其他器官的問題，如果稀釋成很低的濃度，可以當作按摩油，塗搽按摩下部脊椎。但若把這些植物提煉成粉末狀的香料，加在食物或飲料中食用，會比直接拿它們當作精油使用來得安全。

使用精油只能暫時解決性的問題，即使在長期使用某類精油，不含有慢性中毒之虞的情況之下，但精油只能算是人們情緒上的支柱，不能解決生理上的問題。如果始終無法根治性方面的問題，就必須配合芳香療法，再接受晤談或心理治療。

5-7 阿育吠陀 Ayurvedic Medicine

目前，我們在芳香療法中所使用的精油，很多是從傳統印度藥草中提煉，這個流傳千年的印度醫學，又稱為阿育吠陀醫學。

印度話的「阿育吠陀」，就是「健康法則」的意思，印度醫學，至少有三千年的歷史。和中國的針灸療法類似，印度的傳統醫學也融合了印度人對大自然和宇宙的哲學觀，特別是對空氣、火和水的看法。印度人認為：每個人都是肉體、靈魂和精神的融合體，這三者密不可分，而空氣、

火和水這三個元素，能直接影響人們心智和身體的健康。

　　近幾年來，西方世界也開始重視印度醫學，經常舉辦演講、課程和研討會，來深入研究阿育吠陀醫學。如果芳療師想對生產精油的植物做進一步的認識，不妨參加這些會議和課程，肯定會有很大的收穫！

5-8 巴赫花精療法 Bach Flower Remedies

　　巴赫花精療法和芳香療法都用到植物，因此有些人會混淆這兩種療法。事實上，這兩種療法使用植物的方式完全不同，雖然如此，這兩種療法卻是可以相容的。我經常建議使用巴赫花精療法的人，同時使用芳香療法，如此雙管齊下，可以讓兩種療法相輔相成，有更好的療效。

　　花精療法所使用的藥液，和精油的製作方法完全不同。精油是利用蒸餾法，從植物體中萃取出的高純度物質，而巴赫花精藥液的生產方式，是讓花瓣飄浮在乾淨的泉水上面，放在陽光下曝曬，使花瓣中能治癒疾病的能量轉移到泉水中。再將泉水移入乾淨的瓶子中，加入等量的白蘭地保存，就成了「儲存瓶」。將「儲存瓶」中的混合液，滴幾滴到另一個乾淨的瓶子，再加入半瓶的泉水和白蘭地混成一瓶；經過這個稀釋的步驟，就成為巴赫花精療法的藥液了。從這兒，我們可以發現：這些稀釋的步驟，和順勢療法非常類似，而事實上，在創造花精療法之前，巴赫醫師正是個不折不扣的順勢治療師。

　　花精療法的作用層次非常微妙。根據巴赫醫師的經驗：每種花精療法，都和某種心智／情緒狀態，甚至人格特質有關。當每個人面臨不同的心智／情緒狀態，就會出現不同的生理疾病，因此只要治癒心理，就能醫好身體。目前共有三十八種花精藥液，根據每個人面臨的情況和時態差異性而有不同的選擇及變化。有些執業醫師對這三十八種藥液做過仔細的研

究，對每種藥液的功能、特質和其使用方式瞭若指掌，因此當他們以直覺和專業和誤判，為患者找出合適的藥液後，我們發現兩者之間竟搭配得天衣無縫。也有些治療師以個人的水晶或戒指做成的擺飾以冥想尋求啟示，來為患者選擇合適的藥液。除此之外，有幾本很棒的書籍，可以作為選擇適當花精藥液的參考指南。

　　巴赫花精藥液中，最著名的就是混合了多種植物的「急救花精」。各種生理或心理的緊急狀況，都可以適用，而且使用劑量也沒有特殊限定。這個「急救花精」，是我所知道的療法中，最適合治療休克的方法，也可以在進行外科手術或重要的面試、考試之前使用，將不良影響減到最低。我的手提袋中，一定會有一瓶「急救花精」。「急救花精」的使用方法很簡單—只須在舌下滴幾滴藥液，如果患者意識不清或無法吞嚥，利用藥液溼潤嘴唇，也是一樣有效。

　　這幾年，許多花精療法芳療師發現：還有其他種類的植物，也可以同樣方法提煉出花精藥液，而目前也已經發展出數百種的花精藥液。人們稱這些新的藥液為「花精」，這個名字經常和芳香療法所用的精油混淆。

5-9 抑菌劑 Bacteriostatics

　　抑菌劑就是能抑制細菌生長的物質。抑菌劑可能無法殺死細菌，但它可以抑制細菌的生長，阻止細菌滋生過多、危害健康。

　　周遭的病菌，時時刻刻在侵害我們的身體，大多數的時候，我們體內的免疫系統，都可以應付這些病菌的入侵。但如果病菌突然大量繁殖，超過了防禦系統所能應付的範圍，我們就會生病。因此，就預防醫學的角度來看，抑制細菌的滋生是很重要的。

　　所有的精油，或多或少都有抑制細菌生長的能力。有些精油，只抑制

某些特殊病菌的生長，而有些精油，抑制病菌的種類很多。同時，只要非常少量的精油，就可以產生很好的抑菌效果，如丁香、薰衣草、迷迭香、鼠尾草和百里香等精油，抑菌的效果都很好。此外，傳統烹飪常用的植物藥草，只要使用一點點，也都有很好的抑菌效果。

5-10 泡澡 Baths

人類進化之後，就出現了「沐浴」的活動；根據考古遺址的發現：當人們開始群聚而居，建立起一種村落似的生活後，泡澡沐浴（當時大多是公共的）就成為社會生活的焦點之一──至少有了較多的休閒活動。早期文明的記載，就出現了芳香泡澡。希波克拉底曾寫道：「每天進行芳香泡澡和芳香按摩，就是維持健康的最好方法。」這句話證明了當時人們已將泡澡的醫學功能和愉悅感覺融合為一，和現代的看法相同。

最早期和最簡單施行的芳香泡澡，就是在布袋中放入成束的香料藥草或具有香氣的花朵，再將布袋放入澡盆。或利用煮沸或浸泡方式，提取植物中具有香氣和醫療效果的汁液，再加入澡盆。但在水中直接添加精油，讓植物和水的療效相互配合，仍屬最有效的芳香泡澡。

芳香泡澡，是芳香療法中非常重要且多用途的療法。利用精油進行泡澡，可能會有放鬆、鎮定、激勵、調和、促進性欲、溫暖或降火等等不同效果。依據添加精油種類的不同，芳香泡澡具有緩和肌肉疼痛、保護皮膚、治療以及避免許多生理疾病等療效。不過，在二十世紀的現代社會，芳香泡澡最有價值的一點大概就是它可以減輕壓力。壓力所引起的種種疾病，使得這種簡單的自助療法大受歡迎。芳香泡澡最大的優點是：它可以隨時在家進行；像在兩次按摩治療之間，或接受其他療法時（使用時最好先和合格的芬香療法師商議適合的精油種類）。幾乎所有的療法，無論是

正統西醫或其他的療法（順勢療法除外：有些氣味強烈的精油，會消除順勢療法的療效），都可以和芬香泡澡配合。如果正在接受順勢治療，就必須和順勢治療師研究，看看我們選用的精油是否會影響順勢療效。一般來說，總會有幾種精油對順勢療法的影響較小，可以配合使用。

　　準備芳香泡澡的方法很簡單：先在浴缸中放滿舒服的熱水，在進入浴缸前才加入六滴左右的精油，用手攪拌直到精油均勻散開。不要太早將精油加入水中，以免損失精油的某些療效（有些精油具高度揮發性，療效易隨蒸氣散發）。

　　精油加入水中之前，也可以利用基礎油、牛奶或伏特加酒等先將精油稀釋，皮膚比較容易過敏的人，特別需要這個預先稀釋的程序。另外，讓嬰兒或幼童進行芳香泡澡時，也一定要進行這個稀釋的步驟。

　　相對於一浴缸的水，我們所使用的精油量實在很少，但效果卻非常驚人。精油會散布在水面上，形成一層薄膜，在我們沐浴時，部分精油就會黏附在我們的皮膚上。熱水的溫度，促進皮膚吸收精油的速率，而部分精油揮發成蒸汽，從我們的鼻子吸入體內，只要泡個十五～二十分鐘，精油就有足夠的時間發揮功用。

　　依照我們自己想要得到的療效，來選擇合適的精油。本書中關於各種精油的描述，可以幫助各位了解各類精油或複方精油的特性和療效。最常用的精油有：薰衣草，可以放鬆、鬆弛肌肉的緊張，促進深層的睡眠；洋甘菊，也可以幫助睡眠和減輕皮膚過敏反應；馬鬱蘭，可以治療感冒和減輕肌肉疼痛；迷迭香（特別是早晨沐浴使用）和葡萄柚，可以振奮情緒、避免細菌感染以及除臭。除了下段文中所警告的精油之外，幾乎所有的精油都可以用在芳香泡澡，因此我們可以任意選擇我們喜歡的精油味道。現代芳香泡澡所帶來的好處和輕鬆舒適感，和希波克拉底時代相同，而且我們不需要等到疼痛或疾病出現，才開始享受芳香泡澡。雖然我們可以依照

香味，任意選擇精油的種類，但最好檢視一下精油的功能，以免在晚上使用了讓人興奮的精油，卻在白天使用了鎮定精神的精油。

注意事項：

1. 絕對不要在嬰兒或幼童的洗澡水中加入純精油，一定要先用杏仁油等溫和的基礎油，或二～三湯匙的全脂牛奶先行稀釋。高純度的精油，療效非常強烈，如果誤食，可能會損傷嬰兒或幼童纖細的胃壁組織。特別是嬰兒，他們經常會有吸吮拇指，或將手指放在口中的習慣，因此為了安全起見，絕不可使用未經稀釋的精油，以免發生誤食中毒的危險。此外，未經稀釋的精油，也會損傷眼角膜，而嬰兒又很容易用手揉眼睛，因此使用前一定要先稀釋。對嬰兒來說，稀釋一滴精油，再加入洗澡水中，就足夠了，對於已經可以在浴缸洗澡的幼童，則只要稀釋二～三滴精油已足夠了。

2. 有些精油會刺激皮膚，所以不適合用在芳香泡澡；而這些具有刺激性的精油，都列在「附錄A」中。皮膚比較敏感的人，就算是接觸比較溫和的精油，也可能會出現刺痛感；只要先將精油稀釋再加入洗澡水中，就可以改善這種情形。

請參看「足浴」（5-20）以及各種精油的說明。「附錄 C」中還提供一些適合泡澡的複方精油。

5-11 兒童與芳香療法 Children and Aromatherapy

只要留心幾個注意事項，兒童也可以很安全地使用精油。一般來說，如果用芳香療法和所有自然療法來治療小孩的病症，效果會特別好，可能是因為他們對療法的內容，沒有太多的預期和偏見，而年輕的身體容易復原也是重要的原因之一。人類與生俱來的自癒能力，在兒童時期尚未完全

失去──他們所承受的錯誤飲食、壓力、不良習慣、環境污染的因子，還未完全腐蝕他們的身體。但這不表示他們不受這些因子影響，相反的，他們的身體較小，非常容易受到各種潛在毒素的影響，幸好只要提供兒童健康的環境，他們就可以很快地排除毒素和病菌，因為他們體內累積的毒素不算多，還不會影響各器官的正常運作。

　　芳香泡澡、吸入芳香氣、貼敷和芳香噴霧等簡易使用精油的方法，都能有效處理兒童的病症，簡單的按摩也非常適合嬰兒和幼童。母親不必接受任何專業的按摩訓練，就可以溫和的撫摸和按摩孩子，減輕孩子的病痛，如果想學些技巧，市面上有些不錯的書籍可供參考。打從孩子出生那天起，在為寶寶洗澡、換尿片、穿衣、哺乳時，每個母親都會輕撫自己的寶寶，而這些輕撫的動作，再加上稀釋的精油，就延伸為適合寶寶的芳香按摩。隨著孩子年紀的增加，母親和孩子間的皮膚接觸通常會越來越少，但如果孩子從小就養成定時讓媽媽按摩的習慣，就不會越來越生疏。或許，母親可以將按摩變成洗澡或睡前固定的作息。

　　在家中規律地使用精油，進行芳香泡澡、按摩、芳香噴霧或薰香，就可以預防疾病，也可以避免兒童傷風或感染病菌。幼童的免疫系統尚未完全發育成熟，因此如果到遊樂場或學校，和其他的玩伴一起玩（特別是待在通風不良的教室裡），他們就很容易感染傷風和其他傳染病。如果不幸被傳染了，只要利用精油治療就可以減輕他們的不適，還可以縮短生病期，避免二度感染。精油也可以治療瘀青、刀傷、輕微燙傷、擦傷、蚊蟲咬傷等每個活潑好動的孩子身上，都可能出現的輕微創傷。

　　兒童使用精油必須注意下面幾點：

1. 兒童絕對不能使用未經稀釋的純精油（只有一個例外：治療輕微燙傷時，可以直接塗搽少許的薰衣草或茶樹精油）。
2. 讓兒童洗芳香泡澡時要注意：精油在加入洗澡水之前，一定要先稀

釋，精油劑量也要比成人的低（兒童最多只能加四滴精油）。

3. 為兒童進行芳香按摩時，精油濃度要比成人低：兒童用的精油，濃度約是 1～1.5%；而成人用的精油，濃度可以高到 3%。

4. 進行芳香吸入療法時，要陪在幼童身旁，不要讓幼童和加了精油的熱水獨處，以免發生燙傷的危險。

5. 剛開始進行芳香吸入療法時，只讓兒童吸個幾秒鐘或半分鐘就好；等到兒童可以接受，再增為一～二分鐘。

6. 絕對禁止口服精油。

7. 避免使用有毒或微毒的精油（詳見各精油說明或「附錄 A」）。

8. 孩子如果生重病，一定要和醫師、順勢療法或藥草治療聯繫，絕對不要嘗試自己治療。如果孩子發高燒、嚴重燒燙傷、發生痙攣或其他異常病症，請立刻向醫師或任何合格的醫護人員求救。

9. 利用芳香療法治療孩子的小毛病時，如果二十四小時內病情沒有起色，也請立刻和合格醫師聯繫。

除了孩子生病時會出現病症的困擾之外，孩子也常有臉色不好、脾氣乖張、不肯睡覺或過度興奮等問題。同樣的，簡單的芳香療法就可以撫順這些小麻煩。最好的方法，就是讓孩子洗個舒服的熱水澡（不要太燙），記得在水中滴加二～四滴稀釋過的洋甘菊或薰衣草精油。這兩種精油都具有溫和撫慰、鎮靜和安寧的效果（和其他的精油相比），可以趕走孩子的淚水和怒氣、減輕孩子的疼痛，並且促進溫和、自然的睡眠。

有「兒童精油」之稱的洋甘菊，藥效非常溫和而且沒有毒性，非常適合治療嬰兒和幼童的問題─舉凡長牙、出疹子、肚子痛之類的毛病。再強調一次，洋甘菊精油一定要稀釋之後才能使用，而稀釋後就可以用於沐浴或按摩，除此之外，也可以利用專為嬰兒設計的洋甘菊乳霜、順勢療法藥劑師用的洋甘菊藥片等。

其他適合兒童的精油有：薰衣草（前文提過）、玫瑰、安息香、永久花和桔等。這幾種精油的使用方法，請參看各種類精油的說明。

關於各種疾病適合的精油及用法，請參看「嬰兒」（6-9）、「長牙」（2-140）和各類兒童傳染病「水痘」（2-27）、「麻疹」（2-87）等。

5-12 **貼敷** Compress

利用精油貼敷，是種緩解疼痛、消腫和減輕發炎的有效方法。熱敷，通常用來治療慢性病症所引發的疼痛，而冷敷是用來治療急性疼痛，或作為扭傷等傷害的初步急救步驟。

熱敷的方法是：在裝著熱水的碗中（只要手能接受，水的溫度越熱越好），滴加四～五滴精油，將乾淨而能吸水的織物摺好放入熱水中，拿出織物時，讓織物攤開、儘可能捕捉浮在水面的精油。擰去織物上多餘的水分，並立刻將它敷在疼痛的部位。軟麻布、乾淨的舊床單或毛巾，都可以當作熱敷時所用的織物，如果需要熱敷的面積很小，可以用手帕，如果需要熱敷的面積較大時可改用毛巾。

用一張保鮮膜或塑膠布蓋在熱敷的織物外，避免弄溼衣服或繃帶。如果在腳踝、膝蓋、手腕、手肘等關節部位熱敷，可用彈性繃帶固定敷物。如果熱敷背部、肚子等大範圍，可在敷物和塑膠布外包條大毛巾，再讓患者好好休息。如果敷物的溫度降到和體溫差不多，就必須換新。

背痛、纖維組織炎、風溼或關節痛、膿瘡、耳痛和牙痛等病症，都非常適合用熱敷治療。

冷敷的使用方法和熱敷非常類似，但只有一點除外─水溫越冷越好。如果有冰塊，可以直接加入水中。如果沒有冰塊，可以打開冷水龍頭，讓水先保持幾分鐘的流動狀態，以獲取較低的水溫。冷敷可以治療頭痛（敷

在額頭或脖子背面）、扭傷、網球手肘病和其他發熱、腫脹的病症。一旦敷劑的溫度和體溫差不多，就必須更換，如果在無法經常更換的情形下，也可以敷個一整天或一晚上。

大量冷敷可以急速降低患者體溫，很適合發高燒的患者使用。但必須注意：只有具備良好急症處理經驗的人，才能用冷敷法替代高燒患者退燒，且記住嬰兒和老年人都不適用冷敷退燒法，因為他們的體溫調節中樞反應比較慢，體溫從很高溫急遽地降低，可能會非常危險。

冷、熱敷交替使用，是種可以治癒傷勢的自然療法，像扭傷等不能用按摩治療的創傷，都可以用交替冷、熱敷治療。創傷發生時，先用冷敷做急救處理，接下來幾天就交替使用冷熱敷。切記：後續的治療，一定是先熱敷再冷敷。

5-13 乳霜 Creams

用純天然植物製成的乳霜，是另一種運用精油的方法。我們可以依照我們的需要，在不含香料的基礎乳霜中，添加各種不同療效的精油。有許多人，特別是不曾受過按摩訓練的一般大眾，大都覺得塗抹乳霜比塗抹基礎油容易得多，因此，想要讓患者在門診期間，養成每天使用某種精油的習慣；使用添加精油的乳霜，會比直接使用調和精油來得有效。

乳霜的特性是：它停留在皮膚表面的時間，比基礎油還久；因此它非常適合用來處理皮膚問題，不管是要遮瑕或是治療皮膚病症。厚厚的乳霜，成為皮膚和外界環境的屏障，可以保護皮膚、促進癒合。

我們可以在家中自製簡單的乳霜，只要將各種油、蜜蠟和純露混在一起。通常自製乳霜時，都用杏仁油當作基礎油，如果想做含油量高一些的乳霜，可以添加椰子油或可可油。其他像荷荷芭、酪梨、杏桃核仁等基礎

油，也可以根據它們的療效和我們的需要而添加少許。製作乳霜時，別忘了添加適量的精油。「附錄 C」中有許多乳霜的製作方法，可供參考。

如果懶得自製乳霜，也可以直接購買市面上販售的乳霜，再把精油加入即可。不過要特別注意：**我們必須購買純植物成分精製、不含任何有害化學物質的乳霜。**目前法律沒有明文規定乳霜和其他皮膚保養產品製造商，一定要將所有的製造成分列出，因此可能只有少數製造商誠實地列出乳霜中所含的成分。各位在購買時，一定要挑選信譽良好的廠商，才不會花錢傷身。有些服務良好的精油商店，也會出售品質優良的基礎乳霜，不妨直接向他們購買，再添加自己喜歡的精油。

乳霜的製作方法，請參看「附錄 C」。

5-14 除臭劑 Deodorants

有許多類的精油，都是優良的除臭劑；可以作為房間芳香劑，清除油煙味或其他難聞的氣味，或者用來泡澡以保健個人衛生。有一～二家生產植物芳香劑的公司，同時製造精油製成的除臭噴霧劑。佛手柑精油的除臭功效最好，其他像薰衣草、橙花、杜松、絲柏、百里香和鼠尾草精油的效果也都不錯。佛手柑精油的氣味很好，不管是男士或女士，都非常適合這種新鮮的柑橘味。不過，在陽光燦爛的日子裡使用佛手柑精油要特別注意：它會增加皮膚灼傷的危險。艷陽下，還是改用不怕光的精油吧！

5-15 殺菌劑 Disinfectants

所有的精油，都具有殺死細菌或抑制菌叢生長的功效，有些精油只能殺死一、兩種微生物，而有些精油具有非常廣泛的殺菌效果。只要一點點

精油，就有殺死或抑制病毒生長的效果。有些精油的殺菌效果比化學殺菌劑的效力還強（例如，實驗室所用的標準殺菌劑酚類）。佛手柑、丁香、尤加利、杜松、薰衣草、茶樹和百里香等，都有非常好的殺菌效果。

這幾種精油都是很好的房間消毒劑，特別適合消毒傳染病病房。將大量精油溶在水中調成高濃度的溶液，可清洗房間的地板、擺飾，但最好的殺菌法是在空氣中噴灑精油。可用空氣噴霧器、精油薰燈、直接將精油滴在燈泡或電暖器上，或噴霧產生器（最有效率的方法）等裝置，讓空氣中充滿精油蒸汽。

請參看「抑菌劑」（5-9）、「流行病」（2-43）、「傳染性疾病」（2-70）；使用精油的細節，請看「噴霧器」（6-3）、「薰燈」（3-2）和「噴霧產生器」（6-2）。

5-16 分散劑 Dispersants

以芳香療法來說，分散劑就是可以幫助精油溶解在水中的物質。酒精就是一種很容易取得、但不是很好用的分散劑；利用酒精萃取植物細胞而得的分散劑，效果比較好，也比較適合加入洗澡水、潤膚乳液之中。我們可以從精油販賣店買到各種不同廠牌的分散劑。

5-17 利尿劑 Diuretics

能促進排尿的物質，就稱為利尿劑。人們經常使用利尿劑來治療體液停滯的問題，同時傳統醫學上也用利尿劑來降低高血壓、治療心臟衰竭（血壓和腎臟的關係，請參看「血壓」（6-13））。

正常的腎臟，每天會從血液中過濾出大量的水分。其中的一大部分，

會隨著鹽類和重要的礦物質再度回到血液中，剩餘的廢物和少量的水，就混合成尿液排出。在尿液形成的過程中，血液中的礦物質和鹽分，都受到精密的控制而維持一定的平衡，但正統醫學所用的利尿劑，卻會干擾鹽類和礦物質的再吸收，藉此刺激腎臟濾出更多的水分而達到利尿效果。

　　長期使用這些利尿劑是很危險的，可能會導致重要礦物質的流失。如果任意自行服用利尿劑，還可能引起腎臟異常或其他嚴重的病症，導致水分留滯而必須接受緊急治療。

　　適時適量地服用利尿劑的確有所幫助，例如經前的水腫，可服用適量利尿劑，某些植物製的利尿劑很溫和，服用起來非常安全。利尿劑也可以治療膀胱炎，讓源源不斷的稀釋尿液進入膀胱，減輕疼痛，並將引起發炎的細菌沖出體外。

　　許多精油都具有利尿功能，最有效的是洋甘菊、雪松、芹菜、茴香和杜松，其他像尤加利、乳香、天竺葵、牛膝草和檀香也有很好的療效。

　　我經常建議使用精油利尿的人，同時配合使用該種藥草的浸液或藥草茶，特別是洋甘菊和茴香茶，都是非常溫和而安全的利尿劑。除非有合格醫師的同意，否則絕對不要連續數天都服用利尿劑。

5-18 灌洗 Douches

　　將精油製成灌洗液，適用於治療陰道炎等陰道感染病症，但要特別注意：**精油非常精純，必須稀釋成非常稀的狀態，才能接觸陰道黏膜。**

　　製作精油灌洗液的方法很簡單：先用伏特加酒稀釋精油（二滴精油滴入五毫升的伏特加酒中），再將這個精油和伏特加酒的混合液加入一公升煮沸而放涼的開水中，正好比體溫低一點的開水溫度最為恰當。

　　大型的藥店會販售灌洗器。除非萬不得已，否則最好不要使用灌洗

液，它會破壞陰道本身的分泌，因為陰道本身就是很好的屏障。

5-19 古龍水 Eau de Cologne

真正的古龍水是用精油做的，最常用的是佛手柑、橙花、薰衣草和迷迭香等精油，而有時候還會添加些柑橘類精油（橙花、檸檬和苦橙葉），偶爾也會用百里香取代迷迭香精油。

十八世紀的前十年，移居德國科隆市的義大利人喬安‧馬力亞‧法里納，將他所調的複方精油命名為「科隆水（Kolnisches Wasser）」。由於科隆水具有恢復精神、清新、除臭和殺菌的功效，很快就成為眾人皆知的產品。不過，德文的「科隆水」，變成法文「古龍水」（Eau de Cologne）的原因，目前還不清楚；有人說是法里納或他的後代，為了擴大產品市場，就為它取個更優雅的法國名字，也有人認為是七年戰爭期間，駐紮在科隆的法國士兵將科隆水帶回國，也順便為它改了名字。由於產品名稱的改變，商標上製造者的簽名也隨著更換成具有法國味的名字──尚‧馬力亞‧法里納。歷年來，公司的領導人都叫作喬安‧馬力亞，或尚‧馬力亞，因此後來這家族企業的領導人都將他們的長子命名為安‧馬力亞，或尚‧馬力亞，以紀念他們發明古龍水的祖先。

十八世紀末，歐洲的香水製造商開始自行製造古龍水，其中還有幾位也姓法里納，但卻和發明古龍水的法里納家族無關的商人（在義大利，法里納是個常見的姓氏），藉著同姓之便也做起製造古龍水的工作。正統法里納家族所經營的古龍水公司至今還在科隆市營運，而許多其他公司製造的古龍水，商標上也同樣有「J‧M‧法里納」的標籤──即使不是正統老字號出廠的。

拿破崙非常喜歡使用古龍水，一年大概要消耗六百瓶，他總是隨身攜

帶古龍水，即使在戰場上廝殺時也不例外。從化妝水中會添加精油的例子來看，我們就不難想像：在髒污的軍營中，古龍水對一個極度挑剔的人來說，會是多麼重要的珍品。在拿破崙時代，人們經常用「使人美好的水」來稱呼古龍水，從這個名字，我們就可以輕易地猜到古龍水的特性。

古龍水的品質，取決於用來當作基劑、調和精油的酒精。最早的古龍水是用德國常見的高純度馬鈴薯酒精，而現在的古龍水，大多使用香水級的酒精。酒精和精油混合了之後，必須儲放六個月以等待成熟，而真正好的古龍水，通常都會存放一年。購買香水級酒精必須具備執照，而且必須大量進貨，無法零買。不過，想自製古龍水的人也別灰心，我們只要在基礎油中滴加合適的精油，也可以做成具有古龍水香氣的潤膚乳液，很適合塗搽皮膚或加入洗澡水。另外，也可以用高純度的伏特加酒取代香水級酒精，自製古龍水。

製作古龍水的配方很多，最典型的做法是：先將一百滴佛手柑精油、五十滴檸檬精油、三十滴橙花精油、五十滴薰衣草精油、十滴迷迭香精油調在一起，形成複方精油。複方精油加入一百五十毫升的高純度伏特加酒中，就可以做成化妝水；若將複方精油加入一百毫升的杏仁油或其他油脂中，就可以當作沐浴油。如果要製作潤膚油或按摩油，基礎油的劑量就要增為三百毫升。未經稀釋的複方精油，也可以直接當作沐浴油，平均每次洗澡滴加六～八滴即可。使用自製的古龍水前，記得先在陰涼處儘可能放久一些，讓它有充分的時間成熟。如果你只想要少量的古龍水，可以把以上各精油及基劑的分量各自除以十。按這個配方做出來的古龍水具有香醇的柑橘味，如果想要改變味道，只要調整各類精油的比例即可。

5-20 足浴 Footbaths

　　幾百年前，藥草師和信仰治療師就已經開始使用泡腳的方式來治病（摩利斯‧梅賽桂正因為引進了這麼簡易而有效的療法而受到大家的景仰）。傳統的泡腳液製作比較麻煩，必須先製作某種植物（或混合植物，依照病情需要）的濃烈浸液，再將此浸液倒入裝有高溫熱水的盆子中。現在的製法簡單多了，只要在裝有高溫熱水的盆子中滴三～四滴精油，就有非常好的療效。腳底的皮膚非常容易吸收精油，因此精油可以非常迅速地進入人體。最近，有些具有反射治療技術的芳療師發現：精油泡腳再加上反射治療，可以達到更好的整體療效。也就是說，如果在做完反射治療之後進行精油泡腳，所產生的療效會比單純泡腳或反射治療的成效更好。不過，不會或不知道反射治療也無所謂，精油泡腳即可產生非常好的療效。

　　泡腳是一種非常簡易而方便的方法，不論是環境或是患者的因素，當患者無法進行泡澡時，像年老或行動不便而不易進出浴室的患者，就可以用泡腳取代全身性的泡澡。其他像是家住公寓，浴室中沒有浴缸而只有蓮蓬頭的民眾以及假日外出的旅客，也都可以試試這個方便又好用的足浴。

5-21 藥草醫學 Herbal Medicine

　　使用植物來治療疾病可說是世上最古老的醫學，在人們學會用文字記載歷史之前就已經使用藥草治病了。早期人類可能藉著觀察生病動物所吃的植物，或從收集的食物中發現某些植物的療效。從延續至二十世紀而沒有改變生活形態的原始部落，以及考古學上的證據都顯示：每個部落中都會有個人特別懂得藥草方面的知識，這個人多半是部族中的祭司或巫師。

這些藥草知識多以口耳相傳的方式在家族間流傳，通常是由父親傳給兒子或由母親傳給女兒。考古學家在石器時代的尼安德塔爾人六萬年前的遺址中，發現了一個墓穴，穴中放了十四種不同的植物，而我們現代已知具有藥性、療效的植物就有十一種。

距今三千年前，遠東地區就已經發展出一套複雜而精巧的藥草醫學，而埃及也有許多藥草療法的記錄出土，其年代可以追溯到西元前一千五百年左右。

現代藥草師多用整棵植物入藥，不論是新鮮或乾燥都行。使用藥材的方法很多，像藥草浸液、熬汁（茶）、酊劑和液體萃取液、藥片、乳霜和油膏等。將整棵植物入藥是個很重要的觀念。和西醫的藥劑師不同，藥草師不將植物中的有效成分分離出，而以自然的方式讓植物體中所有的化學物質共同作用，這也許就是藥草醫學比較少副作用的原因。那些藥廠認為是「雜質」的東西，其實具備了平衡和補充主要成分的功效。

藥草醫學和芳香療法相輔相成，它們都是利用具有療效的植物，只是用法不同罷了，有些植物甚至適用於兩種療法系統。許多芳療師發現：讓病人接受合格藥草師的治療，對他的病情有很大的幫助，特別是有些病人覺得藥草療法可以從體內作用，補足芳香療法的不足（他們認為精油多用在泡澡或按摩等方面，因此屬於外用藥）。相反的，藥草師可能會覺得芳香療法也能幫助病人，特別是病人的病症和壓力有關時。

5-22 整體醫學 Holistic Medicine

包括芳香療法在內的多種療法，很多都自稱為「整體療法」，但不幸的，這個名詞常常受到濫用，有時還用來代表「另類療法」。此外，這個名詞也常常受到誤解，事實上，整體療法並不是指「整體的治療形式」，

而是指「所有參與治療人員的態度」，這些人員包括一般民眾、醫院醫師、護士、按摩師、芳療師、諮詢師、藥草師或參與醫療的其他治療師。

英文中「整體的」（holistic）這個字，和希臘字holos以及盎格魯撒克遜文字hael有關。holos這個字，演變成現代英文中「神聖的（holy）」和「完整的（whole）」這兩個字（whole 中的 w，是後期才加入的），而hael這個字，乃是「健康（healthy）」和「老當益壯（hale）」這兩個字的始祖。神聖而完整的健康，可以說是完全表達了整體論（holism）的概念。就醫學的觀點來說，它意謂著從生理、心理和精神三方面著手照料完整的個人。此外，還要考慮當事人的生活形態，包括飲食、活動、社交、娛樂以及和社會互動的情況。從最廣義的角度來解釋，整體治療包括了芳療師、患者和外在環境之間的複雜關係。

在什麼樣的情況下，芳香治療才稱得上「整體治療」呢？同樣的，參與者的心態要比療法形式的選擇來得重要。芳香治療的確有可能成為只處理表面症狀的純粹機械化療法，但我相信絕大多數的芳療師所作的絕對不僅於此，他們都會仔細地探詢疾病背後的真正原因。精油本身的特殊性質和效力，對我們的生理、情緒、心理甚至精神都產生非常巧妙的影響，因此對於追求整體治療的人來說，精油是非常適合的選擇。每次進行芳香治療時，芳療師和患者都同時呼吸著相同的精油氣味，使得芳療師也深受精油影響。這樣的環境，促使芳療師和患者之間產生某種融合，此外，這些所有可以產生精油的植物，都可說是地球為了治療人類而滋養的，因此治療的過程也可以讓患者和大地融合成一體。

整體治療還有另一個特殊的觀點：不論是原本療法之外的附加療法，或是和原本療法相去甚遠的治療方式，只要對患者有益，芳療師都會推薦患者試試。在這種治療模式中，芳療師以團隊治療的形式密切地合作。芳香療法非常適合這類治療模式，因為它可以配合任何一種其他的療法。瓦

涅醫師說：「不論治療任何人或處於任何環境，芳香療法從不宣稱自己對任何小病痛都具有療效，它必須隨時和其他療法配合。」如果我們將這番話謹記在心，並將患者的整體健康當作我們的首要目標，我們就可以成為真正的整體治療師。

5-23 順勢療法 Homoeopathy

順勢療法是自然療法中極少數完全不能和芳香療法配合使用的療法之一，稍後會為各位解釋詳細的原因。

十九世紀前半葉，一位德國醫師山謬‧哈尼曼發展出順勢療法，意指用類似引起病症的物質來治療病症。也就是說，某種大量物質所引起的病症，可以用少量的該種物質治療。順勢療法的藥劑，多為動物、植物或礦物類物質的稀釋液，有時甚至還是病毒和細菌的稀釋液。這些藥劑是經過一次又一次的稀釋程序所得到的，這些稀釋液具有相當的能量，也就是我們所說的「潛能」。和大多數人的想法相反，這些藥劑的濃度越稀效果越好。多數科學家都不認同順勢療法，因為他們無法測出這些稀釋液中所蘊含的能量，但它們卻真的具有某種療效，特別是治療一些科學療法無法見效的病症，更可以發揮它們的效力。

順勢療法的療效似乎和某種共振的能量有關，這也就是精油不能和順勢療法同時使用的原因。精油中的芳香粒子也有自己特殊的震動頻率（我們能聞到它的香味，就暗示著能量的存在），而這些粒子的震動頻率比較強，會破壞順勢療法藥劑中的能量，使它失效。長久以來人們一直牢記：正在接受順勢治療的人，必須避免薄荷或尤加利等氣味強烈的物質，且所有順勢療法的藥劑，都必須儘量遠離所有氣味強烈的物質。然而，不同的治療師對芳香療法對順勢治療的影響也有不同的看法：有些人認為必須完

全禁絕精油，而有些人卻認為只要排除尤加利、薄荷和少數幾種氣味強烈的精油，就不會有影響。還有些人認為：接受順勢治療前後半小時內，最好不要接受芳香治療，但在這個時段之外，卻可以使用洋甘菊和玫瑰等溫和的精油進行芳香治療。當然，這樣一來，潛能低的藥劑可能比較不受精油影響，但潛能高的藥劑大都分會失效。

正在接受順勢療法的人如果想要使用精油，最好先和自己的順勢治療師討論，除了可以保護自己，也是尊重治療師的禮貌。如果有必要，進行順勢治療期間可以只用基礎油進行按摩，等到療程結束時再加入精油。

雖然說順勢治療和芳香療法不相容，但我還是得告訴各位：我認識一些同時使用順勢治療和芳香療法的人，他們不但活得很快樂，也沒有出現兩種療法互斥或相互破壞的情況。

順勢治療所用的藥劑，必須和精油等其他具有高度香氣的物質分開儲存。如果方便，最好將它們存放在不同的房間中，如果不行，至少也要放在不同的櫥子中。我曾和一位順勢治療師討論過這個問題，他的建議是：如果我們經常使用精油，最好經常更新我們屋裡存放的順勢藥劑，至少每六個月要清除舊的藥劑並添購新的，或者只在需要的時候才購買。

5-24 蜂蜜 Honey

幾百年前人們已發現了蜂蜜的特殊療效，而蜂蜜和精油配合使用可以產生極佳的療效，尤其適合治療皮膚病症。少許蜂蜜加入油膏（內含密切相關的蜜蠟）可以保養一般皮膚，更可以治療溼疹等更嚴重的病症。

5-25 吸入法 Inhalations

　　幾百年前，人們就使用吸入法治療呼吸方面的疾病，像感冒、喉頭黏膜炎、鼻竇炎、喉嚨痛、咳嗽等。進行吸入法最常用的方式是：先找個大碗，裝入幾乎沸騰的熱水，再將適量的植物組織加入水中，用條毛巾把頭和大碗包住，吸入隨著熱水蒸汽飄上來的植物精華，至少要持續五分鐘以上。在不同的國家，人們用相同的方法配合上百種不同的植物和藥草，治療各種呼吸道疾病。

　　如何利用精油進行吸入法呢？只要在裝著熱水的大碗中滴加三～四滴適當的精油，再按照上文所描述的方法吸入蒸汽即可。會產生蒸汽的電器裝置也很好用，最簡單且銷路最廣的裝置叫作「臉部三溫暖器」。它本來的功用是保養臉部皮膚，但當作吸入蒸汽的裝置也非常適合。如果使用臉部三溫暖器或這類裝置，只要滴加一滴精油就夠了，因為只要一點水，這類裝置就可以產生大量蒸汽。

　　罹患氣喘、花粉熱或其他過敏性病症的患者，使用吸入法要非常小心，最好第一次只吸入三十秒，觀察有無不良反應，如果沒有，數小時後再延長吸入時間到一分鐘，之後再逐步增加為三～五分鐘。

　　兒童進行吸入法時要全程注意，以避免兒童意外燙傷。

　　適合吸入法的精油種類，請參看「**鼻喉黏膜炎**」（2-25）、「**感冒**」（2-29）、「**鼻竇炎**」（2-129）等。

5-26 內服精油 Internal Medication

　　精油究竟可不可以內服？如果可以，又該在什麼情況下服用？劑量多

少？這些可說是芳香療法中最受爭議的議題之一。我堅決地認為精油是不能內服的，但我們有必要了解支持和反對內服精油的兩種相反說法。

一個學院派的理論（多半根據瑪格麗特・摩利的傳統觀點），認為芳香療法只適合於外用治療。這意謂著按摩、芳香泡澡和吸入法是芳香療法的主要治療方式，而將精油加入乳霜、潤膚水或其他皮膚保養品中，則屬於附屬的次要用法。數千年來，精油的療效只能從臨床使用而得知，但近十年來許多嚴格的實驗證實了：塗搽在皮膚上的精油，以驚人的速度大量進入血液中。除此之外，吸入法（不管使用哪種吸入裝置）也可以讓精油伴隨著進入肺臟的氧氣和其他氣體，一同進入血液中。這兩種使用精油的方法都跳過了消化系統，也就是避開了吞食精油所可能引發的危險。就效率層面來說，這兩種方法能使精油較快進入血液，而透過消化系統，精油進入血液的速度較慢。

另一種支持精油可以內服的說法起源於法國，但我們要知道，法國的芳療師都是合格的醫師，他們對於精油的藥物性質和人類的生理知識都有非常透澈的了解。他們也受過將精油當作輔助藥劑的藥劑師訓練（順便說明一下：我們在藥局或健康食品店可以買到的大蒜膠囊，其實就是用大蒜精油做的。用大豆油或葵花油等蔬菜油稀釋大蒜精油，再裝入膠囊製成。如果未經蔬菜油稀釋裝入膠囊，是萬萬不能食用大蒜精油的）。

在英國、美國和其他地方的芳療師只受過簡單的醫學訓練，情況就完全不一樣了。如果我們沒有受過法國芳療師的多年醫學訓練，但我們卻建議別人食用精油，可能會危害別人的生命安全，許多國家將這樣的行為視為觸犯法律。一般人最好是將精油外用，就算是曾將精油當作內服藥使用的芳療師，只要有幾年的時間中斷這種用法，再度使用時也可能會有些生疏而發生危險。國際芳療法師聯盟也特別要求會員將精油視為外用藥。

對於使用精油自療的患者來說，這個問題就更值得擔憂了。許多暢銷

書都建議人們配合糖或蜂蜜直接食用精油，每次三滴左右，但有時更多。精油只溶於酒精或其他油中，糖不能使精油溶解，只能使它更美味、好吃（或許我們該放出「未經稀釋的精油根本不能吃」這樣的話，以遏止人們食用精油的風氣）。根據法國羅伯特‧馬頌所提出的證據顯示：未經稀釋的精油會引發嚴重過敏，甚至還會損傷胃壁黏膜。還有個更嚴重的危險觀念：許多人（特別是沒有意識到精油濃度非常高的人）都認為少量的精油對人們有益，多量精油產生的效益應該會更大。對經常服用大量藥物的人來說，三滴精油的量實在太少了，且還有許多人認為：天然的東西一定很安全。這些都是非常錯誤且危險的觀念。如果使用過量精油，肝臟和腎臟等解毒排泄器官會試圖排除體內過多的精油，反而會令它們加重負擔。有幾件不幸的案例，患者就是死於過量使用精油而引發的肝細胞嚴重破壞。

在果汁、藥草茶等液體中加入精油也是很危險的，因為精油不溶於這些水溶液中，如果飲用這類液體，也可能會導致胃壁黏膜損傷。

簡單來說，對於要不要服用精油這個問題，我的答案是─不要。

5-27 乳液 Lotions

將油脂和水溶性液體混在一起，再加入卵磷脂或蠟質之類的乳化劑，讓油脂形成小粒子懸浮在水溶液中，就形成了乳液。典型的乳液就是將杏仁油、玫瑰純露和蠟混在一起。乳霜也是用這三種材料作成的，而乳液和乳霜最大的差異在於：乳液中，玫瑰純露的比例比較高，因此流動性比較大，也沒有乳霜這麼黏稠。乳液和乳霜中都可以添加精油，一來可以增加香味，二來還能治療皮膚病症。我發現乳液比乳霜更適合用來治療溼疹，也比較適合乾燥和敏感性皮膚使用。

如果沒有專業儀器設備的協助，製作乳液會比製作乳霜困難，但由於

乳液治療某些皮膚病症的療效的確比乳霜好，少數芳療師仍會嘗試自製。我們可以在精油販賣店購買不含香料的基劑，或在一般健康食品店購買純植物成分的乳液（微香或無香都可），再添加自己想用的精油即可。

5-28 按摩 Massage

用精油按摩是進行芳香療法最重要的方式，除了讓精油發揮功效之外，它同時還提供芳療師的接觸，以及特定於個人的精油。

按摩—不管有沒有添加精油—本身就具有非常神奇的療效。如果孩子摔倒了，媽媽一定會輕撫他摔傷的膝蓋，如果我們弄傷自己，最直接的反應也是撫摸疼痛部位，如果有朋友情緒鬱卒，我們通常會給他一個安慰的擁抱。輕撫身體疼痛的部位，可以促進細微血管的血液流動，進而自然減輕疼痛。擁抱，是種傳達對朋友的同情和愛意的非語言表達方式，在面臨危機而不知如何用言語表達時特別適用。

按摩治療同時包括了身體和心靈雙方面的療效。按摩師利用各種按摩技巧來減輕患者疼痛、放鬆患者緊張和僵硬的肌肉、促進血液循環以增進身體健康。除了按摩直接影響表面的肌肉群—即皮膚下層的肌肉之外，也可以促進更深層肌肉或更內層器官的健康。

即使是專為增進生理健康而設計的按摩，也會讓患者產生幸福安樂之感，而按摩產生最重大的影響，就是患者可以感到深度的放鬆。在感受到深度的放鬆之後，患者通常會有充滿活力和精力的全新感受。大多數人在接受按摩後數小時內都會感到渾身舒暢，但事實上按摩的功效可以累積，只要定時接受按摩，每次按摩後所感受到的舒適感就可以延續更久。

按摩可以放鬆緊繃的肌肉，而在這個過程，就像是進行再教育一般，我們可以覺察到：哪些肌肉會經常無意識地收縮，以及體驗到緊繃、收縮

的肌肉和放鬆的肌肉的不同感覺。通常，在接受按摩治療、放鬆肌肉之前，我們都不會發覺哪些肌肉是緊張而僵硬的。當我們感到情緒緊張時，這些肌肉就會立刻緊繃，而肌肉緊繃造成的不舒服又會再度引發情緒緊張，進而形成一個惡性循環，這就是精神壓力引發生理病症的主要原因。因此，儘速移除生理不適是非常重要的，而按摩，正是打破這個惡性循環的最佳方法，特別是當我們使用具有平靜、撫順或振奮功能的精油進行芳香按摩，同時對身心兩方面治療，效果最為顯著。

　　某些按摩法，像伊沙蘭按摩法和三十年前開始發展的各類直覺按摩法，更進一步發展這個身心之間的關係，強調按摩治療的目的在加強患者心靈和身體的連結。身體緊繃感的消除可以促使情緒紓緩，而消除身體的緊繃感又和當事人四周的環境以及他內心潛藏的情緒密切相關。也就是說，按摩師和當事人之間良好的信任和同理心關係的建立，有助於當事人情緒的發抒，而這種信賴關係，必須經過數次治療後方能建立。伊沙蘭按摩法的重要信念：謹慎而小心地消除表層的生理緊張，深層的緊張就會漸漸浮出表層、逐漸散去。

　　由於每位芳療師的背景和所受的訓練不同，個人觀點和喜好也有所差異，因此不同的芳療師進行按摩的方式也不相同。各種技法的差異很多，而在此詳述每個技法的細節也沒什麼意義，因為我認為不論用何種按摩技法，只要芳療師受過徹底的訓練，能夠以仔細而謹慎的態度幫助每位患者就夠了。我曾經讓許多技法不同的按摩師按摩（有些時候使用精油，有些時候則否），而每種按摩技法都能給我很大的幫助。按摩的面積是否包括全身，以及治療師是否將身體、心理和精神狀態等都列入考量範圍等，是比技法種類更值得考慮的。

　　針對純生理的角度來看，按摩是進行芳香療法最重要的方法，因為它提供一個讓精油有效接觸和進入人體的方式。皮膚很容易吸收精油，正當

身體還接受著按摩的時候，我們所需的精油已經迅速地進入血液（我們所需的精油量並不多，因此精油必須先用基礎油稀釋，3%的濃度就足夠了）。如果有任何困難，無法進行全身按摩，可以選擇在人體皮膚面積最大的部位—背部，進行按摩，這也是個讓足以產生療效的精油進入人體的良好方式。遇到緊急情況時，可以每隔半小時就在背部進行芳香按摩，讓大量精油進入血液循環、產生療效（我必須強調一點：這項工作只能由非常有經驗的治療師來做，最好他還受過合格的醫學訓練。我在此提這個方法只是要說明：背部按摩具有促進人體大量吸收精油的功效）。

5-29 自然療法 Naturopathy

自然療法的基本理念是：只要外在環境良好，身體就會自行治療自己的病痛。為了創造一個良好的外在環境以幫助身體痊癒，自然療法使用膳食控制（特別是斷食療法）、水療法、放鬆技巧和某些操作技術（英國的自然治療師多半受過整骨治療的訓練）等。現代的自然治療法還包括了維生素和礦物質的補充。

自然療法可以補充芳香療法的不足，特別是在治療慢性病方面。按摩、芳香泡澡等，雖然能夠刺激患者本身的自療能力，但患者若再接受膳食諮詢會更有益。

許多不同學派的治療師經常以自然療法的理念和方法來補充自己的不足，特別是提供營養建議這一項。

請參閱「**整骨療法**」（5-30）和「**營養**」（6-30）。

5-30 整骨療法 Osteopathy

在所有療法中，整骨療法大概是芳療師最常遇見的。人們一開始尋求芳香治療多半是為了解決背痛的問題，可惜精油的確可以有效紓緩肌肉疼痛，但背痛通常和關節移位有關，只有整骨治療師才能真正解決問題。

整骨療法的基本概念是：身體的構造和功能是相互關連的。如果構造出現了異常或是改變——例如摔傷或意外，則功能也會受到影響。當構造（特別是骨骼構造）正常時，身體各系統自然就能正常運作。整骨療法的主要工作，就是修正因為意外事故、姿勢不良、肌肉異常緊張或其他原因造成的構造移位。整骨治療師通常以巧妙的技法儘量讓移位的關節做大範圍的運動，幫助關節回到它們原有的正確位置。這通常要靠患者的身體和治療師的手法所產生的扭轉力道來達成。

如果關節的位置異常，關節周圍的組織可能會痙攣，若這狀況長期持續，肌肉中就會出現許多纖維小瘤。進行整骨治療前先進行按摩，可以軟化、溫熱和放鬆肌肉，使後續的治療工作進行得比較容易而有效。基於整骨治療師的背景和所受的訓練，治療前他們會先親自為患者按摩，或請按摩師進行。有少數按摩師會進行精油按摩，這當然能增強按摩的效果，讓後續的整骨治療更為有效。如果使用具有「發紅」效果的精油（可讓局部肌肉發熱）效果將更為顯著。馬鬱蘭堪稱為最有效的精油，少許黑胡椒再混合薰衣草或迷迭香精油也是很好的選擇。快樂鼠尾草精油也是很好的肌肉放鬆劑，但不適用於治療後還要開車的患者。

要求整骨治療師為我們進行非常有水準的按摩，有時會太強人所難，因此最好的方法就是在接受整骨治療前先自行找按摩師按摩。我就曾為許多將接受整骨治療的人按摩，他們後續的療效也非常好。

整骨治療師有時需要非常用力推拉肌肉，以便讓關節回復到正常位置，而這可能會使肌肉在治療後一～二天產生痠痛的感覺。這種情況，又可以藉助按摩來處理。按摩的力道必須十分輕柔，最好選用洋甘菊、薰衣草、馬鬱蘭、快樂鼠尾草或其他具止痛效果的精油。用這些精油來洗芳香泡澡也很舒服，但根據整骨治療師的建議：治療後二～三天之內，洗澡時水溫不可太高，洗澡時間也不能過長，以免長時間的熱水澡讓肌肉過度放鬆。因為接受整骨治療後，最好讓肌肉儘快恢復它應有的彈性，它才能適當地支持關節，維持關節的正確位置。

如果患者關節易位的問題已經有非常長久的時期，可以交替進行一系列的芳香按摩治療和整骨治療，這效果要比單獨進行芳香治療或整骨治療來得好。

5-31 香水 Perfume

精油和其他各類植物物質可說是最古老的香水。莎士比亞所說的「阿拉伯香水」就是指精油，在第十世紀時阿拉伯人已經會蒸餾玫瑰、茉莉和其他種類的花來獲得精油。更早期的人們還沒有學會蒸餾技術之前，就利用花瓣和其他香甜植物組織製作浸泡油，或將植物組織浸在動物脂肪中以獲得香脂。

現在這種以高純度酒精來溶解香油的香水生產方式，其實在十七世紀時就已經非常流行了，其中又以德國和法國對香水工業的影響最大。十九世紀時，香水工業多集中在格哈思城，一個充滿花朵和芳香植物的城市。因此，不論從香水業或芳香療法的角度來看，格哈思儼然已經成為精油的貿易中心──所有法國缺乏的各種精油，都從格哈思進行進出口貿易。

有些世界級的傳統香水製造商仍然採用精油作為香水的原料，特別是

這些在十九世紀末和二十世紀初成立的公司。較晚成立的公司傾向於大量或全部使用人工合成物質製造香水。這些人工合成的香料物質都非常精緻，幾乎和已有數千年歷史的天然植物具有相同的味道（就算沒有完全相同，但也十分接近）。有時也會從數種不同的精油中抽出某些成分，再將它們重新混在一起。合成技術的發展有個很大的貢獻：我們不再需要動物性來源的萃取物，像麝香或麝香貓等常被香水工業當作固定劑的物質。

某些香料物質，包括茉莉在內，始終無法成功地合成，因此香水製造商通常會在合成茉莉油中加些純的茉莉原精，以增加茉莉香味的真實感。

以香水工業的觀點來說，這些合成的香氣分子或許非常實用，但就芳香療法的立場來看，這些合成物質是完全沒有療效的，就算摻雜部分真正的精油也沒用。

有些香水製造商，通常是非常少數的幾家，只用天然植物生產香水。當然，這種天然香水非常受歡迎，最起碼它們和芳香療法是相容的。

許多芳療師喜歡混合數種精油、創造新的香氣，藉此獲得療效和氣味都符合芳療師所需的複方精油。事實上，每種具有療效的精油味道都很好，就算有些純精油味道不大宜人，但少量時也可以產生非常棒的氣味。

如果沒有執照就無法購買香水工業用的酒精，因此自製的香水通常都是由未經稀釋的精油混合成的。這與以酒精為基劑的香水相比，這些純精油混合的香水具有較大的持久力，因為純精油可以在皮膚上停留較久的時間。也因此，使用時只能塗在一小塊皮膚上。有些精緻的純花瓣原精在單獨使用時會產生非常棒的香味！

香水工業製成的香水，可依照成分中芳香物質（精油或其他物質）和酒精的比例加以分類。芳香物質占 15～20%稱為香水，10%左右稱為精質，4～6%稱為化妝香水，2～3%稱為古龍水。

複方精油的理論很多，其中以十九世紀時法國香水界名人——皮爾

斯，以音符的高低將香味排列、分級。依照他的理論，產生了目前最常用的「類比音符」分類法，將香味分成高音、中音和低音三個等級。凡是一聞到就知道香味種類的精油、混合油或香水，都屬於高音。能在複方精油或香水中顯現它的特性的精油屬於中音，而香味能持續很久的就屬於低音。有幾種精油是明顯的低音精油，像廣藿香、沒藥、茉莉和檀香，但關於中音和高音精油的精油種類，芳療師和香水業者的意見從未一致。季節對精油的影響可能是原因之一，例如同種植物的精油，若生長季日照充足、氣候乾燥，則精油會歸類為高音。但若氣候較為陰溼，則可能歸類為中音。不過，這個分類法是非常主觀的。

引導精油混合的最佳指引就是鼻子。增加鼻子靈敏度的方法就是：不論在工作場所或家中都只聞高品質的油而鄙棄一切合成油。這或許不容易做到，因為合成精質幾乎已經滲透到每種產品中，從洗髮精到洗手乳、地板光亮劑、清潔劑、空氣清香劑（如果我們使用天然精油，還需要空氣清香劑做什麼？）及各類我們想得到的化妝品。

不過，也有替代方案：使用無香味或只添加天然植物萃取香料的物品。找尋這類產品得花些工夫，也必須多付些金錢，但這對我們的健康有益，也能增進我們辨識香水和精油的功力。

5-32 植物激素 Phytohormone

這個英文字來自希臘文，意指：植物的荷爾蒙。植物就和人類一樣，也會產生荷爾蒙，也可稱為「化學傳訊分子」。這些物質跟著植物體內的汁液流動，正如同人類的荷爾蒙在血液運行，藉此影響其他器官的功能。植物激素會影響植物生長、生殖和其他的植物生理功能。

有些植物激素和人類荷爾蒙的結構和功能非常類似，含有這類激素的

植物，有助維持人體的荷爾蒙功能。茴香、蛇麻子、甘草和柳穗都含有類似女性動情激素的植物激素，而土當歸則含有類似男性睪固酮的激素。

有些具有催情壯陽功效的精油也都含有這類植物激素，但這些激素的影響和使用方法還需要做更深入的研究。我們對這些物質了解得越清楚，我們就越清楚精油的作用。目前我們已知：適時使用這些物質可以平衡月經週期、增加母乳的分泌或增強分娩時子宮肌肉的收縮。

許多可以影響女性生殖系統的精油都含有非常類似動情激素的物質。目前尚未發現任何精油中含有類似黃體激素的物質，但某些藥草（如西洋牡荊）中的確含有這類物質。人蔘和其他幾種植物中則含有類似男性睪固酮的物質。請參閱「動情激素」（4-10）。

5-33 植物療法 Phytotherapy

這個英文字是由兩個希臘字「植物」和「治療」拼成，意指各種運用植物來進行治療的醫療活動。在法國，我們通常用「藥草醫學」來代表，且芳香療法也包括在內。法國的芳療師只有少數幾人單獨運用精油進行治療，其他人多會混合運用精油和其他的藥草或植物治療來為患者服務。

5-34 反射療法 Reflexology

許多芳療師會混合應用精油治療和反射療法，事實上這兩種療法的確也有互補之效。

反射療法的原理是：腳上的各個反射點或反射區，與身體各組織和器官之間會相互影響。了解和認識這些反射點，可以幫助芳療師辨識和治療患者的虛弱問題。本世紀初，美國芳療師，尤力斯・英格漢將反射治療的

理論和方法編纂成冊，並發覺這個方法可以回溯到古埃及時代。

堅定而溫和地用拇指或手指系統地在整個腳上輪流按摩。如果身上某個部位或組織出現問題，有經驗的治療師就會在腳上的反射區內感覺到小粒或結晶的存在。持續對該部位施壓，直到最初感到的不適消除，有益於該反射點對應的器官。

在進行反射治療時，不必使用精油或基礎油，因此不算做芳香療法的一部分。不過有些芳療師會在進行精油按摩時順便進行反射按摩。有些芳療師利用反射治療來尋找虛弱的器官組織，以作為選擇精油的參考，有些則利用反射治療來強化精油的療效。

理論上，在特殊的反射點上塗搽精油、增強該反射點對應組織的健康是說得通的，但這並不是正統的反射療法。這種方式很適合自療，可以幫助自行按摩很難接觸到的頸部和背部。

5-35 指壓 Shiatsu

指壓是種傳統的日本按摩技術，和針灸療法的原理十分類似。「sbiafsu」的日本話意指指壓之意，治療師利用手指或拇指按壓在特殊的穴位上（針灸療法是利用針扎在穴位上以獲得療效）。不過，這還不足以完整描述指壓，因為芳療師還會用到整個手掌、手肘甚至腳來讓患者放鬆或刺激患者，並藉此平衡患者體內的陰陽之氣。可參閱「針灸療法」（5-1），以進一步了解陰陽之說和氣能量的理論）。

傳統的指壓治療是單獨一門的療法，患者穿著衣服讓專業治療師進行治療，和芳香治療無關。但現在它可和精油按摩結合，加入芳香療法中以獲得更大療效。利用精油按摩可以達到某種效果，若再按摩適當穴位可增強療效，幫助患者平衡體內的能量，讓精油發揮最大的影響力。

請參閱「**陰／陽**」（6-34）和「**針灸療法**」（5-1）。

5-36 護膚 Skincare

保養皮膚是芳香療法相當重要的功能之一（事實上，很多人以為進行芳香療法就是為了護膚）。精油、花露、新鮮水果、杏仁、蜂蜜和其他新鮮的天然物質，適合各類型的皮膚，也可以治療痤瘡、溼疹和牛皮癬等各類型的皮膚病症。

典型的芳香療法保養臉部皮膚流程（如果皮膚健康狀況良好且沒有特殊皮膚病）如下：用溫和的植物性乳霜或牛奶徹底清潔臉部，接著再細心進行特殊的臉部、頸部、肩部和頭皮按摩。按摩，可說是整個保養過程中最重要的步驟，藉著按摩可幫助當時最適合皮膚或皮膚最需要的精油（皮膚的狀況是每天不同的），穿過外層的死細胞而對下層的活細胞作用。有些治療師所受的訓練較深入，可以針對當事人當時的皮膚狀況而從多種合適的精油中選出當時最適合的一種。

按摩之後，芳療師可能會在顧客的臉上熱敷以幫助精油的吸收，或用新鮮草莓或當季水果，甚至酪梨果泥等各類的天然植物性物質為顧客作敷面。有些芳療師，特別是在護膚沙龍中心專做美容護膚工作的，可能會用到一般市售的敷面劑。但我覺得最好不要、也沒必要使用。姑且不論使用這類產品所必須增加的開銷，我認為只要使用新鮮水果或其他植物製成的產品就很有效了。切記：**越接近天然的物質，對我們越有益處**。

讓敷面劑在臉上停留十分鐘左右，再清除這些敷面劑，然後用玫瑰純露或橙花純露輕輕揉拭臉部和頸子。接著揉上薄薄一層合適的乳霜，以保護皮膚避免環境中其他物質的傷害。另外，芳療師還可能給顧客一些合適的精油乳霜或其他的精油產品，以便在家中使用。

大多數護膚過程都是依照上述步驟，但也會根據芳療師個人獨特的治療方式，或當事人的特殊情況做些更動。例如，當事人若是油性皮膚或患者痤瘡，護膚步驟中還會加入「用含有精油的蒸汽蒸臉」這個項目。

　　利用精油、蜜蠟、可可油和純露在家中自製芳香軟膏、化妝水或純露，是很容易的事，詳細的步驟和各成分的用量都記錄在本書中的其他單元內。幾千年前，人們就知道使用這個方法來做成各種護膚產品，而事實也證明：這類產品的確能安全地幫助皮膚。有些自製護膚品的成分，和我們曾祖母所用的保養品差不多，而最近市面上也可以見到這類化妝保養品，只不過市售保養品中還多加了少許礦物質與動物性成分。有些礦物質會傷害人體，且基於愛護動物的原則，我們也不該使用動物性產品。因此，若能用精油與其他的植物性物質製成護膚保養品，會比買現成的更好。此外，自製的絕對比買現成的更省錢，而且我們還能清楚地掌握每瓶護膚品的每種成分。

　　當然，護膚並不局限於保養「臉部的皮膚」，只不過是我們比較注意臉部罷了。臉部經常暴露於各類氣候、環境污染物、空調系統或其他傷害性因子之下，人們總是比較注意臉部的外貌，或許就是臉部保養較受重視的原因吧！不論是按摩、乳霜、化妝水或芳香泡澡等，各種芳香治療都對全身皮膚有非常大的幫助。除了臉部之外，手部的皮膚大概是我們最需要關心的，而自製實用又有效的護手霜，也是非常容易的。

　　有些芳療師受過特殊訓練，或專攻芳香治療在護膚方面的應用，我們應該認同他們的專業。整個護膚過程中當事人所受到芳療師的照顧、按摩、寵愛等，都是非常放鬆、非常享受的感覺，從這點來看，芳療師除了能提供有助皮膚的生理治療外，還能提供非常有益的心理治療。

　　有助皮膚的精油種類很多，我們會在不同的皮膚類型與皮膚問題中提到。請參閱「**乾性皮膚**」（2-41）、「**油性皮膚**」（2-102）、「**缺水性皮**

膚」（2-37）、「**敏感性皮膚**」（2-127）、「**皺紋**」（2-159）、「**微血管擴張**」（2-142）、「**痤瘡**」（2-2）、「**溼疹**」（2-42）與「**牛皮癬**」（2-110）。另外還可參看「**皮膚**」（2-130）以進一步了解皮膚的功能和精油與皮膚的交互作用。

5-37 噴灑 Sprays

噴灑精油有非常多的優點，特別是精油具有殺蟲劑所沒有的安全性。依照精油種類的不同，可以製成驅蟲噴劑、除臭噴劑、避免流行病擴大傳染的保護噴劑與單純增加香氣的芳香噴劑。

只要將幾滴精油與一點酒精混合，加水後劇烈搖晃即可。若要立刻使用，可將精油和水直接混合，劇烈搖勻後使用，噴一～二次後可再搖一搖。精油不會與水均勻混合，但劇烈搖晃可使精油以水中懸浮油滴的形態噴出。噴劑中精油的比例不很重要，通常我都用 5%的濃度，而在流行病肆虐期間會提高為 10%。

最好的噴灑罐就是專門噴灑室內植物用的陶瓷噴灑罐，但芳香劑或除臭劑的玻璃噴灑罐也可重複利用。其次，也可以用普通的塑膠噴灑罐，但塑膠罐中絕不能有精油混合液殘留，因為精油會與塑膠產生化學作用，進而污染殘餘液體。調製噴灑液時必須注意「量」的問題：最好預估自己的用量，當天配的溶液要當天用完，沒用完的就拋棄不用。

佛手柑是除臭效果最好的精油，且不論是單獨使用或與薰衣草混合，都是非常有效的驅蟲劑。任何一種具有檸檬味的精油——香蜂草、檸檬馬鞭草、檸檬香茅或香茅等都可驅蟲。

瓦涅醫師認為：流行病肆虐期間最好噴灑尤加利精油，如果經常在病人房中噴灑，可以控制傳染病的蔓延。迷迭香與杜松精油也具有相同功

效。如果有傳染病流行，最好在家中每個房間噴灑精油，一天數次。

正如同房間芳香劑一般，我們可以選擇自己喜愛的精油種類。

如果患部疼痛無法直接在皮膚上塗搽精油，可以用噴灑的方式噴些精油。例如，兒童出水痘時，可在身上噴些洋甘菊、薰衣草與尤加利的複方精油，可以降低小孩發燒的情況，還能柔性水痘的斑塊。另外，還要注意一點，如果孩童出現發燒現象，為了減少皮膚接觸冷水的刺激，調製噴灑液時最好使用微溫的水。治療日光灼傷也可以調製薰衣草或洋甘菊或兩者混合液的噴灑液，以同樣的方式來減輕患者的不適。

5-38 振奮劑 Stimulants

振奮劑是種能振奮人們身體或心理的物質。雖然用精油的刺激效果，比咖啡因、酒精或刺激性藥物更安全，但也不能濫用。可以暫時利用精油來提振精神；遇上重大問題，必須格外集中注意力時都很適用。康復期也可酌量使用一些，以提振患者的活力。

羅勒、黑胡椒、尤加利、薄荷和迷迭香等都是具有激勵性的精油，其中我覺得迷迭香的效果最好。

用迷迭香精油進行芳香按摩，或再加少許黑胡椒，就成了最神奇的振奮劑，如果沒有按摩師在場，也可以進行芳香泡澡，或聞聞手帕和面紙上的精油，甚至直接吸入精油瓶口的揮發氣味也可以。在漫長的寫作過程中，我通常會在每邊抽口滴一滴迷迭香精油，以便我在移動雙手打字時可以隨時聞到它的味道。羅勒、薄荷和尤加利精油加入洗澡水中的效果較差，這幾種精油都會讓皮膚產生不舒服的刺痛感。但若加一滴到其他種類的精油中，卻可以成為相當好的振奮劑。薰香噴灑這類精油的效果都不錯。另外，還可配合飲用薄荷茶。

這類精油並不是睡眠、營養和休息的替代品，只能當作面臨突發狀況的暫時急救措施，並非長期的支柱。

5-39 調節體溫 Temperature

人類的正常體溫約是攝氏三十七度左右，早晨起床時體溫會略微降低，傍晚會升高一些。體溫控制中樞位於大腦，而身體可藉許多種不同方式調節體溫。例如：流汗可以降低體溫，發抖可以讓肌肉產生熱量。

許多精油可以升高、降低或調節體溫。佛手柑、尤加利、薰衣草、香蜂草和薄荷等精油可以降低體溫，其他能促進排汗的精油，像絲柏和迷迭香等也可間接降低體溫。可將這些精油加入洗澡水中，或混合大量冷水、輕輕搽拭身體。

即使不加精油，進行按摩也能有效地升高體溫，但若加馬鬱蘭或百里香等溫暖的精油，將更有效。凡是稱為紅皮劑的精油都可以促進局部血液循環，讓人產生溫熱的感覺，特別是冰冷的肢體末端。這類精油包括：黑胡椒、杜松和迷迭香。

寶寶和老人的體溫調節中樞比較不易有效地調節體溫，因此如果他們的體溫出現異常變化，就要特別小心看護。

請參閱「**發燒**」（2-49）。

5-40 補藥、強壯劑 Tonic

精油或藥草製劑等，只要能增進身體健康與機能，特別是在康復期或身體非常虛弱時使用，都可以稱為補藥或強壯劑。

歐白芷、羅勒、黑胡椒、肉桂、丁香、天竺葵、薑、薰衣草、檸檬、

馬鬱蘭、沒藥、肉豆蔻、迷迭香和百里香等精油，都是具有健身功效的強壯劑。這幾種精油多半具有溫和的提升作用，其中也有好幾種是屬於激勵性的精油。不過在使用這些精油時，最好再配合攝取良好的營養、補充多種維生素與礦物質，並儘可能多休息。

羅勒、天竺葵、薰衣草、馬鬱蘭、沒藥、迷迭香和百里香等精油，都很適合當作泡澡油或按摩油。如果方便的話，最好為筋疲力竭的人進行按摩，因為按摩是最能迅速恢復活力的方式。泡澡的功效雖然沒有按摩這樣顯著，但也十分有幫助，無法進行按摩的時候可改用泡澡替代。除了肉桂以外，其他屬於強壯劑的精油也可以加入洗澡水或按摩油中，但濃度必須很低。這幾種精油比較適合用燃燒器或蒸發器燃燒，或直接從瓶口或手帕、面紙上吸入蒸汽。如果能配合植物藥草或在食物中加入香料，效果會更好。

請參閱「振奮劑」（5-38）和「康復療養期」（2-32）。

5-41 鎮定劑 Tranquillisers

鎮定劑是種可以減輕焦慮症狀的藥物，多半為苯重氮異胺。像慰利安、留必安、阿提芬等廠牌藥物都是鎮定劑。另外，還有帕德諾等藥物可以減輕焦慮引起的流汗與心悸等症狀。

有數千人都對這幾種合法的藥物上癮，而事實上只要連續幾個月服用這些藥物就會上癮。頭痛、異常疲倦、憂鬱、消化不良、月經和性功能降低等，都是服用這類藥物可能出現的副作用，還可能出現皮膚起疹子、噁心等其他問題。

芳香療法是種可以取代鎮定劑、適合壓力情境使用的安全有效方法，可以有效幫助人們戒除這些藥物，甚至數年的藥癮都能戒除。

如果患者還沒養成依賴鎮定劑的習慣是最好的，有非常多種精油可以減輕壓力，若由感覺纖細的芳療師為患者進行按摩，效果更好。薰衣草、橙花、和依蘭是最能滋潤心靈的精油，其他像安息香、佛手柑、洋甘菊、快樂鼠尾草、義大利蠟菊、香蜂草、玫瑰和檀香等也都是絕佳的選擇。當然，個人偏好也可作為選擇精油的指南。另外，由於需要長期使用，因此最好經常變換精油的種類。除了定時接受芳香按摩，芳香泡澡也是不錯的，或可將單一種精油或數種精油的混合液當作香水使用。

有些長期服用鎮定劑的人，會尋求芳療師的協助以戒除藥癮。這時最重要的是：服藥量必須緩緩減少，不可驟然停止。突然停藥會讓當事人產生非常不舒服的感覺，也具有相當危險性。一般來說，剛開始減少四分之一的劑量，如果可以承受，再減少剩餘劑量的四分之一，如此依序進行。每個階段的時間，短則一星期長則數個月。服用鎮定劑的時間越長，戒除藥物所花的時間也越長。準備戒除藥癮時，一定要先知會醫師，戒除藥癮期間，也要與醫師保持聯繫。大多數醫師都很樂意幫助病患戒除藥癮，且都願意開些低劑量的鎮定劑，以幫助當事人順利度過減量時期。

我認為在開始進行降低藥物劑量的行動前，最好先進行芳香治療─用上述幾種精油進行按摩。芳香泡澡也是很重要的治療方法，因為這是當事人可以自行控制的療法，也可以降低當事人對芳療師的依賴。芳療師最好經常變換精油的種類，以避免精油取代了鎮定劑，成了患者上癮的對象。一般來說，精油不會造成生理上的上癮，但卻有可能使人產生情緒上的依賴，且長期使用同種精油也會降低精油的效力。在完全停藥之後，最好再持續治療一段時間，以支持當事人成功地擺脫藥物的陰影。

維生素特別是 C 和 B 群，可增強芳香療法的療效，許多焦慮症患者體內都有缺乏這些維生素的跡象。與心理醫師晤談也有助部分患者。

請參閱「成癮」（2-3）。

5-42 獸醫用精油 Veterinary Uses

　　有幾種精油療方可以治療動物的疾病。最常用的就是預防與控制寄生在家畜毛皮或皮膚的跳蚤、蝨子和其他寄生蟲。佛手柑、尤加利、天竺葵、薰衣草及其他多種精油，都是有效的驅蟲劑。只要在貓、狗身上抹一至數種上述精油，即使完全不用化學除蚤藥劑也可以有效地控制寄生蟲數目。狗兒通常比貓兒更樂於接受梳毛。讓狗兒先在加了上述精油的微溫水中泡泡，再為牠整理皮毛。如果是處理貓兒，我會在手上滴幾滴薰衣草或松紅梅等香味較溫和的精油，再將精油均勻抹在貓兒身上。有些貓可以忍受，但有些貓兒就不行。如果家中貓兒的毛很長，平時梳理毛髮時就在梳子上滴些精油——如果不想弄溼小狗，也可試試這個方法。

　　薰衣草與茶樹精油很適合治療小型創傷：在微冷的開水中加入幾滴精油，再將咬傷、抓傷或其他肢體衝擊造成的傷口浸泡在溶液中。爪子或牙齒造成的傷口通常較易感染、惡化，傷處通常會發熱、疼痛且化膿；這是因為這類傷口表皮通常較內部組織更快癒合的緣故。經常使用茶樹精油熱敷，可以殺菌、清除膿液，促進傷勢真正癒合。

　　絲柏精油可以治療動物的中耳炎。用棉花或棉花棒沾一滴精油輕輕搓拭耳朵內部，每天兩次即可。

　　養馬的人會用數種精油來治療馬兒關節的僵硬和疼痛問題。熱敷是最有效的方法，且其他適合人類使用的精油也適用於馬兒身上。

　　我知道有小型羊群飼養場（約六隻）會用強效薰衣草溶液來清洗羊毛，但大型飼養場不易準備大量薰衣草溶液，故多用市售的綿羊浸泡液。

　　注意：除非各位擁有獸醫執照，否則替別人的寵物治病是違法的，上述方法只能幫助我們處理自家中的寵物。

5-43 區域治療 Zone Therapy

　　區域治療是反射療法的別名。它意謂著：腳部的不同部位或區域會反應身體不同器官或部位的健康。詳情請參閱「反射療法」（5-34）。

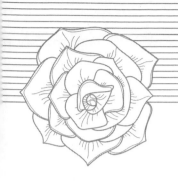

第 6 章
相關名詞解釋

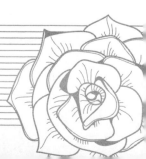

6-1 摻混劣品 Adulteration

　　精油的生產成本很高，因此總有一些不肖商人會出售摻混其他油脂的精油劣品，以獲取暴利。市面上需求量特別高的精油，或價格特別高的香蜂草和花瓣原精，都很容易買到不純的劣品。市面上常見的摻混劣品手法，有以下幾種：把便宜的油脂滲混到昂貴的純精油中，以降低成本；把從較普通、便宜的植物油脂中所萃取出的化學物質摻到珍貴的精油裡；或直接在精油中加入合成化合物。

　　除了芳療師之外，工業界有時也會用到精油，且對工業界來說，不純的精油居然可以利用，例如生產家庭清潔劑、便宜香水、化妝品和保養用品的製造商，他們就不怎麼在乎精油的純度，因為不純的精油味道還是很香，又能節省不少成本的開銷。他們這麼做不能算是欺騙消費大眾，因為消費者在購買、使用這些產品時，就已經認定這些產品沒有醫療效果。

　　但是對芳香治療來說，我們就必須確定所有的精油都是好的，都是從天然植物體中提煉出的精純、天然、沒有任何添加物的精油。對芳療師和患者來說，使用這些精油唯一的目的，就是希望得到醫療效果，因此確定精油的來源和純度，是非常重要的事。

　　一般芳療師所使用的精油，最好是向可區別藥用和工業用精油的差異，以及保證他們販售精油的來源和純度的進口代理商購買。如此，才會比較有保障。

6-2 噴霧產生器 Aerosol Generators

　　噴霧產生器——藉著電動的抽氣機，可以在空氣中噴灑微細顆粒的精

油油滴。噴霧產生器和噴霧器不同,一般的噴霧器,大都裝盛一些有毒的氣體或液體,像殺蟲劑之類的東西。

藉著選擇不同的噴霧產生器以及機械本身的操控指令,可以調整精油的噴出量。在噴灑精油的過程中,精油的溫度不會升高,也不會產生化學變化,比傳統蒸發精油的方式有更多的優點。

6-3 噴霧器 Airspray

讓空氣中充滿精油的最簡單方法,就是將精油和水混合,裝在噴霧器中噴灑出去。精油和水混合之前,如果先加入酒精或其他驅散劑,就能讓精油和水混合得更均勻。如果沒有加入任何酒精或驅散劑,雖然不能讓精油完全溶在水中,但只要事先劇烈而充分的搖晃,也可以讓精油和水暫時混合,形成良好的噴霧劑。一般簡單的植物噴霧器就當精油噴霧器使用,但如果使用塑膠或金屬做的噴霧器時要特別注意,因為塑膠和金屬做成的瓶器易與精油產生化學反應,為避免下次使用時改變精油的特性。用完後一定要把殘留的精油清洗乾淨,你也可以用花藝店出售的陶瓷噴霧器,我自己是使用回收的玻璃瓶在當噴霧器。

芳香噴霧的用途很多,不但可以讓房間充滿香氣、抵抗感染,在夏天噴灑防蟲油,還可以讓房間、甚至整棟房子都不再有蒼蠅。除臭油方面,像佛手柑,就可以除去空氣中不好的氣味。芳香噴霧最重要的功能,就是治療傳染性疾病,以及避免擴大傳染。在流行性感冒肆虐的期間,或麻疹、水痘等兒童傳染病流行時,在病房裡不斷地噴灑茶樹、佛手柑、尤加利和薰衣草等可以抗病毒或細菌的精油,就能加速病患的康復,同時避免家庭其他的成員罹患相同的傳染病。

二百毫升的水中加入二十滴精油,做成噴霧劑可以清靜空氣、產生清

香和驅除害蟲，在同樣毫升數的水中再多加一倍的精油，可以用來治病和預防傳染病。

6-4 酒精 Alcohol

精油可以非常迅速地溶在酒精裡，因此用不同的酒精和精油混合後，可以製成各種香水和藥劑或混合劑。

有些跌打傷藥、除臭劑或刮鬍後的柔軟水，會摻入異丙醇（isopropanol），但異丙醇會刺激皮膚，所以只能少量使用，且最好是配合純露或蒸餾水稀釋後使用。部分大型的藥店可以買到異丙醇，但每次所能購買的數量會受到限制。

酒精，或稱香水級酒精（乙醇），受到課徵關稅和營業稅的影響；必須具備特殊的執照才能購買。

如果想在家自製些刮鬍後的柔軟水、皮腺收斂水和除臭劑，伏特加酒（酒精含量最高的酒類）是很好的替代品。如果有機會前往歐洲大陸，不妨帶回一些白蘭地（eau de vie），它比伏特加酒更好。白蘭地是漱口藥水的最佳調配基劑。

6-5 食欲 Appetite

食欲是個非常有趣的現象，影響的層面很廣。從最表層來說，食欲是一種生理狀況—胃部已經消化了上一餐的食物，準備好要消化下一頓，更正確地說，這應該稱為「飢餓」。食欲也是一種心理作用，而且除了胃裡有無食物之外，還有許多因素會影響食欲。例如：就算我們才剛吃飽，看到美食或聞到食物的香味，依然會激發我們的食欲（試著在早晨走過麵包

店，就可以知道此言不虛）。有時，甚至閱讀描寫美食的文字，也會令我們口水直流呢！更深一層來說，壓力、焦慮、憂鬱和意外打擊等心理和情緒因子，都會影響食欲。控制著人類食欲的下視丘——位在大腦的基部；和大腦中控制情緒的部位非常接近，在這個區域間，有許多感受器傳遞著生理和心理的訊息。因此，情緒影響食欲的說法，是有科學根據的。

比較令人困惑的是：為何不同的心理狀態，對食欲卻有相同的影響呢？而不同個體身上相類似的情緒和心理狀態，為什麼會引發完全相反的影響呢？陷入熱戀或剛和男友分手的年輕女孩，可能都會拒絕食物，而她的父親，可能會擔憂女兒的情況而跟著食不下嚥，但她的母親卻可能會偷偷地吃下奶油麵包和巧克力，來減少對這件事的焦慮。

芳療師必須採取整體治療的方式，來治療食欲異常的患者。芳療師要檢視患者，找出患者內心的需求，幫助患者找出食欲異常的真正原因—不安全感、沮喪、焦慮或其他因素。再依照患者的特質和需求，由抗憂鬱的精油來作適合的選擇，便不難解決患者的情緒問題。如果患者是為了外觀身材問題而影響食欲，可以加入按摩治療，讓患者和自己的身體建立友好的關係。

假如患者的食欲只是稍微衰退，如病後的康復期，胃口自然會差一些，這時使用精油將很容易就可以恢復患者原有的食欲。洋甘菊、豆蔻、牛膝草和佛手柑等精油，在恢復食欲方面的功能頗具名氣。有些藥書記載：「茴香可以刺激食欲。」但有些藥書的敘述卻正好相反。羅馬士兵長途行軍，無暇休息、吃飯時，經常咀嚼茴香種子來止飢，而我自己也曾在節食期間，咀嚼過茴香的種子來抵擋飢餓感。但綜合上面這二種截然不同的說法及我親身的經驗，我認為茴香和大多數的精油一樣，能促進正常的食欲，也就是說，茴香不會特別抑制或促進食欲。

佛手柑也有同樣的情形。我在前面提到：佛手柑可以刺激食欲，但我

也用過它來治療貪食症。佛手柑是最能安撫人們憂鬱和焦慮情緒的精油之一，與其說它是一種抗憂鬱劑，倒不如更正確地說：它可以振奮精神。因此，利用佛手柑油作為按摩油、個人香水或芳香泡澡，可以直接治療影響食欲的真正因素。

另外，不良的飲食習慣，也可能會導致食欲不振，盡快排出體內累積的毒素，重新調整飲食習慣，再利用精油刺激食欲，很快地身體就能恢復正常。

請同時參看「神經性厭食症」（2-9）、「貪食症」（2-21）和「肥胖」（2-100）。

6-6 占星學 Astrology

早期的醫師，從愛維森納到文藝復興時期的藥草學家等，大多有另一種身分—占星學家。卡爾培波的諸多著作中，有一本是《占星學判斷疾病》，更說明了當時人們對星座的詳細研究。有些現代的芳療師，也喜歡連結占星學領域，找出患者所使用的精油和患者本人的星座關係。藉著出生的星座圖分析，就可以找出每個人身體或精神上比較脆弱的地方，再設法和精油做連結。例如：黃道十二宮，每個星座掌管身體不同部位，這可以警示治療師：某個星座的人，在某個部位比較虛弱、容易生病。而行星子午線，可以提示每個星座的人，容易生病或發生意外的時間。

中世紀和文藝復興時期的藥草學家認為：每個行星各有其掌管的藥草，而這個行星的本性和特質，都和它掌管的藥草有關。例如：紅色的星球，火星，掌管羅勒、黑胡椒、大蒜、松樹等藥性偏熱或較激烈的藥草，其他的依此類推。金星掌管涼性兼潮溼的藥草，以精油中花朵煉製成的種類來說，以天竺葵和玫瑰花最具代表性。月亮掌管寒冷而潮溼的藥草，如

洋甘菊。太陽掌管乾、熱的藥草，像歐白芷、迷迭香、乳香和沒藥。火星所掌管的精油適用在身體覺得冷、溼的時候；或精神／情緒上缺乏耐力，需要勇氣來對抗怯懦的時候。月亮掌管的精油，可以治療發燒或發炎。金星所掌管的精油，和女性的生殖能力有關。如果我們仔細比較這些行星和精油的特性，會發現兩者之間有相當多的一致性。比起現代的我們，以生硬的科學角度來探索精油特性，以前人們用行星特性來區別的方法，顯得詩情畫意許多。

很明顯的，如果要結合占星學和芳香治療；芳療師就得身兼二藝，或和占星師密切合作，才能真正幫助患者。有些人或許覺得：結合占星術和芳香療法，並沒有很大的幫助，但這兩個領域的結合，卻會透露出某些有趣且重要的訊息。

6-7 彩光 Aura

也就是靈體，或神秘體，指不繞著肉體外圍的空間區域，有些人認為這個空間是個體存在的能量場。神秘主義者發現：早在人類有文明記載時，就已經有彩光的存在，如西方宗教藝術中常出現在神靈或聖人四周的光環，東方宗教藝術中神明四周圓形、橢圓形或火焰狀的圖案，都是在描述彩光。二十世紀的科學研究，對這個彩光的問題，提出了一些人們可以接受的解釋。例如：我們知道人類全身的活動，都是屬於一連串電子及化學的反應，這些反應又可以延伸到身體外部的空間。根據克里昂（Kirlian）儀器拍攝的照片顯示：人體、動物和植物體的能量光芒都是以光的形態發散出來，這就是所謂的彩光。雖然只有少數比較敏感的人，才可以看見彩光，但每一個人都可以感覺到它的存在，如我們在施力或接受按摩的時候。

　　芳療師在替患者按摩時要記住：按摩，不但可以影響一個人的身體，更可以影響對方的彩光，特別在按摩結束前，我們所操作的一個「平衡患者氣場」的手勢中。

6-8 阿比西納 Avicenna

　　阿布・阿里・歐－蘇山・印畢・亞奔・阿拉・印畢・蘇納，就是西方人熟知的阿比西納。曾經有段時間，阿拉伯的醫學知識，領先整個西方世界；而當時最負盛名的阿拉伯醫師，就是阿比西納。

　　西元 980 年，阿比西納生於波斯的布哈拉（現今蘇聯烏茲別克共和國境內）。他是一位天才兒童，十歲時就能背誦可蘭經以及大量的阿拉伯詩歌。他的父親聘請家庭教師指導他理則學、形而上學、數學和其他學科，直到他的學識超過了家庭教師。從此之後，他開始自行研讀回教律例、天文學和藥學，直到十八歲。

　　二十一歲時，他就以博學多聞、精湛的醫術成名，並且成為巴格達醫院的首席醫師。這麼年輕優秀的醫師，自然會成為哈里發（回教國王）的私人醫師；但也由於他年輕得志，招來不少忌妒怨恨，而多次補捕入獄。

　　即使在監獄中，他仍舊繼續研究著述。幸好他擁有強健的體魄，否則就無法通過這些痛苦的試煉而冤死獄中了。

　　他所留下的著作中，最著名的是兩本是《療法大全》和《醫學真經》。在《療法大全》中，他討論了自然科學、心理學、天文學、音樂和純粹的醫學；在《醫學真經》中，他收錄了傳統的希臘、羅馬和阿拉伯醫學，並且加入自己的經驗。十二世紀時，這些書籍翻譯成拉丁文流傳到歐洲，正當此時，中世紀的歐洲學者重新發現和肯定希波克拉底、蓋林、狄歐斯科里德等人著作的價值，因應這股熱潮，因此阿比西納就成為幾世紀

來，對歐洲醫學思想最具深遠影響的重要人物。

就芳香療法的歷史來看，阿比西納的重要性還要再加三倍，他正確地記載了上百種藥用植物以及使用方法，也建立了按摩操作的詳細程序（成為現在按摩教學的必備手冊），還發明了從花朵中蒸餾精油的方法。

根據考古學的發現，在阿比西納以前就已經有某種簡單的蒸餾形式出現，但阿比西納在基本的蒸餾構造上添加了冷卻圈環。改進了蒸餾的技術，我們已經確定，在阿比西納的時代，波斯才開始生產玫瑰油，而有許多證據顯示，這項生產技術要歸功於阿比西納。除了具有科學家、詩人、醫師和學者的身分之外，阿比西納還是一位煉丹家；而他利用玫瑰進行了許多重要的煉丹實驗。白玫瑰和紅玫瑰，具有明顯不同的特質，要必須在實驗的不同時期加入。把玫瑰放入其他不同材質的燒瓶或蒸餾器中加熱之後，再以另一個蒸餾瓶收集它們的蒸氣，並等待蒸氣的冷卻。用這種加熱方法，可以得到玫瑰純露，上層浮著一層薄薄的玫瑰油。這些方法，雖然都是現代人的推想，但卻符合我們對阿比西納，以及當時技術的了解。

阿比西納所記載的藥用植物，超過八百種，但因他使用印度、西藏、中國和中東當地的俗名來稱呼這些植物，因此我們還無法完全正確地辨識所有他書上記載過的植物。在可辨識的植物中，我們已經分辨出薰衣草、洋甘菊以及著名的玫瑰等，這幾種都是芳香療法中利用價值很高的植物精油。

阿比西納用非常淺顯的語言，描述按摩的技巧，例如：輕快的摩擦可以讓局部紅熱；而更輕柔的撫摸，可以讓僵硬的身體變得輕鬆、柔軟。對於運動員的按摩，他寫道：「運動前要進行準備按摩……運動後要進行復原按摩，又稱為引導休息按摩。復原按摩的目的，在於排除運動過程中肌肉沒

玫瑰

有消耗掉的多餘水分，讓這些水分蒸發，肌肉才不會疲勞……按摩時要注意輕柔、溫和。」即使是科學昌明的現代，這些指示仍有重要的價值：有些奧運代表隊，將這些建議當作隊規來遵守。

有許多阿比西納的醫學觀念，出乎意料之外的先進，他的這些洞見為自然醫學點了一盞明燈。除了按摩、藥草學、藥用植物油方面的知識以外，他也精熟各種脊椎問題的按摩技法（以及處理骨折的骨折調整術），同時他還介紹和推廣水果膳食，利用含有天然糖分的西瓜、葡萄等水果，掃除體內儲存的毒素。

西元 1037 年，阿比西納隨著哈里發參加一場戰爭，戰後他的體力衰竭且死於腹痛，享年五十七歲。

6-9 嬰兒 Babies

從孩子出生的那一瞬間開始，就可以使用芳香療法來維護出生前的孩子健康（其實，芳香療法還可以維護胎兒的健康—參看「懷孕」（2-107）），只不過要留意幾點注意事項。

幼兒時期使用精油的種類和方法，都已在「**兒童與芳香療法**」（5-11）的章節裡，做了詳細的討論，對於嬰兒則還要再注意幾點。在該單元中我們會發現：所有加入泡澡中的精油，都必須先稀釋，而對於更幼小的嬰兒，這個稀釋的步驟就更加重要。嬰兒經常吸吮拇指或手指，還常用手揉眼睛，如果沒有事先稀釋精油，濃稠的精油可能會在水面形成小油滴，很容易經由嬰兒的手，再沾染到嘴巴或眼睛，引發嚴重的後果。精油會刺激角膜，所以不能直接接觸眼睛，不論大人或小孩都一樣，若成人的眼睛沾染到精油，頂多引起一點兒不舒服，但嬰兒眼睛如果接觸到精油，可能會導致永久的視力受損。濃稠的精油，可能會損傷口腔內部的纖細組

織，更嚴重的是，如果不小心吞下精油，可能會傷害胃壁。

要如何稀釋精油呢？首先將精油滴入含數茶匙的杏仁油、大豆油容器中或其他潤膚乳液中，或滴入一杯牛奶（勿用脫脂牛奶）中，仔細調勻後再加入洗澡水中。一滴洋甘菊或薰衣草精油分量稀釋後，加入寶寶的洗澡水中，就可以幫寶寶解除許多小症狀和促進睡眠。所有的精油，都能暫時抑制皮膚滋生細菌，因此定時在洗澡水中滴加精油，可以避免罹患尿布疹。

如果寶寶已經罹患尿布疹，可以塗擦含有金盞菊或洋甘菊油的軟膏，或如果皮膚出現脫皮、癒合緩慢的症狀，可以在軟膏中加入安息香或沒藥的精油。

使用精油治療嬰兒咳嗽、感冒或其他呼吸道感染的疾病時，比較安全而有效的方法是：在嬰兒床的床單上滴一滴合適的精油，讓寶寶能持續地以呼吸方式吸入蒸發的精油。這個方法非常安全，即使是只有幾天大的寶寶，也可以適用。另一個有效的方法是：在嬰兒房中噴灑或蒸發精油，既可以治療咳嗽或感冒，又可以幫助寶寶睡眠。

在精力旺盛或吵鬧不休的嬰兒或剛學走路的寶寶的睡袍或睡衣上，滴加一滴薰衣草油，會有神奇的效果。有個經常吵鬧不停的孩子，在接受上述方法治療之後；足足安睡了十四小時，讓他的母親和家人鬆了一口氣。

如果寶寶肚子痛，輕微按摩腹部可以減輕一些疼痛。在一茶匙杏仁油、大豆油或嬰兒潤膚乳液（最好先稍微溫熱一下，寶寶才不會覺得太冰涼）中，加入二滴洋甘菊或薰衣草油，調勻後塗在手上，以順時針的方向，穩固、輕柔地按摩寶寶的肚子，大約按摩五分鐘左右。如果寶寶還是覺得不舒服，可能還要按摩寶寶的下背部—讓寶寶趴在自己的膝蓋上，用同樣的方法，輕輕按摩下背部。

許多寶寶在長牙或感冒的時候，都會覺得耳朵痛，而減輕耳痛最安全

的方法，就是用稀釋的洋甘菊油（有關稀釋的方法，請參看「耳炎」，2-103），沿著外耳甚至脖子，輕輕地按摩。如果耳痛的症狀一直持續，就一定要看專科醫師。

　　請參看「兒童與芳香療法」（5-11）、「長牙」（2-140）、「感冒」（2-29）、「泡澡」（5-10）。

6-10 愛德華・巴赫醫師 Dr. Edward Bach

　　發明三十八種花朵藥液的愛德華・巴赫醫師，1886 年生於英國瓦立克郡。他的家族具有威爾斯的血統，而他也非常熱愛威爾斯—他發明第一種花精療法的地方。

　　起先，他在大學醫學系附設醫院接受正統醫師訓練，並且很也就獲得了重要的職務。但不久之後，他開始依照自己的理念，採用順勢治療的想法，以一個人為單位進行整體治療。依照哈尼曼的理論，他設計了幾種重要的治療方法，但他認為這幾種療法都不夠精準有效，因此開始尋找其他的治療方法。

　　他離開倫敦，開始在鄉間郊區漫遊；長期露宿屋外、接近大自然的經驗，使他對植物和植物體蘊藏的能量產生強烈的感受性。沒有門診和病患，使他的生活陷入困境，幸好總有支持他的朋友，和以前治療過的慷慨病人，一次又一次地幫助他度過難關。

　　當他尋找治療某種疾病的藥草時，他總是先讓自己罹患該種疾病再設法治療，這樣才能對藥草的療效，有更深入的體會。這種親自實驗的態度，再加上他窮苦、流浪的生活，使得他的健康日益惡化，但他從不放棄他的理想，總是不斷地在書籍或小冊子中發表他的成果。1936 年 9 月，愛德華・巴赫醫師死於工作過度以及一般醫療院所的迫害。

6-11 尼可拉斯·卡爾培波 Culpeper, Nicholas

　　尼可拉斯·卡爾培波生於 1616 年，是在英國擁有薩西克斯郡的維克赫斯特廣場（註）所有權的卡爾培波家族中，一位神職人員的兒子。十六歲那年他進入劍橋大學就讀，對古代醫學典籍的作者特別感興趣。畢業後，他在比夏朴哥擔任藥劑師。

　　1640 年他成為天文學家和內科醫師，並且參與英國內戰的醫療救護工作。在對抗克倫威爾軍隊的某次戰役中，他的胸部受到嚴重的創傷，造成永久的肺臟功能損傷，嚴重影響他後半生的身體健康。

　　1649 年，卡爾培波和醫師聯合公會產生劇烈的衝突，因為卡爾培波收錄他所翻譯的藥典，出版成《醫師指南》一書。當時，所有的醫學典籍都是用學者的標準語言——拉丁文寫成的，因此所有的醫學知識都掌握在一小群知識分子的手裡。卡爾培波想要改變這種情況，讓所有人都能獲得這些醫學知識，因此他開始著手將用拉丁文撰寫的醫學典籍翻譯成英文。這個舉動打破了以往醫師壟斷醫學知識的局面，也挑起了醫師們的憤怒。於是，醫師聯合公會開始在各類期刊上批評卡爾培波是個酒鬼、好色之徒、異教者和無神論者，就是不提他翻譯的內容是否正確（事實上，卡爾培波翻譯得相當好，用字遣詞幾近吹毛求疵的程度）。

　　面對這群小心眼、門戶之見又唯利是圖醫師群的攻擊，卡爾培波回應

註：現在的維克赫斯特廣場，是由英國國家信託局管理，克佑皇家植物園人員負責照顧廣場內的花園。對於芳香療法和草藥醫學有興趣的人，千萬不能錯過這個有圍牆的花園。裡面栽種了非常多種可以提煉精油的植物，有及肩高的快樂鼠尾草、牛膝草、百里香和馬鬱蘭，還有多種的迷迭香。栽種的薰衣草種類，遠多於我所知道的，花園的牆上也攀爬著多種古老品種的玫瑰花。初夏時，花園中大多數的植物都開花，香味撲鼻且賞心悅目，是最適合遊覽的季節。

他們一記重擊。他質疑當時醫界使用像汞之類有毒化學物質的政策：當時，越來越多的處方中都加入了汞，但每次使用汞，幾乎都會造成病人的死亡。

卡爾培波共翻譯或撰寫了七十九本書，包括了第二、三版的《醫師指南》、蓋林和其他作者所寫的希臘和拉丁文醫學書，還有在 1653 年出版他自己原著的《人類身體解剖學》、《助產士指南》等書。卡爾培波不但要治病救人，還要寫作和研究，以及肩負起做父親的責任（他有七個小孩），身兼數職而忙碌不休的生活，損失了健康。不久，他罹患了肺結核；而他的肺臟早在先前的戰爭中受創，因此毫無抵抗能力。1654 年，卡爾培波與世長辭，年僅三十八歲。

在卡爾培波短暫的職業生涯中，他致力於醫學知識的普及，除了翻譯經典的醫學著作供大眾閱讀之外，他還免費為窮人看病（雖然他並不富有）。他選擇在窮苦的村落行醫，放棄了能吸引富有病患的鎮市；並且把大量的積蓄花在出版書籍上。

卡爾培波的著作中，最為人稱頌的就是《卡爾培波藥草誌》，於 1653 年出版。封面的標題非常引人注目：**英國醫師著作，三百六十九種英國藥草的功用，首次出版問世**。這個標題，很清楚地告訴我們：這本書是卡爾培波的原著，而不是他翻譯的作品。在卡爾培波之前，有位叫約翰·吉拉德的人，曾致力於撰寫蓋林和其他醫師的醫學發現，卡爾培波接續吉拉德的工作，此外他還加入許多他自己的意見和建議，包括依照掌控每個植物的行星性質，來分類和訂出每種植物的特性。他從植物學和醫藥學的角度來分類植物，和傳統藥書的分類方式不同，而古老藥書中所記載的神話，卡爾培波也收錄到他的著作中，他沒有加入前人的批評，反而標上了自己的評語，比如說，遇到有廣大功效的藥草，他就會加註「這真是太神奇了」或「簡直是不可思議呀」。卡爾培波將這本書的讀者，設定為沒有受

過醫療訓練的一般人士，他希望這本書能幫助他們學會一些簡單的藥草常識來幫助自己，因此他非常仔細地描述每種藥草植物，以及這些植物的產地。他希望每位讀者都覺得：這些藥草植物，就像我們平時吃的植物一樣平易近人，容易辨識。

卡爾培波將藥草製劑和精油，做非常清楚的區分：他鼓勵一般大眾使用藥草製劑，而將精油視為化學藥品用油，必須由藥劑師開立處方後才能使用。「大多數的平民百姓，不容易學會精油的使用方法，但建議他們在每天早晨空腹時，吃十～十二個成熟的莓子，這卻是非常容易的。」他非常清楚而實際地說明藥草製劑的製作方法，包括：浸液、藥膏、芳香酒和浸泡油等；特別是浸泡油，他經常建議受苦的人們，用浸泡油塗身（按摩）以淨化煩憂，減輕痛苦。

卡爾培波所寫的這本書，不但具有相當的歷史價值，任何一位芳療師，都可以在此書中找到許多精油的使用方法和特性的說明和指引。書中所提到的三百六十九種植物中，有許多還是現代藥草學常用的藥材，光是芳香療法會用到的植物就有不少，最常見如羅勒、洋甘菊、快樂鼠尾草、茴香、大蒜、牛膝草、杜松、多種薄荷、薰衣草、馬鬱蘭、迷迭香、三種玫瑰、鼠尾草、百里香以及其他種的植物。

6-12 蜜蠟 Beeswax

製造乳霜和油膏時，常加入蜜蠟當作基礎油的用途，作為化妝品或皮膚藥膏中的精油稀釋劑。在乳霜中加入蜜蠟，可以增強乳霜中油脂成分的黏性，同時蜜蠟也可以作為乳霜中的乳化劑—讓乳霜中的香露水、蒸餾水或泉水，和油脂均勻混和。

蜜蠟本身就具有療效——一般來說，蜜蠟含有蜂蜜、蜂膠和蜂王漿的

成分，因此添加蜜蠟和添加有無機礦物蠟的乳霜相比，前者較好。此外，天然未經漂白的蜜蠟，比漂白過的好，後者可能會殘留一些化學漂白物質，反而有害。

6-13 血壓 Blood Pressure

心臟將血液擠入主動脈所產生的壓力就是血壓。主動脈的血壓。通常都能維持一定，因為主動脈的管壁夠寬，不會減緩血液。當主動脈分枝成較小的動脈和小動脈時，由於管腔變窄，造成血流變慢、血壓降低。當血液到達微血管時，血壓只夠反抗組織液的逆壓將血液帶入靜脈。靜脈中的血壓很低，必須靠四周肌肉所提供的壓力，才能將血液帶回心臟。

血壓隨著心跳變化：心臟收縮、將血液擠出心臟時，血壓較高；心臟舒張、血液從靜脈流入心臟時，血壓較低。除了一些體質較特殊的人之外，正常的收縮壓約是每平方英尺二・四磅，而舒張壓是每平方英尺一・六磅。這些數值，是利用血壓計測量出來的，以充氣式的扁平薄帶，測量上臂的動脈血壓（幾乎和心臟附近主動脈的血壓相同）。扁平薄帶中的壓力，會讓水銀柱升高（就像大氣壓力會讓氣壓柱中的水銀升高）；藉著水銀柱上的指示，我們就可以知道血壓的數值。一般來說，收縮壓約是一百二十毫米，而舒張壓是八十毫米，記作「120：80」。目前，電子血壓計已經有逐漸取代傳統血壓計的趨勢。

事實上，血壓隨時在變化；依據每個人不同時刻的生理需求，人體複雜的化學和神經中樞不停地在監控、調整血壓。藉著調整血流，就可以控制血壓；也就是說：心臟壓擠出的血流量，和動脈管壁的阻力決定了血壓。當人在休息時，每分鐘的血流量約是五公升；當人非常用力時，每分鐘的血流量可能到達四十公升；因此，配合血管管腔的大小，血壓必須做

些調整。不同的時間，每個器官的需血量也不同。例如，飽餐後的胃，和賽跑過後的腿肌等。藉著擴大器官的動脈管腔以及收縮其他的動脈管，就可以控制每個器官的血流量；而這些擴張和收縮的動作，都是由交感神經和部分荷爾蒙控制。

大腦是人體最不能忍受缺血的器官；不論身體正在全速工作或休息，大腦每分鐘都需要七百五十立方公分的新鮮血液；而維持大腦正常的供血，就是這些調節血壓裝置最重要的工作。血壓過低造成腦部的供血量過少時，會出現暈眩的症狀；嚴重的還會失去意識（不省人事）。

血壓過高對心臟和血管都不好，因此身體會持續地控制血壓，並將血壓維持在一個很窄的範圍內。

可以降低高血壓或升高低血壓的精油種類，都記載在「**高血壓**」（2-64）和「**低血壓**」（2-65）的單元中。

6-14 哺乳 Breast feeding

親自哺乳可能會出現一些不舒服的症狀，使得某些母親放棄了天然的哺乳方式而改用奶瓶餵奶。例如：乳頭裂傷和奶水不足，通常是造成新生兒的母親放棄親自哺乳的兩個主要原因。此外，乳汁過多造成脹奶和吸吮時的疼痛，也是常有的問題，精油正可以減輕這些令人困擾的症狀！

數百年來，人們就知道繖形科的植物，如洋茴香、藏茴香、蒔蘿和茴香等，可以促進乳汁的分泌，而許多哺乳的婦女，也經常服用這些藥草茶或藥草浸液來達到此效能。有些人認為：茉莉花也有相同的功效，但我找不到足夠的證據來證明這一點，而繖形科植物的功能，早已經清楚地證明了。其中，茴香茶是最好的選擇。

乳頭裂傷非常疼痛，復原的過程也很緩慢。金盞菊非常適合治療乳頭

裂傷，目前已經有好幾家信譽良好的公司生產金盞菊乳霜。自製金盞菊乳霜也很簡單：只要將幾滴金盞菊精油，滴入市售的乳霜中就可以了。但，在寶寶吃奶前，一定要將乳頭上所有的乳霜清除乾淨，寶寶吃飽之後，就立刻將乳霜塗在乳頭上，這樣在下次哺乳之前，乳頭才有充裕的時間吸收金盞菊的藥效。

如果想要減少乳汁，不論是為了減輕脹奶時的疼痛，成為了訓練寶寶斷奶，都可以薄荷精油冷敷。雖然許多其他種的精油，也有相同的功用；但以薄荷精油最為安全。如果寶寶仍然需要吸食乳汁，就必須特別注意：**每次餵食前，一定要先洗去乳頭上所有的精油。雖然薄荷精油相當溫和、安全，但如果寶寶吃入體內，仍然可能有危險。**

想知道冷敷的方法，請參看「貼敷」（5-12）。

6-15 循環 Circulation

如果要精油發揮功效，良好的血液循環是不可缺少的要件。不論我們直接吸入精油或將精油塗搽在皮膚上（不可否認的，塗在皮膚上的精油，有一部分也會被我們吸入），精油分子會很快地進入血液，藉著血液循環到達全身。

所有進入身體的物質，包括食物中的營養素和空氣中的氧氣，都是藉著血液循環繞行全身，而血液循環的過程，正是維持生命所不能缺少的。肺、胃、小腸和肝臟將這些物質，分解成可以進入血液的小分子，藉著血液循環，這些小分子物質就可以運送到體內每個細胞。

血液是在大小不同的管腔，也就是血管中流動，而人體的血液循環，又分屬於兩個不同但相關的循環系統，小循環是負責心臟和肺臟之間的血液循環，大循環則是負責心臟和身體其他部位之間的血液循環。肺臟吸進

氧氣後，由肺泡擴散至血液內，形成流往心臟的鮮紅充氧血，由心臟充氧血可藉著大循環而被帶至身體各部位。同時耗盡氧氣的缺氧血也被帶回肺臟，再次進行交換。

人體中的動脈負責將血液由心臟帶離，而靜脈則負責將血液帶回心臟。主動脈和靜脈之間，有較小的血管相連，而最小的血管稱為微血管，大約只有一根頭髮那麼粗。微血管的管壁非常薄，血漿（血液中含水的成分）和溶在血漿中的各種營養物、氧氣和其他物質（包括精油分子），都可以滲透血管管壁，進入至分散著細胞的組織血液中。這種組織血液可以很自由的進出微血管及把身體活動代謝後的廢物帶入血液，藉此移動廢物，也就是說，精油分子對每個細胞作用；每個細胞都獲益，就等於全身獲利。

精油需要依賴循環系統來運往全身，但精油也會影響循環系統。高、低血壓和靜脈曲張等循環系統的疾病，都可以用精油治療（參見各項疾病）。

可當作紅皮劑的精油，像黑胡椒、杜松、馬鬱蘭和迷迭香等，塗搽在皮膚上可以刺激局部的血液循環。這些精油促使微血管擴張，使得更多的血液流入微血管（出現皮膚發熱的現象）。隨著血液額外獲得的氧氣，可以促進各種傷勢癒合。

洋甘菊和絲柏精油的功能正好相反，它們會促使微血管收縮，因此當組織發熱、發紅和腫大的時候，非常適合使用這類精油。

大蒜，不管是新鮮的或製成藥片、膠囊的加工品，對整個循環系統的健康都非常有益；而維生素 C 和 E，也有相同的功效。

6-16 占卜 Dowsing

占卜時必須使用一根擺垂，讓擺垂可以根據不同的問題而往不同的方向移動。許多人認為：順時針方向移動意指「是」，而反時針方向移動意指「否」，但這並不是全球通用的規定。在使用擺垂前，我們必須先找出最適合擺垂運動的方式，可以用「這是薰衣草精油嗎？」之類已知答案的簡單問題，做個小小的測試。

有些芳療師利用占卜來幫助選擇適用的精油。我自己認為：只要對精油的特性和知識有非常充分的了解，可以針對患者的需求選擇合適的精油種類，並不一定需要占卜。占卜通常只能確認我們已知的知識，或肯定我們的直覺；不過對剛邁入芳香治療這行的人來說，占卜的肯定可是意義非凡呢！

在檢驗精油樣品的純度和來源時，如果我無法判斷它的品質，我就會用占卜的方式處理。我可能會這樣問：「這瓶中裝的精油都很純嗎？」或「是否有其他的化學物質殘留在精油中呢？」

占卜也可以幫助過敏患者，找出引起過敏的食物。它非常適合做臨時檢查，它花費的時間、空間都很少，也不會干擾別人，非常適合外食或購物時使用。占卜只算初級檢定，如果有必要，可以再做進一步的測試。

占卜的原理是什麼？我們以鐘錶為例來說明：指針並不能告訴我們時間；只有鐘錶內部的機件才能確實掌握時辰，但必須依賴指針的表達，我們才能知道時間。鐘擺和指針一樣，什麼都不知道，它只嘗試在非意識的狀態下，透露出我們直覺的想法。

占卜不需要特殊的知識、技能；只要想做，人人都能做。市面上製作精美的擺垂，或在棉線一端綁個鑰匙或戒指等小重物，都是很好的工具。

6-17 蓋林 Galen

　　蓋林，第一位分類植物藥草的人，西元 129～131 年間出生於土耳其的白加孟（現名柏加馬）。當時，土耳其正受希臘統治。他的父親是位建築師，他非常鼓勵兒子往醫藥界發展。

　　當時希臘諸神中負責掌管「康復」的神是阿斯克雷皮雅司，而白加孟正是阿斯克雷皮雅司的神殿所在地，因此神殿附近就有一所醫藥學校，而蓋林正是該校學生。在這所學校內，他遇見了幾位對他影響深遠的醫師，也培養了從其他角度探討病因的眼光。畢業後，他前往司密那深造，接著又到數個希臘都市研究，最後在埃及的亞力山卓城進修。不久之後，他成為亞力山卓城中一所競技學校的醫師。根據記載，他的醫術非常精湛：在他任職校醫期間，沒有人因為受傷而死亡。

　　西元 161 年他到羅馬去，並且很快博得一個好名聲：別的醫生醫不好的病，來找蓋林就對了。由於他的醫術精湛、名聲遠播，因此很快就被任命為馬克斯‧奧瑞里歐斯的私人醫師。

　　他曾撰著了十一本書，對藥草醫學的發展有非常深遠的影響。在這些書中，他敘述了多種藥草製劑的製作和使用方法。同時，他還將植物分成幾個不同大類，形成了後幾世紀植物醫藥發展的基礎。這個植物分類系統就稱為「蓋林」系統，現代的藥草醫學還受他的影響。

　　九世紀時，他的著作被譯成阿拉伯文，並且影響到後來阿拉伯醫學的形成。十二世紀時，阿拉伯版的蓋林著作被譯成拉丁文，使他的醫學概念流傳到更多的醫藥學校。十五～十六世紀時，人們將蓋林著作以原始的希臘文重新發行問世。蓋林的醫學著作影響中世紀和文藝復興時代甚鉅，許多後期的偉大藥草醫書，也都採用蓋林對植物的描述和分類系統，還有些

書籍根本就是直接翻譯蓋林的醫書，再加一些後人對於藥草的新發現罷了。

我們對蓋林的晚年了解得不多，只知道他大約於西元 199 年過世。

原始的冷霜是由蓋林發明的，在本書中的「附錄 C」記載了詳細的做法。

6-18 約翰‧吉拉德 John Gerard

約翰‧吉拉德，都德時代最具影響力的藥草家，1545 年生於英國赤都的南特區，幼年時期在二英里之外的威廉斯頓上學。十七歲時，他成為著名的外科醫師—亞力山大‧梅森的學生。在完成醫學學業後，吉拉德開始了他在斯堪的那維亞和俄羅斯的旅程—當時，這些地區都是尚未充分的開發半蠻荒地區。他可能也到過地中海沿岸，但這方面的資訊和記錄非常少。

1595 年，吉拉德受邀應聘至巴卑爾外科醫院任職，當時，他是著名的藥草師，負責管理柏格雷陛下位於斯特蘭街和哈特福郡迪奧波的花園。吉拉德自己也有個位於霍爾本的花園，1596 年他出版了一本書，內容全是描述他在花園中所種植的植物。在當時，出版這樣的書籍是種創舉，這本書中所用的系統和科學態度，深遠地影響了後世的作者。1599 年這本書再版發行時，書中出現了每種植物的拉丁文和英文名稱。

建立吉拉德不朽聲譽的書籍—藥草學是在 1597 年出版，由柏格雷陛下親筆題字的。書中許多內容都是承襲前人的著作，但吉拉德也加入了自己的看法和建議；例：他提到許多植物的生長環境和條件，也提到了生產稀少品種的藥草的某些歐洲和不列顛群島地區。

吉拉德最後成為詹姆斯一世的藥草師，1607 年他成為巴卑爾外科醫

院主任。能夠同時兼任這兩種職務，就表示當時這兩種工作並不會相互排斥。如果我們仔細觀察後代卡爾培波的職業和生涯，我們就會發現：後代人們將藥草師和外科醫師分得很清楚。吉拉德於 1612 年二月十九日離世，享年六十七歲。

6-19 人蔘 Ginseng

有時候，可以配合芳香療法為病人補充人蔘（Panax ginseng 或 Panax quinquefolium），特別是病人的身體特別虛弱時。

東方人，特別是中國和韓國人，使用人蔘的歷史長達數千年。根據他們的傳統，人蔘具有調和和振奮的功能，還有多種特殊的療效，可說是無所不能的神藥！

病中和康復期服用人蔘，的確非常有幫助，但我們必須小心不要濫用和過度使用人蔘。每天服用一顆一千二百毫克的人蔘膠囊，但服用期間不要過長，遭受心理或精神創傷後，或短時間需要消耗大量體力時，都非常適合在短期內補充和恢復。如果需要長期食用人蔘，像在康復期的病人，每天攝取的人蔘切勿超過六百毫克。

長久以來，人蔘就被當成壯陽和催情聖品，除了服用了人蔘之後很容易出現幸福和活力的感覺之外，人蔘中的確也含有某種類似睾固酮的植物性荷爾蒙。

6-20 藥草茶 Herb Teas

在利用精油治療的同時，配合飲用藥草茶或藥草浸液會更有幫助。可以產生精油的植物，通常也有製成藥草茶或藥草乾（像洋甘菊、茴香、檸

檬、檸檬馬鞭草、薄荷、迷迭香等）的產品，在進行芳香按摩或泡澡期間飲用這類藥草茶，可以增強精油的效果。如果找不到和精油種類相同的藥草茶，也可以飲用其他可以增強精油效果的藥草茶，只是芳療師恐怕無法提供這類訊息，直接諮詢藥草學家會比較合適。

製作藥草茶的方法和泡茶類似。將乾燥或新鮮的藥草浸泡在滾熱的開水中，泡個五～十分鐘就行了。浸泡藥草的時間約比平時泡茶長一些，且也和我們使用的藥草種類有密切關係。賣藥給我們的藥草商或藥草師，通常都會告訴我們正確的浸泡時間，而比較好的藥草書上通常也會列出浸泡時間。

最常買到的藥草茶都是裝在茶包中，茶包雖然很方便，但茶包內的藥草含量通常過少而無法產生療效。因此，必須用很多個茶包來泡一杯藥草茶，或飲用很多杯藥草茶，才能夠見到療效。雖然用茶包泡出的藥草茶很稀，但它卻比傳統的茶或咖啡更有益健康。

有些藥草書的作者建議：在藥草茶或果汁中滴加數滴精油一起飲用，這點我非常不能認同。精油不溶於水，而藥草茶和果汁都是「水」，完全無法稀釋精油。有些書中提到：未經稀釋的精油會損傷胃壁黏膜，因此，我堅決認為食用精油是件危險的事，最好避免。如果有少數治療師建議食用精油，也要特別注意稀釋的問題，才不會導致危險。

6-21 希波克拉底 Hippocrates

希波克拉底是舉世公認的醫學之父，西元前 460 年生於希臘的科斯島。他可能出生在一個醫師世家，當時許多記載希波克拉底事蹟的作者，都指稱他是「阿斯克雷皮艾德」的一員，而「阿斯克雷皮艾德」正是一群醫師的意思（從希臘字「阿斯克雷皮雅司」——希臘康復之神的名字而

來）。雖然當時人們也將醫藥學校稱為「阿斯克雷皮艾德」，但許多人認為這些文獻中所提到的「阿斯克雷皮艾德」是家族之名，特別是他有個「偉大的希波克拉底」的稱號，以便和其他同名的家族成員區分。

對芳香療法來說，希波克拉底的事蹟和著作有兩方面的貢獻：

1.使用並記載大量的藥草。

2.認為身體是個整體—而不是片段部分的總和。

就這一點來說，希波克拉底可說是「整體醫療論之父」了！

希波克拉底所使用的和他在醫書中所記載的藥草植物中，有許多種會使人上癮的麻醉品，像鴉片、顛茄、毒蔘茄和天仙子等，也有像溫桲和大黃等不怎麼起眼的果實，另外還有許多現在芳香療法經常用到的植物，像洋茴香、芫荽、小茴香和大蒜等，也有乳香、沒藥和安息香等松脂，以及藏茴香、茴香和幾乎每種古老醫學都會提到的藥草——玫瑰。

希波克拉底對醫學理論、醫學哲學和醫學倫理的貢獻，或許要更重要得多，現在許多醫學院學生奉為圭臬的「希波克拉底誓言」，或許不完全是他個人的信念（可能還包含了他弟子和信徒的想法），但卻是他留給後人的重要想法。更重要的，或許是他認為每位醫師都應該具有相當的道德操守，例如細心、謙遜和犧牲的精神等。除此之外，他還認為身體是一個完整的有機體，任何治療的第一步驟，也是現今整體療法的第一步驟——就是要找出疾病的病因以便徹底治療，而不是只求解決表面的病徵就算了事。他同時也教育民眾：食用不適當的膳食，會使許多無法消化的殘渣留在體內，而這些殘渣衍生的蒸汽或液體就是疾病的根源。雖然我們現在已經不再談論「體液理論」，但所有的自然療法都非常強調正確膳食的重要性，而這一點，是我們現代人才剛開始重視的，而希波克拉底竟然在這麼久之前就已經發覺了，真是令人非常驚訝。

希波克拉底經常四處旅遊，時時不忘教育和治療民眾，不論他走到哪

裡，都能獲得患者和群眾的尊敬和愛戴，不光是因為他具有高超的醫術，更重要的是，他具有高尚的道德情操——和他對門徒的要求一樣。

西元前 337 年，希波克拉底逝於里萊薩。

6-22 匈牙利水 Hungary Water

匈牙利水又稱為「匈牙利皇后水」，是一種具有香氣的複合物，據說十四世紀時一位老皇后，利用它返老還童、恢復年輕的活力和容貌，甚至還獲得波蘭國王的愛慕。傳說這位老皇后當時年過十七，不但半身癱瘓還罹患痛風。如果這些傳說屬實，那這匈牙利水的功效必定十分驚人！

所有民間的故事多少都有些事實根據，而這個故事也不例外。迷迭香精油的確可以減輕痛風，且數百年來人們都認為它可以治療癱瘓（當然是指和脊髓損傷無關的癱瘓）。玫瑰純露和橙花純露都是很好的皮膚調理水，因此皇后恢復年輕容貌也必定和這兩種花露有關。

現代人多半將匈牙利水當作清新的夏季香水或收斂性化妝水。雖然它沒有一定的成分，但絕對少不了迷迭香精油和玫瑰純露這兩種物質。根據下列的配方，任何人都可以輕易地做出匈牙利水：

四滴迷迭香精油、六滴檸檬精油、二滴甜橙精油、三倍強的橙花純露五毫升、三倍強的玫瑰純露五毫升、四十毫升的90%的酒精（伏特加酒）或酒精。製作方法很簡單：先將各類精油混在一起，加到酒精中攪拌均勻後，再加入玫瑰純露和橙花純露，徹底搖晃均勻即可。接著找個好地方安置這瓶混合液，等它成熟，但別忘了「搖晃」的動作：剛開始每隔幾天就搖一次，接著每週搖一次，至少要搖兩個月（或者更久，如果不急用的話）。它是非常清新的化妝水、皮膚調養液，也是溫和的除臭劑，但使用後如果沒有年輕五十歲，也請不要太失望！

6-23 角質素 Keratin

頭髮、指甲和皮膚的粗糙外層（表皮層）的主要成分，是種稱為「角質素」的蛋白質。表皮、頭髮和指甲都是死的組織，它們是由下層的活細胞不斷向上推擠而形成的。死的細胞，不論是什麼療法（包括芳香療法在內）都無法影響它們。芳香療法所能做的，就是增進皮膚生長層、毛囊組織（毛髮生長的源頭）和指甲基部的健康和生命力。經常按摩手、頭皮和全身皮膚，可以增進血液循環進而提高這些活組織的生命力。薰衣草和橙花精油特別有效，因為它們可以刺激健康新細胞的生長。還有許多其他的精油也很有幫助，在「**皮膚**」（2-130）、「**頭髮**」（2-57）等單元中有更詳細的說明。

6-24 佩・漢力克・林 Per Henrick, Ling

佩・漢力克・林是著名的瑞典式按摩療法的發明人，這種療法不只對身體有益，對心靈也有很大的幫助。

他生於 1776 年，年輕時想當一位作家，寫了非常多的浪漫詩篇和小說。後來他到國外旅行，開始對體育產生極大的興趣，數年後他回到瑞典，約在 1804 年，他得到了瑞典南部倫德大學劍擊教練的職務。他對運動中的人體非常著迷，並開始研究劍擊學生的肢體動作。之後，他建立一套學校和瑞典武裝部隊都採行的練習活動模式。年紀較大的人，可能還記得以前在學校學的「瑞典練兵法」，現在有些地方還繼續沿用這個方法。此外，他還對幾乎失傳的民俗舞蹈「拉第格」非常感興趣，除了想鑽研人體動作，還想保留傳統舞蹈。

　　1813 年得到皇家允許後，他在斯德哥爾摩開辦「體育中心」（目前還在），培育未來的「蘇基體育法」專業課程，也就是自然療法中的運動治療師。這個特殊名詞是林自己發明的，用來稱呼他這套特殊按摩法—創造身體肌肉和關節運動的技術。

　　瑞典人稱這種按摩法為「林氏按摩法」，他所建立的體育中心仍然在教授這個技術。這個按摩技術流傳到國外後，才出現了「瑞典按摩法」的名稱。很不幸的，在流傳的過程中，人們大多忽視林原本所提倡的關心和專注的精神，使得現代的瑞典按摩的內涵和原本詩人按摩師所設計的有些出入。

　　1960 年代，加州興起一陣風潮，試圖在按摩的內容中加入「關心」，結果產生了伊沙蘭式和直覺式按摩法，這兩種按摩法把 1839 年他死後，幾乎已經遭到遺忘的重要按摩精神重新加入按摩之中。

6-25 冥想 Meditation

　　在本書的某些部分曾提到：冥想可以使人放鬆，幫助人們擁有更和諧的人生。許多患有長期憂鬱、焦慮、壓力的人，或由心理問題引發生理病症的患者，在和芳療師晤談之後通常就開始學習冥想。芳香按摩、泡澡等，雖然都是有效減輕壓力的方式，但長期來說，患者能學會自我放鬆、調適的方法更為重要。

　　有些芳療師會教導患者簡單的冥想方法，有些芳療師則會提供冥想課程或中心的資訊，讓患者自己選擇學習的內容。有些人對冥想有些誤解和恐懼，例如有的人以為冥想會讓他們「失去控制」或「飄走了」，有些人認為冥想的技巧很難學、也不容易掌控。甚至還有些人認為冥想只是某種古老的宗教儀式罷了。雖然，不可否認的，冥想的確是廣大世界中某些宗

教活動儀式之一，但我們也可以忽略它的宗教意義來進行。如果定時進行冥想，的確可以減輕病人的病症，但患者卻對冥想有著上述的疑慮時，我們可以簡單告訴患者：現在我們要教他一個簡單的呼吸法，可以幫助他放鬆自己、減輕病症，而完全不要提到「冥想」這個名詞。

意識呼吸是最基本也是最常練習的冥想方法之一，另外兩種常用的方法是：覆誦（出聲或默念）字或詞語，和凝視某個物體或神像（含有宗教意義）。不同的人，需求不同，適合的方式也不相同，而在找到最適合自己的方式前，可能需要多嘗試幾次。

許多治療師，包括芳療師和其他治療師，經常將冥想當作進行治療的準備活動。有些時候，如果冥想可以帶給患者極大的舒適，治療師也會用冥想來作為治療的開始或結束。

6-26 記憶 Memory

所有能幫助頭部的精油，幾乎都有增強記憶力的功效。特別是迷迭香，幾百年前就有「迷迭香可以增進記憶」的諺語。

大腦中辨識氣味的地區和管理記憶的位置非常接近，而這兩種是腦中最早出現的區域（我們遠古的祖先腦中都有）。這或許就是各類香味和氣味可以神秘而有力地喚起我們某些潛藏的記憶和情感的主要原因。

請參閱「心智」（6-28）。

6-27 牛奶 Milk

全脂牛奶中含有某種程度的脂肪，具有溶解精油的能力；因此將精油加入洗澡水之前的稀釋工作，非常適合交由全脂牛奶來擔任。在牛奶中滴

加五～六滴喜歡的精油，洗澡前再將這攪拌均勻的牛奶精油倒入洗澡水中。牛奶是種非常適合敏感性皮膚和幼童使用的稀釋液。

我們也可以在牛奶表層的乳脂中滴加幾滴精油，以此當作乾燥皮膚的滋潤乳液。每一湯匙的乳脂中滴加八～十滴精油。最好一調好就立刻使用，沒用完必須立刻放入冰箱中，約可存放一～二天。

6-28 心智 The Mind

各位是否曾質疑：為什麼氣味和記憶之間的連結如此強烈？為什麼某種香味很容易讓我們想起某個特殊的人，或某種特殊的花香很容易讓我們想起兒時的花園？或者，為什麼精油可以影響我們的心智和情緒？它是怎麼辦到的？

我們對於產生嗅覺的生理變化已經有某種程度的了解，但對嗅覺所產生的感受和反應所知甚少。目前一些對嗅覺的研究成果，已可略微解釋上述種種現象。

腦中掌控嗅覺的區域，是最古老的區域之一；也就是說，非常早期的始祖人類腦中就具有掌控嗅覺的部位。在早期人類學會說話或學會製作工具之前，隨著人類的進化和腦容量的增加，大腦邊緣區的功能逐漸獲得充分的開發。這些功能都和人類存亡休戚相關：睡眠、性反應、飢餓、口渴、記憶和嗅覺。對早期人類來說，嗅覺是個人、家族和種族生存所必須的功能。他們需要嗅覺來搜尋食物，不論是尋覓野生動物的蹤跡或可食植物的生長地。嗅覺也能讓原始人類警覺，覺察到其他野獸或敵對種族的逼近、侵犯。此外，嗅覺還能幫助他們尋找另一半。雖然，現代人類比較依賴腦部後期發展所獲得的功能，像：說話、抽象思考、創造發展和機械活動等，但我們仍記得古老的記憶和技能。

對現代人來說，嗅覺的記憶和它所代表的意義似乎和意識的認知有關。例如：我們對腐敗食物的氣味會產生噁心和反胃的感覺，這似乎是種天生的反應，以保護我們避免誤食這類有害食物。但氣味和人或地方之間的連結卻是透過學習而來的，有很多時候是透過認知的過程學到的。不過，也不是全然如此，因為嗅覺的記憶一旦成形，就很難透過意識將它除去。例如：某位我們非常討厭的老師身上總是飄著某種香水的氣味，之後我們只要一聞到這種氣味就會不由自主地感到焦慮，即使我們非常清楚地知道眼前並沒有任何事物會威脅我們。對於使用同樣香水的人，就算我們非常清楚地知道他是個很好、很可愛的人，我們還是會毫無理由地討厭他。相反的，當我們情緒愉悅時所聞到的味道，或某個我們喜歡的人身上的氣味，都有可能和放鬆和快樂產生連結。

由此看來，玫瑰、茉莉、薰衣草和天竺葵等夏季花朵製成的精油，都具有抗憂鬱成效，真是一點也不令人意外。這些精油的味道可以喚醒人們潛意識深處對溫暖陽光、花園、假日和其他種種愉快的記憶。芳療師必須非常注意患者是否喜愛某種精油，以及最好使用患者喜愛的精油種類的原因之一，就是希望使用能喚起患者愉悅記憶的精油，雖然患者自己並沒有意識到。

芳香療法也可以讓氣味和情境做個新的連結。即使不用精油，按摩本身就可以使肌肉鬆弛。如果按摩時再加些好聞或溫和的精油，這味道就會和放鬆連結。以後再聞到這個味道，不論是用它來泡澡，當作房間芳香劑或下次的按摩油，它都會再度喚起放鬆的感覺，而這對於緊張、焦慮或壓力很大的人是非常有益的。

最近有些心理學家利用合成的海水味道（混合了鹹味、水草等味道）做個實驗。研究人員播放著海邊聲音的錄音帶讓志願實驗者聽，並用電扇將海水的味道吹向他們，各種儀器都顯示出他們處在非常放鬆的狀態。當

志願者實驗越多次，他們就能越快且越深刻地感受到放鬆。這完全不是芳香療法，且還有氣味以外的因素在影響，但這個實驗的確指出：愉悅的氣味可以使人放鬆，以及重複使用可以增強影響。

　　精油對心智的另一個影響是：它可以使大腦的左右半球平衡。我們知道大腦的右半球掌管著直覺思考和行為，而左半球則控制著邏輯和智力。當左右半球達到平衡，我們就會出現平靜和幸福的感覺。如果用腦波監測器監看腦波圖，我們可以發現：當人們吸入精油氣體時，大腦左右半球的活動會更趨向平衡。而且，幾乎每個人一聞到精油就會產生這種反應。如果吸入羅勒和迷迭香等可以使人神智清明的精油，腦波圖會顯示大腦正處於警戒狀態，而如果吸入茉莉、玫瑰和橙花等具有鎮定、抗憂鬱效果的精油，腦波圖則會顯示大腦正處於冥想的狀態。

　　探討心智和身體之間的關連，是芳香療法的重要課題，特別是對治療精神引起或壓力引起的疾病問題。精油對心智的正面影響，究竟是如何進一步幫助治療身體病症？到底兩者之間有著怎樣的關連？對於這個問題，我們雖然沒有確切而完整的答案，但我們可以確定一點：這必定和下視丘有關。下視丘位於大腦基部，也就是心智和身體相連的部位。內分泌系統和神經系統都受它調控，而身體各器官和組織以及各種生理變化都受到這兩大系統的影響。下視丘透過數條神經通道和大腦各部位相連，而大腦邊緣區和下視丘之間的聯繫特別緊密。在此，我們又能看到這種緊密的關係對早期人類的重要性：當危險逼近時，嗅覺反應可以使身體各部位立刻產生警覺，並準備好應變反應。舉個簡單的例子來說明人體反應的程序：鼻子聞到狼的味道；大腦邊緣區判斷這是危險信號；將危險信號的訊息送入下視丘；下視丘將這訊息傳至控制內分泌系統的腦下腺；於是腎上腺分泌腎上腺素；腎上腺素進入血液；腎上腺素促使心跳增快和增強，並提高呼吸的頻率以提供肌肉足夠的血液和氧氣，讓肌肉具有戰鬥或逃亡的充分準

備。在此同時，皮膚和消化器官的血液也都流向心臟和肌肉（眼前努力讓自己不要變成狼的食物比消化食物更為重要）。這些事件，在我們讀完這一大串文字之前就已經全部完成了。

人們在面臨各類型的壓力情境時，都會出現這個腎上腺激增的反應，即使是我們不需要用到逃亡或攻擊等策略來處理我們所面臨的威脅。引發我們焦慮的人就算身在數百英里之外，但只要我們打個電話、聽見他的聲音，我們仍然會出現心跳加速和血液衝向腦門等反應。由於沒有適當的生理反應來消耗這些多餘的腎上腺素，接下來數小時中我們可能會感到非常焦躁和不舒服。當這種情況一再發生，腎上腺就會趨近疲憊狀態，而身體也會開始出現一些生理病症，即我們所說的壓力引起的病症。

讓腦子接受舒適和放鬆的按摩，可以減輕病症。下視丘接收到安全的訊息，它就會讓身體各器官維持在平衡的狀態，並讓它們充分發揮作用。這個原理，雖然是最近才由心理學家以合成海水氣味的實驗加以證實，但幾千年前芳療師、按摩師、冥想者、瑜伽師和其他許多人早就知道了！

6-29 情緒 Moods

精油可以影響情緒，特別是具有抗憂鬱和鼓舞作用的佛手柑、葡萄柚、甜橙和其他柑橘屬植物精油，在不同時機這些精油同時還具有平靜、振奮、平衡或其他作用。

如果利用按摩、泡澡、香水或其他方法來使用精油，幾乎所有的精油都具有改變情緒的功效。但最容易利用精油影響情緒的方法，就是在房間中噴灑精油─使用噴霧器、噴霧產生器、薰香燈或芳香劑等，或更簡單些：直接在燈泡或電熱器上滴幾滴精油。

各類精油對情緒和精神狀態的影響，請直接參看各類精油的說明。

6-30 營養 Nutrition

　　健康食物對於芳香療法的影響非常重大。不論精油的效果多麼驚人、治療師的技巧多麼高明，如果身體營養不良或鬱積過多毒素，將無法有效地改善健康。

　　許多芳療師在實施精油治療的同時，都會要求患者進行飲食調整，或轉介患者接受營養諮詢。

　　兩千年前，被尊為醫學之父的希波克拉底就曾提出「不好的食物會導致疾病」的論調，並提出「讓藥物變成食物，讓食物變成藥物」的說法。和五世紀時，希臘農業社會中人們所吃的食物相比，現在我們所吃的食物養分的含量變少，但污染物的含量卻變得更多。

　　每個人對營養的需求差異很大。好的食物雖然沒有嚴格的條件限制，但多少有些規則可循。例如：對素食者來說，全植物膳食可說是最理想的食物。但有些人可能會發現：他們無法完全不吃肉食。這些人體內可能缺乏某種酵素，以至於無法將植物性蛋白轉化成他們可以使用的物質。人們對熱量的需求也也很難定量，因為每個人的體質不同，代謝能量的效率也有所差異。人們對維生素和礦物質的需求也因體質而異。事實上，由數國政府組織統計整理而發表的每日維生素建議攝取量，遠低於大多數人的真正需要量。

　　「避免攝取化學添加物」是個對大家都有益的忠告。商店中販賣的食品，從種子發芽到採收製成成品之間，幾乎每個步驟都添加了許多化學物質—市面上幾乎每種食物中都含有發芽劑、殺蟲劑、除草劑、色素、人工甘味劑和防腐劑等物質。這諸多化學物質中，還有許多種是已知的致癌物和疑似的致癌物。

除此之外，有些物質少量時雖然無害，但在體內累積一定量之後就會出現毒性。還有些物質雖然不會傷害身體，但為了排除這些外來物，身體的負擔會加重。根據人類數百萬年來的演化，我們的身體已將某些種類的有機物，不論動物或植物，視為食物。出現大量化學添加物的這幾十年時間，和人類發展的數百萬年歲月相較，簡直是連一眨眼的時間都不到，在這麼短暫的時光中，我們的身體還沒能學會處理這些「新」物質。當身體將某種物質視為外來物時，身體會啟動數種機制來中和這個外來物。接觸到陌生物質時，身體會產生大量組織胺，進而引發諸多種過敏症狀。從皮膚排出有毒物質是件非常困難的工作，過程經常使皮膚出現溼疹或牛皮癬的症狀，或有些時候身體會採取隔離政策—將外來物包裹起來，以便和身體組織隔離。例如：黏液的產生就是為了要包裹外來物質，但過多的黏液卻會阻塞肺臟、鼻子、竇室和結腸。此外，對付外來物質身體還有最後一招：直接將外來物質堆放在某個器官—通常是肝臟內。這種方式短期之內雖然沒有傷害，但長期下來還是會出現某些病症。

　　飼養食用性動物的人經常讓他們的動物注射荷爾蒙和抗生素，這對人體也有傷害。經常食用注射荷爾蒙的雞肉很容易出現：人體成熟前的性成熟（例如，五歲就出現月經週期）和男性女乳症（男士的乳房像女士般隆起）等病症。經常攝取含有抗生素的肉類也會有不良影響：當我們真的受到細菌侵犯、需要抗生素的幫助時，很抱歉，抗生素就變得一點用也沒有。

　　最簡單的健康飲食建議就是：儘可能攝取天然的食物。最好不要食用加工處理過的食物—罐頭食物、冷凍食品、預熱熟食、包裝食品等，最好都避免食用。各位或許覺得：冷凍食品比罐頭或其他加工食品更能保留食物中的維生素，應是很好的選擇；但可惜的是，許多冷凍食品中都添加了色素。

　　盡量攝取食物鏈底層的食物。從人工施肥和噴灑藥劑的土壤中長出的植物，體內就會蘊含這些化學物質。當它們被動物吃掉後，這些化學物質就會轉移到動物體內儲存和累積。如果我們吃了這動物，這些化學物質就會轉移到我們體內堆積。同樣的道理，雞蛋、牛奶和乳酪中也可能會有許多化學物質，因此素食者和肉食者都必須同樣地關心這個化學物質的污染問題。

　　如果可以的話，最好食用自己栽種的蔬菜水果，或購買可靠、沒有噴灑藥劑的有機蔬果。如果這些辦法都不可行，只好徹底清洗每種食物，這個方法雖然不能完全除去化學物質，但至少可以減低它的含量。

　　如果想吃肉，試著購買以天然方式飼養、沒有施打荷爾蒙或抗生素的動物肉品。找到天然飼養的肉品來源後，最好再注意：**避免購買紅肉（豬肉和牛肉）**。紅肉中，脂肪和酸性物質的含量很高，而豬肉更是所有肉食中最毒的肉品。豬肉會在體內產生大量的酸性物質（牛肉產生的量較少），進而導致各種疾病。

　　盡量生吃食物。烹煮的過程會破壞或改變某些食物中重要的營養素。最好吃活生生的植物—發芽的穀物和豆類。讓穀物、大豆或其他常見豆子發芽的方法很簡單，而這些發芽食品的營養可是非常豐富的。發芽的種子可說是食物鏈中最低層的食物了。

　　我們攝取的食物中，複合性碳水化合物的含量應該要最高，因為它是供給身體熱能和活動能量的主要來源，也是維持消化道健康所不能缺少的物質。精製過的碳水化合物，像白糖、白麵粉和它們的製品中都缺乏身體必需的纖維素，因此會導致身體機能的停滯。這類食品，除了提供能量之外完全不具任何營養價值。

　　精製糖類還會導致血糖劇烈升高，使得胰臟不得不過量工作、分泌更多的胰島素來降低血糖。過多的胰島素會使血糖過低，造成疲倦、虛弱甚

至幾乎要暈倒的症狀。當然，還會讓人感到飢餓。再補充一塊精製糖製成的點心，的確可以迅速改善這些症狀，但也會陷入一個可怕的循環─血糖不斷地在過高和過低之間震盪。比較安全的方法就是攝取粗糙的碳水化合物，像全麥、少許未精製的糖、少量蜂蜜和乾果等，這些食品所提供的糖類和澱粉比較能有效而平衡地被人體利用。全麥穀物和水果蔬菜還提供了大量的纖維質，可讓食物以合理的速度通過消化道。缺乏纖維質的食物很容易在腸管中停留太久，進而產生發酵作用，導致腸炎、腸癌和其他種疾病。

我們可以從動物或植物身上獲取蛋白質。蛋白質的基本組成，也就是人體用來建造和修復身體組織的基本單元，就是胺基酸。人體的骨骼、肌肉、內臟、頭髮和指甲等，都是由二十種胺基酸組成，但人體並不能自行合成每種胺基酸。有八種胺基酸是人體無法合成，必須從食物中獲取。含有這八種胺基酸的食物稱為初級或一級蛋白質，肉類、蛋類和黃豆都屬於這類。素食者最好注意攝取含有這八種胺基酸的食物，以補足體內對必需胺基酸的需求。穀物加上豆類、穀物加上堅果或堅果加上豆類的組合，都可以很容易地攝取初級蛋白質。在這幾種組合中，以巴西堅果最為重要，因為它提供了許多植物中缺乏的胺基酸。

大多數的西方人都攝取過多的蛋白質，而這是非常危險的，特別是這些多屬於動物性蛋白質。尿酸正是消化蛋白質所得的產物之一，通常可以順利地排出體外。但如果尿酸的含量過多，身體可能會無法掌控，因而使得尿酸堆積在關節或腎臟的地方，產生了痛風、關節炎或腎臟病。如果缺乏可以排除尿酸的酵素，就必須要更謹慎控制蛋白質的攝取量。攝取過量的蛋白質也可能會導致高血壓。

動物性蛋白中通常含有高量的脂肪，這使得人們罹患高血壓和冠狀動脈，心臟疾病的危險性大增。人體的確需要脂肪，但最好是植物性脂肪。

腦和神經系統、心臟、肺臟、肝臟、其他重要內臟以及肌肉，都需要一種稱為「必需脂肪酸」的脂肪酸來維持正常的功能，而腦組織中必需脂肪酸的成分更占了 50%以上的比例，就和胺基酸一樣，人體可以自行合成部分脂肪酸，但有兩類脂肪酸─亞麻油酸和亞麻脂酸是人體無法合成的，必需從植物性食物中攝取。補充月見草油膠囊的價值，就在於它提供了我們需要但無法合成的脂肪酸。

　　除了這些每日膳食中必須大量攝取的營養素之外，還要攝取一些人體需要量不高但對身體健康非常重要的物質：維生素、礦物質和微量元素。

　　維生素 A、D、E 和 F 是脂溶性維生素，可以在肝臟中儲藏；而維生素 C 和 B 群是屬於水溶性維生素，人體無法儲存，因此需要每天補充。事實上，我們所需的維生素和其他的微量營養素最好都從食物中攝取。但在生活水平較差的國家或地區，只有少數人可以從食物中獲取足夠的營養素，更遑論是還有數以百萬根本就吃不飽的飢困人們！

　　此外，每個人對營養素的需求量也有很大的差異。許多政府機構提出各種維生素和礦物質每日最低攝取量的建議，標準都定得太低，通常都只能消極地避免壞血症等缺乏症的出現，而無法真正積極地促進健康。舉例來說，個體對維生素 C 的需求量通常是建議攝取量的四百倍，某些體質特殊的人可能要攝取到建議量的一千倍以上才夠。疾病、壓力、食品添加物、環境污染、酒精和抽煙都會增加個體對各類營養素的需求，同時降低人體吸收營養素的效率，使得人們必須額外補充營養素（健康良好的人，需要額外補充的期間較短）。

　　有些芳療師建議：接受精油治療當天最好不要吃肉。事實上，針灸治療師和其他的自然療法師都會提出類似的建議。他們認為：人體為了消化肉類所進行的化學反應，會抑制精油精巧微妙的作用。他們或許還會建議：治療後二十四小時內最好飲用大量開水。

當然，吃肉會改變精油（和香水）搽在身上所產生的氣味，許多芳療師還會從精油的氣味中來分辨素食者和肉食者。許多患者發覺：停止吃肉可以提高身體對精油的敏感度。

6-31 嗅覺 Smell, Sense of

相對於其他的視覺、聽覺、觸覺及味覺等感官知覺，我們對嗅覺的了解算是較少的（雖然其他的知覺或多或少也和嗅覺相關）。過去十年的許多研究，已經讓我們對身體感知氣味的生理過程有了更深入的認識，而這些發現也讓我們更了解精油強力影響我們身體與心靈的方式與管道。

嗅覺神經位於鼻腔上端，與其他觸覺和聽覺等感覺神經有個很大的不同：它直接與大腦相連。事實上，這些嗅覺神經可說是「大腦細胞的延伸」，也因為如此，嗅覺成為我們最能立即感知的知覺。

鼻腔黏膜部分有著從每個嗅覺神經細胞延伸出的纖毛，而纖毛的頂端具有特殊的接受器，可以偵測空氣中的香氣分子。精油及其他會散發的芳香物質，揮發性都很高，也就是說，這些香氣分子會很快地進入空氣中。鼻腔內部通常覆蓋著一層潮溼的黏膜，當這些香氣分子進入鼻腔中，會很快地溶在黏膜上，嗅覺神經才能偵測到它們的存在。

嗅覺神經末端的纖毛會將這些氣味的訊息傳往嗅覺神經細胞本體。接著，在經由漫長的神經纖維，穿過鼻子頂端的骨板將訊號傳達到大腦。大腦會確認各種不同的氣味，我們就產生「嗅覺」了。這一切過程都在一瞬間完成。

近幾年，由於更高倍電子顯微鏡的發明，使我們更了解纖毛偵測氣味分子的方式。纖毛頂端的接受器有各種不同的形狀，而不同來源的氣味分子，它們的形狀與大小也都各不相同。氣味分子與形狀契合的接受器結合

後，會立刻啟動神經傳導，將這個訊息傳至大腦。大腦會依據該接受器的形式而判斷氣味種類。這都表示大腦會分辨「玫瑰」或「貓熊」的氣味，進一步區別不同氣味，還需要大腦嗅覺經驗記憶區訊息的協助。纖毛所傳遞的訊息只是：這氣味是甜的或酸的、是花香或木味、是濃或淡等。大多數的氣味都很複雜，並由多種不同的氣味分子組成的。嗅覺神經接受器的多種形狀，使我們可以辨識各類複雜的氣味，而這些複雜氣味訊息，全都由大腦來統整並解讀。

不過，故事還沒結束。鼻子可以偵測到的氣味種類，遠超過耳朵所能聽到的聲音種類。與嗅覺相比，視覺和味覺也顯得簡單多了：味覺與視覺中只有三～四種不同的神經細胞，而嗅覺中卻有一萬種不同型的嗅覺神經，不過嗅覺神經接受器卻不到一萬種，因此除了形狀與大小外，每個氣味分子的震動速率可能也與辨識不同氣味有關。

嗅覺是傳遞訊息最迅速的感官，但也是訊息消失最快速的知覺——嗅覺剛產生時感受最強烈，但強度會很快減弱。這可從「衰退」與「疲倦」兩個現象得知。

當我們長期曝露在某種氣味之下，就會出現嗅覺衰退的現象。例如說：廚師由於長時間待在廚房，因此通常都聞不到自己烹煮的食物味道，而其他剛進入廚房的人通常可以立即覺察到美味的食物香。如果廚師離開廚房一會兒再回去，他也會注意到食物的香氣，這是因為他離開廚房之後，廚房氣味的記憶很快就消除了，當再次回到廚房時，嗅覺會將廚房的氣味視為新的刺激，於是他又聞到了。

當我們在很短的時間內接觸到許多種不同的味道，我們就會出現嗅覺疲勞的情形。這時，我們無法清楚地區辨出每種不同的味道，我們會覺得每種味道聞起來都很像。在香水店中試驗香水可能會發生這種情形。如果我們一次聞三～四種精油味道，可能也會發生嗅覺疲勞的現象。

人類大腦中的嗅覺中樞與大腦基部、調節身體重要的下視丘之間，有神經通道相連。了解這一點，有助於我們了解精油對人體的生理作用。這些受下視丘影響的生理活動包含生長、性、代謝有關的荷爾蒙調節和其他功用；還有我們的自主神經系統，它控制絕大多數與維持生命有關的無意識活動，像消化、心跳與呼吸頻率等；另外還控制體溫與飢餓感。聞到美味的食物會使我們產生飢餓感，而聞到氣味不好的食物，像壞掉的肉品，會使我們產生反胃的感覺。還有一些氣味會使我們產生性欲。或許有一天我們可以找出這些現象背後的原因，但目前我們只要知道這些現象，已經足夠讓我們了解芳香療法的作用方式。氣味影響我們情緒與記憶的方式和原因，目前還不很清楚，我們在「心智」的單元中會略將目前所知做個介紹。

我有時候會覺得奇怪：失去嗅覺的人也可以利用芳香療法來幫助自己、增進健康。事實上，這的確是合理的，不論是從皮膚或是肺臟進入人體，只要精油進入血液，它就可以作用在全身器官組織上，即使患者失去嗅覺，這個反應和程序仍不受影響。只是，精油對失去嗅覺的人是否仍能發揮它對情緒和心智的影響，是比較不確定的。

請參閱「心智」（6-28）。

6-32 伏特加酒 Vodka

當我們要用精油製作漱喉劑、漱口水、刮鬍後的潤膚水、皮膚調理水或將精油加入洗澡水前，我們可用伏特加酒作為稀釋劑。

它雖然不是完全有效的稀釋劑（只有 100%的酒精與溫和的油脂才是），但在英國，沒有執照我們是不能購買 100%的酒精，因此伏特加酒就成為家用精油製劑的代用稀釋劑。酒中酒精的含量越高，它溶解精油的

效率越好。由於很難達到完全的溶解與稀釋，因此使用前最好徹底地搖一搖。

6-33 X 光 X-rays

X 光，也稱為侖琴光，是種電磁射線。它和光線很像，只是 X 光的光波長較短。以前各類診斷與治療都會應用 X 光，但現在，除了治療某些類型的皮膚癌和較表淺的異常細胞增生等危險性較低的病症之外，大多數都改用其他更為安全的治療方式。

目前，隨著我們對 X 光副作用的認識與了解的增加，應用 X 光來診斷病症的情況也越來越少，只有在沒有其他更安全方法替代的情況下才用。診斷時，X 光設備所發出的能量要比治療時來得少。

薰衣草精油可以治療 X 光照射治療後所產生的皮膚損傷。雖然進行芳香治療的時間很長，但的確有成功的病例：一位皮膚癌病患因為接受 X 光治療卻造成皮膚灼傷，挪威的芳療師就是運用芳香療法成功地治癒他的灼傷。

凡是接受 X 光治療或診斷的病患，如果擔憂 X 光副作用的出現，不妨試試特殊的芳香泡澡，詳情請參閱「放射線」（6-33）。

6-34 陰／陽 Yin/Yang

陰和陽的概念是針灸療法或指壓背後的基本道教哲學思想，但有些治療師延伸這個想法，將精油也做陰陽類型的區分。陰陽是種每個人及每種物體中都具備的相對且互補的能量或質。陰代表女性、黑暗、潮溼、寒冷與收縮，而陽代表男性、光明、乾燥、溫熱和膨脹。沒有一種東西是純陰

或純陽，陽性的物體中必會含有少許陰性物質，反之亦然。同樣的，陰陽之間是維持一種動態平衡，絕非是靜態的。

維持人體陰陽的適當平衡可說是維持健康的重要條件。如果其中有一項特別突出、破壞平衡，就可能會出現精神或生理問題，此時治療師的工作就是重新建立陰陽能量的平衡，讓人重獲健康。

將精油區分為陰陽兩類的做法，有相當多的爭議，且治療師對於各類精油的屬性，意見也都不相同。有些精油很明顯的具有陰性與寒性，像玫瑰與洋甘菊都列入陰性精油，而其他具有較強烈或燥熱性質的精油，像是黑胡椒、薑、茉莉等，都屬於陽性。但還有許多精油的性質不明顯，隨著土壤、氣候和季節的變化，有時屬於陰性有時又像陽性，也因此，我不打算採用這個分類法。

不過，這個概念的確可以幫助我們選擇合適的精油。同時，除了我們提過的精油療效與特性之外，這個陰陽之說，可以幫助我們更加了解精油的性質。

請參閱「針灸療法」（5-1）。

6-35 瑜伽 Yoga

各位或許會發現：本書中經常提到的瑜伽，似乎是種可以幫助鬆弛、有效減輕壓力的方法。許多接受芳香治療的人都會去學學瑜伽，以減輕自己的壓力，或減輕壓力與焦慮所引起的症狀。

芳療師可以運用按摩、合適的精油、芳香泡澡及其他的方法與技巧，讓當事人在短時間內達到身心放鬆、減輕壓力的狀態。不過，這是種消極的減輕壓力方式，從長遠的眼光來看，經常承受壓力的人必須學會一套可以主動減輕壓力的方法。瑜伽再配合冥想，正是最有效的方式之一。我發

現如果能配合著瑜伽進行規律的按摩，會比任何一種單獨的方式更為有效。

　　瑜伽可以與芳香治療密切配合的原因之一，就是瑜伽作用的層次非常廣，這點和芳香療法相同。它可以簡單地視為一種生理運動，或當作個人的哲學理念，每個瑜伽教師所強調的重點也各不相同。所有的瑜伽教師都會教授配合生理活動的呼吸方法，但有些瑜伽教師會將簡單的冥想納入課程中，有些則會與學員討論瑜伽哲學，或提供對這個議題特別有興趣的學員一些參考書籍或宣傳單。每個人都希望找到與自己理念相近的教師，因此可能需要參加好幾個不同的瑜伽課程，才能找到最符合自己需要與觀點的教師。在英國，幾乎每個城鎮都有教授瑜伽課程，通常都是由當地的成人教育中心提供。合格的瑜伽教師必須受過完整的兩年訓練，詳細的資訊可以向英國瑜伽協會查詢。

　　瑜伽是種不具競爭性的活動，不論年齡、健康狀況都可以學瑜伽。瑜伽教師絕不會強迫或鼓勵學員去做超過學員能力的動作，也不會讓學員感受到學習壓力或焦慮。如果有些特殊的身體狀況，像高血壓或長期背痛等毛病，以及暫時性的短期毛病，像頭痛或鼻喉黏膜炎、肌肉拉傷或背痛等，最好在剛加入瑜伽課程時就告訴老師。如此一來，瑜伽老師可以根據每個人的特殊狀況，提供有益的動作或幫助個人避免危險動作。

　　剛開始加入瑜伽課程時，如果無法做出每種瑜伽的動作，也請不必擔心，因為這些動作都不是最終姿勢。不過，努力讓自己正確地做出這些動作是有幫助的，且瑜伽教師都會指導正確而安全的動作方法。絕對不要和班上其他人或其他班的瑜伽學員比較瑜伽能力，甚至也不要勉強做自己能力做不到的動作。

　　瑜伽也能幫助身體有病痛的人，對氣喘和多重硬化症等病症特別有幫助。有些瑜伽教師還專門指導這類病患。

相反的，芳香療法和特殊的按摩都可以增進瑜伽能力。如果身體有某些部位特別僵硬，可以利用特定的按摩來放鬆肌肉，以便做出某個特殊的瑜伽姿勢，再更進一步放鬆肌肉。如果一時找不到芳療師，或想額外增強按摩的功效，可在上瑜伽課前用薰衣草、迷迭香或馬鬱蘭精油洗個芳香泡澡，同樣也有柔軟肢體的功能。

當然，除了去上每週一次的瑜伽課之外，如果每天能花一些時間練習瑜伽，相信可以獲得更多益處。市面上有許多適合在家中練習瑜伽用的書籍、錄音帶或錄影帶可以買來參考，但要特別注意：這些都只能當作「複習」，如果沒有受過適當訓練的合格老師先行指導，絕對不能自行嘗試，否則，瑜伽可能無法幫助我們，反而會造成更大的傷害。

6-36 優格 Yoghurt

姑且不論優格的營養，許多芳療師都將它視為保養臉部和皮膚的聖品。若用優格來敷臉，不論是單獨使用或再摻一點蜂蜜，它都具有軟化皮膚、促進皮膚再生的能力。在寒冷的冬季，我們總是待在暖氣空調室，穿著高領衣物或用圍巾包住脖子。冬季結束時，脖子的色澤總是變得特別蒼白，這時非常適合使用優格敷劑。優格具有溫和的漂白功能，也能幫助脖子的皮膚恢復健康色澤。

精油可以溶在全脂優格中，因為其中的脂肪成分可以溶解精油。不過，市售的優格多為脫脂優格，缺少了脂肪的成分，精油就無法完全均勻地溶解了。

如果要治療腸道方面的病症，配合芳香療法，增加優格的攝取量是最有益的，因為優格可以將腸道調整成適合益菌生長的環境。對於服用抗生素或同時使用芳香療法與抗生素的病人來說，這個功能尤其重要，因為抗

生素在殺死特殊入侵細菌的同時，也會殺死腸內的益菌。

使用天然活性的優格飲品是很重要的。

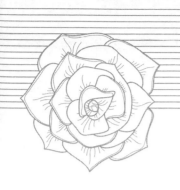

附錄

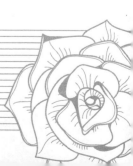

附錄 A　危險的精油

1.芳香療法中絕對不會使用的精油

苦杏仁、洋茴香、山金車、柏多葉、菖蒲、樟樹、肉桂皮、克拖斯、旋覆花、苦茴香、西洋山根、翼葉毛果芸香葉、艾草（阿默思）、芥末、野馬鬱蘭、西班牙歐力根、歐洲胡薄荷、北美胡薄荷、矮松、芸香、鼠尾草、察樹、巴西察樹、新疆圓柏、夏季香薄荷、冬季香薄荷、苦艾、艾菊、側柏（西洋松葉）、皺褶側柏、冬綠樹、美洲土荊介、歐洲艾

這些精油的毒性太高，不適用在芳香療法。這些精油有些會使人上癮、有些具毒素，會導致流產、引發類似癲癇症的抽搐，甚至嚴重損傷皮膚。部分精油還具有兩種以上的毒性。

2.芳香療法中，必須非常小心使用的精油

除了上述的精油之外，還有幾種精油雖然具有毒性，但卻有相當好的療效，只要小心謹慎的使用，就可以免除不必要的副作用；像佛手柑，只要避免日曬，就是非常安全的精油。下列幾種精油，一般讀者最好不要使用；由專業的治療師來使用會比較安全。

3.癲癇症患者禁用的精油（尚有完全不用的鼠尾草和歐洲艾）

甜茴香、牛膝草、迷迭香

4.懷孕時不能使用的精油

羅勒、樺木、雪松、快樂鼠尾草、絲柏、天竺葵、牛膝草、茉莉、杜松、馬鬱蘭、沒藥、肉豆蔻、薄荷、迷迭香、龍艾、百里香

5.懷孕前三個月不能使用的精油

洋甘菊、天竺葵、薰衣草、玫瑰

懷孕的前三個月，不要使用上述精油；三個月以後使用時，也要非常小心。只能使用微量，而且要經過稀釋的步驟（按摩時，精油只能含按摩油中的 1～2%，進行芳香泡藥時約用三～四滴精油分量，以基礎油稀釋後再加入洗澡水中）。如果曾經流產，則絕對不要使用這些精油。

6.有中毒或慢性中毒危險的精油（勿連續幾天都使用這類精油）

羅勒、雪松、肉桂葉、尤加利、甜茴香、牛膝草、橙、肉豆蔻、百里香、檸檬

7.容易刺激皮膚的精油（使用前，要先稀釋成 1%的濃度）

歐白芷、黑胡椒、肉桂葉、香茅、丁香、薑、檸檬、檸檬香茅、檸檬馬鞭草、橙、肉豆蔻、薄荷

8.在陽光下易引起皮膚過敏的精油（日曬前，勿塗抹）

歐白芷、佛手柑、檸檬、橙

附錄 B　精油的主要特性

此表並非完整。只列出最重要的精油及適用的症狀、場合。

止痛	減輕疼痛：佛手柑、洋甘菊、薰衣草、馬鬱蘭、迷迭香。
抑制性欲	降低性反應：馬鬱蘭。
抗菌	對抗體內的感染：白千層、大蒜、松紅梅、綠花白千層、羅文莎葉、茶樹。
抗憂鬱	提振情緒：佛手柑、快樂鼠尾草、天竺葵、葡萄柚、茉莉、薰衣草、桔、香蜂草、金合歡、橙花、橙、苦橙葉、玫瑰、檀香、依蘭。
抗發炎	降低發炎反應：佛手柑、洋甘菊、薰衣草、沒藥
消毒劑	避免或治療細菌性的局部感染：佛手柑、尤加利、杜松、薰衣草、松紅梅、羅文莎葉、迷迭香、茶樹。所有的精油，或多或少都有一些殺菌力。
鎮痙攣劑	避免或緩解痙攣（特別是小腸或子宮）：洋甘菊、豆蔻、快樂鼠尾草、薑、馬鬱蘭、橙。
抗病毒	殺死或抑制病毒的生長：大蒜、佛手柑、尤加利、薰衣草、松紅梅、羅文莎葉、茶樹。
促進性欲	促進性欲：快樂鼠尾草、茉莉、橙花、廣藿香、玫瑰、檀香、岩蘭草。
收斂劑	收縮組織、減少體液流失：雪松、絲柏、乳香、杜松、沒藥、玫瑰、檀香。
殺菌劑	殺死細菌：佛手柑、白千層、尤加利、杜松、薰衣草、松紅梅、綠花白千層、迷迭香。
鎮咳劑	緩解咳嗽：薰衣草、檀香、百里香。

醒腦劑	使頭腦清醒，刺激心智活動：羅勒、葡萄柚、迷迭香、百里香。
利膽劑	刺激膽汁分泌：洋甘菊、薰衣草、薄荷、迷迭香。
細胞抗疾素	細胞再生素：所有的精油，特別是—— 薰衣草、橙花、茶樹。
除臭劑	減少臭味：佛手柑、快樂鼠尾草、絲柏、尤加利、薰衣草、山雞椒、橙花、苦橙葉。
解毒劑	排除體內有毒物質：樺木、茴香、大蒜、杜松、玫瑰。
利尿劑	促進排尿：樺木、洋甘菊、雪松、茴香、天竺葵、杜松。
調經劑	促進月經量：羅勒、洋甘菊、快樂鼠尾草、茴香、牛膝草、杜松、馬鬱蘭、沒藥、薄荷、玫瑰、迷迭香、鼠尾草。
袪痰劑	促進排痰：安息香、佛手柑、尤加利、馬鬱蘭、沒藥、檀香。
退燒藥	降低體溫：佛手柑、洋甘菊、尤加利、香蜂草、薄荷、羅文莎葉、茶樹。
殺黴菌劑	殺死或抑制酵母、黴菌等微生物的生長：薰衣草、沒藥、茶樹。
保肝藥	使肝臟強健：洋甘菊、絲柏、檸檬、薄荷、迷迭香、百里香。
升血壓劑	升高血壓：快樂鼠尾草、牛膝草、迷迭香。
降血壓劑	降低血壓：薰衣草、馬鬱蘭、香蜂草、依蘭。
免疫激發劑	增強身體對抗感染的抵抗力：大蒜、薰衣草、松紅梅、羅文莎葉、花梨木、茶樹。
化痰劑	袪解痰：羅文莎葉、沒藥。
神經鎮定劑	強健神經系統：洋甘菊、薰衣草、馬鬱蘭、香蜂草、迷迭香。

紅皮劑	敷在皮膚上會讓局部皮膚產生紅、熱：樺木、黑胡椒、尤加利、杜松、馬鬱蘭、玉桂子、迷迭香。
鎮定劑	安撫神經系統：安息香、佛手柑、洋甘菊、快樂鼠尾草、乳香、薰衣草、馬鬱蘭、香蜂草、橙花、玫瑰、依蘭。
興奮劑	促進全身或特定器官的活動力：羅勒、黑胡椒、尤加利、天竺葵、薄荷、迷迭香。
發汗劑	促進汗腺分泌：羅勒、洋甘菊、杜松、松紅梅、薄荷、羅文莎葉、茶樹。
補藥	強健身體或特殊器官：羅勒、樺木、黑胡椒、乳香、天竺葵、薰衣草、杜松、馬鬱蘭、橙花、沒藥、玫瑰、茶樹。
潤子宮劑	強健子宮：快樂鼠尾草、茉莉、玫瑰。
血管收縮劑	促使小血管收縮：洋甘菊、絲柏、玫瑰。
血管舒張劑	促使小血管舒張：馬鬱蘭。
外傷敷劑	促進傷口癒合：安息香、佛手柑、洋甘菊、薰衣草、沒藥、茶樹。

附錄 C 藥方和調製法

泡澡

● 振奮精神的晨浴

$$
\begin{pmatrix} 迷迭香 & 4\ 滴 \\ 苦橙草 & 2\ 滴 \end{pmatrix} 或 \begin{pmatrix} 迷迭香 & 3\ 滴 \\ 葡萄柚 & 3\ 滴 \end{pmatrix}
$$

　　這兩種配方也很適合傍晚洗澡使用—在勞累的工作之後，或開始晚上活動之前，也非常適合洗個振奮精神的澡。

● 消除隔夜疲倦的晨浴

$$
\begin{pmatrix} 迷迭香 & 3\ 滴 \\ 松\ \ 樹 & 2\ 滴 \\ 百里香 & 1\ 滴 \end{pmatrix} 或 \begin{pmatrix} 迷迭香 & 2\ 滴 \\ 百里香 & 2\ 滴 \\ 葡萄柚 & 2\ 滴 \end{pmatrix}
$$

● 消除肌肉過度疲勞的泡澡

$$
(晚上使用) \begin{pmatrix} 薰衣草 & 3\ 滴 \\ 馬鬱蘭 & 2\ 滴 \\ 杜\ \ 松 & 1\ 滴 \end{pmatrix} (白天使用)或 \begin{pmatrix} 迷迭香 & 3\ 滴 \\ 馬鬱蘭 & 2\ 滴 \\ 松\ \ 樹 & 1\ 滴 \end{pmatrix}
$$

● 放鬆精神、幫助睡眠的泡澡

$$
\begin{pmatrix} 薰衣草 & 4\ 滴 \\ 苦橙草 & 2\ 滴 \end{pmatrix} 或 \begin{pmatrix} 薰衣草 & 3\ 滴 \\ 馬鬱蘭 & 3\ 滴 \end{pmatrix}
$$

$$\begin{pmatrix} 橙花 & 3\ 滴 \\ 苦橙草 & 3\ 滴 \end{pmatrix}\ 或\ \begin{pmatrix} 洋甘菊 & 4\ 滴 \\ 薰衣草 & 2\ 滴 \end{pmatrix}$$

$$\begin{pmatrix} 薰衣草 & 3\ 滴 \\ 乳\ 香 & 3\ 滴 \end{pmatrix}\ 或\ \begin{pmatrix} 薰衣草 & 3\ 滴 \\ 快樂鼠尾草 & 3\ 滴 \end{pmatrix}$$

以上精油亦適用於消除焦慮和減輕壓力。

● 減輕感冒、流行性感冒和其他病毒感染的泡澡

（晚上使用）$\begin{pmatrix} 薰衣草 & 3\ 滴 \\ 松紅梅 & 2\ 滴 \\ 羅文莎葉 & 1\ 滴 \end{pmatrix}$ （白天使用）或 $\begin{pmatrix} 羅文莎葉 & 2\ 滴 \\ 迷迭香 & 2\ 滴 \\ 茶\ 樹 & 2\ 滴 \end{pmatrix}$

最好在症狀一出現時，就進行芳香泡澡。

（如果喉嚨會痛）$\begin{pmatrix} 薰衣草 & 3\ 滴 \\ 百里香 & 2\ 滴 \\ 茶\ 樹 & 1\ 滴 \end{pmatrix}$ （如果出現咳嗽）或 $\begin{pmatrix} 薰衣草 & 2\ 滴 \\ 乳\ 香 & 2\ 滴 \\ 檀\ 香 & 2\ 滴 \end{pmatrix}$

● 解毒泡澡

（晚上使用）$\begin{pmatrix} 杜\ 松 & 3\ 滴 \\ 葡萄柚 & 2\ 滴 \\ 薰衣草 & 1\ 滴 \end{pmatrix}$ （白天使用）或 $\begin{pmatrix} 天竺葵 & 3\ 滴 \\ 迷迭香 & 2\ 滴 \\ 杜\ 松 & 1\ 滴 \end{pmatrix}$

● 促進性欲的泡澡

$$\begin{pmatrix} 檀\ 香 & 5\ 滴 \\ 黑胡椒 & 1\ 滴 \end{pmatrix}\ 或\ \begin{pmatrix} 茉\ 莉 & 5\ 滴 \\ 玉桂子 & 1\ 滴 \end{pmatrix}$$

$$\begin{pmatrix} 玫\ 瑰 & 4\ 滴 \\ 橙\ 花 & 2\ 滴 \end{pmatrix}\ 或\ \begin{pmatrix} 依\ 蘭 & 3\ 滴 \\ 橙\ 花 & 2\ 滴 \\ 岩蘭草 & 1\ 滴 \end{pmatrix}$$

這些混合精油的劑量，是按成人的年紀和滿浴缸的水來設計的。

這些精油可以直接加入水中，或先用稀釋油稀釋。

如果是五～十二歲的兒童要使用，只要滴加三～四滴精油就夠了，而且精油必須先用稀釋油稀釋，才能加入水中。

以上述精油六滴的分量加入十毫升的基礎油中，也可用來當按摩油使用。

● 寶寶的泡澡

> 洋甘菊   1 滴
> 薰衣草（要先溶在五毫升的大豆油中） 1 滴

（撫慰泡澡）

或

> 桔   1 滴
> 永久花草（要先溶在五毫升的大豆油中） 1 滴

（滋潤和有益寶寶的皮膚）

精油加入洗澡水前，一定要先稀釋。

簡單的乳霜

● 蓋林冷霜

> 杏仁油   40 克   玫瑰純露   40 克
> 蜜蠟   10 克   玫瑰原精   10 滴

這些材料混在一起，就可以製成冷霜；一接觸皮膚就會迅速融化。這種冷霜可以當作清潔霜、護手霜或按摩霜。材料中的玫瑰純露，可以用橙花純露或其他適合的液體取代，而玫瑰原精也可以換成其他種類的精油。

● **椰子油乳霜**

椰子油	50 克	玫瑰純露（或橙花純露之類的）	25 克
杏仁油	20 克	精油（選擇喜愛的不同精油）	20 滴

這是比較油的乳霜，適合乾燥型的皮膚或日光浴後使用。

● **可可油乳霜**

金盞菊浸液	50 克	薰衣草精油	10 滴
可可油	35 克	沒藥精油	10 滴
蜜　蠟	10 克	檸檬精油	5 滴

45 克的花朵溶液（可任選各類精油，共 25 滴即可）

這種乳霜含油量最高，非常適合乾燥、裂傷或脫皮的皮膚，在戶外工作或手、腳跟經常乾裂的人，也非常適合塗搽。

_{製法}

這三種乳霜的製作方法都一樣。

首先先精確地量取各個材料（秤重前，先用銳利的刀子將蜜蠟切成小塊），再將杏仁油或其他的油脂倒入不鏽鋼碗或耐熱玻璃碗中，接著加入蜜蠟（如果有用到）。將純露加入另一個碗中，把兩個碗一起放入一個裝著溫水的淺鍋中，攪拌裝有油脂和蜜蠟的碗，直到碗中的油脂和蜜蠟全部融化，就將碗移出熱水。

在用攪拌器攪拌的同時，開始在混合油脂中加入純露；一次滴加一～二滴，慢慢加入，同時不要停止攪拌的動作，就像在做美乃滋一樣。

當混合油脂完全吸收純露之後，就立刻停止攪拌。如果使用電動攪拌器，要記得將攪拌速度定在低速，因為過度攪拌會使得乳霜分離。

最後，加入精油再輕輕地攪拌，將乳霜裝入瓶子中就完成了，但記得

瓶子要安置在陰涼處或冰箱裡。另外一種作用是在加入精油前，先將乳霜分裝到數個小瓶子中，每個瓶子滴加不同的精油，便完成了好幾種香味的乳霜。

依照上述的分量，只能做少量的乳霜，一旦各位熟悉了製作方法，就可以將材料增為二～三倍，做成大罐的乳霜。這些乳霜的保存期限很長，因為精油本身就是一種天然的防腐劑。如果一次調出一大罐乳霜，最好放在冰箱保存，要用時才分裝成小罐來用。

潤膚水和刮鬍後柔軟水

● 油性肌膚適用

橙花純露	250 毫		橙花純露	200 毫
伏特加	15 毫升		金縷梅止痛水	100 毫升
葡萄柚精油	3 滴	或	葡萄柚精油	3 滴
薰衣草精油	3 滴		天竺葵精油	3 滴
			松紅梅精油	2 滴

（皮膚油膩或痤瘡患者非常適合這個配方）

● 敏感或過敏性肌膚適用

蒸餾水	250 毫升
伏特加	10 毫升
德國洋甘菊	4 滴

● 乾性肌膚適用

玫瑰純露	250 毫升
伏特加	10 毫升
玫瑰原精	4 滴
乳　香	2 滴

● 正常肌膚適用

$$
\left\{
\begin{array}{ll}
玫瑰純露 & 250\ 毫升 \\
伏特加 & 15\ 毫升 \\
玫瑰草精油 & 3\ 滴 \\
玫瑰精油 & 3\ 滴
\end{array}
\right\}
$$

刮鬍後的柔軟水

$$
\left\{
\begin{array}{ll}
橙花純露 & 250\ 毫升 \\
伏特加 & 25\ 毫升 \\
檀香或其他精油 & 6\ 滴
\end{array}
\right\}
$$

這種刮鬍後的柔軟水，非常適合敏感性肌膚使用，包括正要開始刮鬍子的青春期男孩，也非常適用。檀香精油具有良好的殺菌能力，能有效控制和避免鬚疹。其他像雪松、絲柏、葡萄柚和岩蘭草精油的療效也都不錯。

製法

將伏特加酒倒進乾燥而乾淨的瓶子中，再加入精油，搖晃直到完全溶解為止。此時可以添加金縷梅止痛水（如果需要的話），再仔細搖勻。最後才加入花露水或水狀液，把所有材料搖勻即可。每次使用前，也要搖一搖。伏特加酒中，酒精的成分越高越好。

低價白蘭地　250 毫
薄荷精油　　30 滴
百里香精油　20 滴　　或
沒藥精油　　10 滴
茴香精油　　10 滴

低價白蘭地　250 毫升
茶樹精油　　50 滴
葡萄柚精油　30 滴

（這個配方適用於口腔
潰瘍或齒齦發炎的患者）

製法

　　先將白蘭地倒入乾淨而乾燥的瓶子中，再加入其他的精油，均勻搖晃。使用前記得將整瓶漱口水搖晃過後，再將二～三茶匙的漱口水倒入半杯的溫水中。

國家圖書館出版品預行編目(CIP)資料

芳香療法大百科 / 派翠西亞.戴維斯著;李靖芳譯.
-- 修訂初版. -- 新北市:世茂, 2018.07
　　面;　　公分. -- (芳香療法系列;25)
譯自:Aromatherapy:an A-Z:the most
　　comprehensive guide to aromatherapy
ISBN 978-957-8799-30-1(精裝)

1.芳香療法　　2.香精油

418.995　　　　　　　　　　　107009413

芳香療法系列 25

芳香療法大百科【全新修訂版】

作　　者／派翠西亞‧戴維斯
譯　　者／李靖芳
審　　訂／溫佑君
主　　編／簡玉芬
責任編輯／陳文君
出 版 者／世茂出版有限公司
地　　址／（231）新北市新店區民生路 19 號 5 樓
電　　話／（02）2218-3277
傳　　真／（02）2218-3239（訂書專線）（02）2218-7539
劃撥帳號／19911841
戶　　名／世茂出版有限公司　單次郵購總金額未滿 500 元（含），請加 60 元掛號費
世茂官網／www.coolbooks.com.tw
排版製版／辰皓國際出版製作有限公司
印　　刷／祥新印刷股份有限公司
修訂初版／2018 年 7 月
　　四刷／2021 年 10 月

I S B N ／978-957-8799-30-1
定　　價／680 元